慢性筋骨病

中医药防治理论与实践

主 编 杨 锋

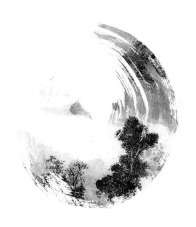

全国百佳图书出版单位
中国中医药出版社
·北 京·

图书在版编目（CIP）数据

慢性筋骨病中医药防治理论与实践 / 杨锋主编 .—

北京：中国中医药出版社，2021.9

ISBN 978-7-5132-7135-6

Ⅰ.①慢…　Ⅱ.①杨…　Ⅲ.①中医伤科学　Ⅳ.

①R274

中国版本图书馆 CIP 数据核字 (2021) 第 160882 号

中国中医药出版社出版

北京经济技术开发区科创十三街 31 号院二区 8 号楼

邮政编码　100176

传真　010-64405721

廊坊市祥丰印刷有限公司印刷

各地新华书店经销

开本 787×1092　1/16　印张 17　字数 379 千字

2021 年 9 月第 1 版　2021 年 9 月第 1 次印刷

书号　ISBN 978 - 7 - 5132 - 7135 - 6

定价　59.00 元

网址　www.cptcm.com

服 务 热 线　010-64405720

购 书 热 线　010-89535836

维 权 打 假　010-64405753

微信服务号　zgzyycbs

微商城网址　https://kdt.im/LIdUGr

官 方 微 博　http://e.weibo.com/cptcm

天猫旗舰店网址　https://zgzyycbs.tmall.com

如有印装质量问题请与本社出版部联系（010-64405510）

随着我国人口老龄化趋势的加剧和现代生活方式（如久坐、长时间低头、缺乏运动等）的影响，以颈肩腰腿痛为主要症状的骨关节退行性疾病和慢性劳损成为影响中老年人甚至部分青年人群生活质量的重要因素。

慢性筋骨病是由于人体自然退变或因创伤、劳损、外邪侵袭等因素加速筋骨的退变而形成的以疼痛、麻木、肿胀、活动受限、畸形等为主要临床表现的综合征，包括西医学的颈椎病、腰椎间盘突出症、骨关节炎、骨质疏松症等一大类骨科疾病。其发病率高、危害性大、致残率高，易反复发作，且出现年轻化趋势。对于慢性筋骨病，中医学提倡未病先防、既病防变、瘥后防复的防治养一体化理念，也形成了以"肾主骨""筋骨平衡"等为代表的中医特色理论和一大批中医特色诊疗和养生技术与药物，为慢性筋骨病的防治提供了理论和技术支撑。

2019年，全国中医药大会的召开和《中共中央 国务院关于促进中医药传承创新发展的意见》的颁布为中医药发展提供了前所未有的机遇，中医药在健康中国建设中的作用进一步凸显，如何传承好、发展好、利用好中医药内容成为全体中医人的历史使命。本人曾跟随全国老中医药专家学术经验继承工作指导老师、上海市名中医施杞教授，岐黄学者、教育部"长江学者"特聘教授、上海中医药大学国家重点学科中医骨伤科学带头人王拥军教授，全国老中医药专家学术经验继承工作指导老师、陕西省名中医李彦民教授等骨伤名医名师学习，深得前辈学术思想精华，并不断守正创新。在慢性筋骨病理论与实践方面不断探索，提出"骨正筋柔、气血以流，筋骨平衡，以致中和"乃筋骨病防治最佳状态的观点。在此理念指导下，我们取得了平衡整脊法治疗脊柱退行性疾病、补肾法防治骨质疏松症、通络法治疗骨关节炎等一系列创新成果，并在临床推广应用，取得了显著疗效，产生了高质量循证医学证据。

　　基于此，我们在系统整理前辈经验的基础上，结合自身研究成果编写了此书，重点突出中医药特色，理论与实践并重，科学性和实用性兼顾。由于编写时间紧迫，尽管编委会人员在编写过程中认真负责，仍难免有不足之处，敬请各位读者提出宝贵意见，以便再版时修订提高。

　　本书出版得到了陕西中医药大学项目资金资助，在编写过程中得到了上海中医药大学终身教授施杞老师，王拥军老师，陕西中医药大学骨科前辈的亲切关怀和指导，谨此表示衷心感谢！

陕西高校青年创新团队

中医药防治骨关节疾病创新团队

陕西中医药大学　杨　锋

2021 年 3 月

编写说明

一、编写目的

现代社会人口老龄化趋势加剧，疾病谱发生变化，退行性疾病发病率显著增高。其中骨关节退行性疾病尤为明显，对中老年人的生活质量造成严重影响。中医药在"治未病"思想的指导下，对慢性骨关节疾病的预防、治疗及康复方面均有较好的效果。本书按照此类疾病发病的病位、病机特点提出了慢性筋骨病的概念，并对其理论沿革、病因病机、临床表现、治疗、预防调护等进行了系统论述，旨在引起公众及医务人员对慢性筋骨病的重视，并促进其防治水平的提升。

二、结构体系

该书共分三篇，其中上篇主要介绍慢性筋骨病理论溯源和创新发展，包括概念、历史沿革和现代研究成果；中篇主要介绍慢性筋骨病相关的中医药特色技术及常见慢性筋骨病，包括技术适应证、操作方法、注意事项以及不同疾病的病因病机、临床表现、治疗、预防调护等；下篇主要介绍名医经验拾萃，包括名医验案、经验方及特色手法。

三、主要特点

1. 中医药特色鲜明。本书坚持中医药特色，从经典理论到辨证论治、从预防到治疗康复、从内外兼治到特色技术无不体现"未病先防、既病防变、瘥后防复"的思想，旨在从疾病全过程中体现中医药的独特效果。

2. 理论与实践相结合。书中既有理论的阐释，也有适宜技术的介绍，既有疾病的系统论述，也有真实临床病例的分享。全书理论与实践相结合，体现医学知识的系统性。

3. 科学性与实用性兼顾。书中既有宏观层面的理论知识，也有微观层面的机制研究进展，既有经典的理论，也有创新性知识。书中还介绍了中医骨伤领域名医名家的临床经验及典型案例，兼顾科学性与实用性。

四、适用范围

本书适用于医务人员、健康管理人员、医学生、中医药爱好者及相关人士的阅读。

《慢性筋骨病中医药防治理论与实践》编委会
2021 年 3 月

目 录

上篇　慢性筋骨病理论溯源与创新发展

中篇　中医药特色治疗技术

▶ 下篇 名医经验拾萃 ◀

上 篇

慢性筋骨病理论溯源与创新发展

第一章　慢性筋骨病概述

第一节　慢性筋骨病概念

慢性筋骨病是人体筋骨系统的自然退变，并因创伤、劳损、感受外邪、代谢障碍等因素，加速其退变过程，造成脊柱、骨与关节等部位筋骨动静力平衡失调，而出现全身和局部的疼痛、肿胀、麻木、肌肉萎缩、活动受限等症状的综合征。

随着人类寿命的延长，人口老龄化给人类健康带来新的问题，慢性筋骨病已成为当前常见疾病之一，严重威胁着中老年人的健康。WHO 统计发现，全世界已有约 3.5 亿人患有各种慢性筋骨疾病，亚洲地区则是每 10 人中就有 1 人患病。据 WHO 推算，到 2025 年全球罹患慢性筋骨患者将超过 8 亿人口，罹患率仅次于心血管系统疾病，没有明显的地域性差异。骨关节炎又被称为"不死的癌症"，成为威胁人类健康的第三大杀手。

慢性筋骨病的特点表现在：①隐蔽性强。慢性筋骨病的发生与发展，经过一个由量变到质变的漫长过程。在起始阶段，可能不出现任何症状，人们并不意识到它们的存在，但却在不知不觉中进展，直到质变阶段病证才暴露出来。②致病因素复杂。慢性筋骨病的患病与某些危险因素有关。既有遗传方面的又有环境方面的危险因素，如种族、家族史、年龄、性别、缺乏体力活动的生活方式、吸烟、酗酒，以及不合理的膳食结构等，均会导致患病。③多部位性。人体各部骨与关节退变的进程应该说是大同小异，区别在于时间或程度的不同而已。一般而言，活动频率越多、承受负荷越大的部位退变越早或程度越重。慢性筋骨病发病的多部位性包括两方面内容：一是指同一部位邻近的各种组织先后或同时发生不同程度的退行性变，二是指不同部位同时或先后发病。④可预防性。环境因素的改变可以影响其病变的发生。譬如对于有家族史或其他容易患此类疾病的人群及时采取措施，如定期体检、戒除不良习惯、改善饮食结构、选择合理的生活方式等，就可能减少或延缓慢性退行性疾病的发生与发展。

一、筋、骨的含义及功能

筋的范围比较广泛。广义的"筋"包含四肢及躯干部，除骨之外的软组织，包括皮肤、皮下组织、筋膜、肌肉、肌腱、韧带、腱鞘、关节囊、滑膜、椎间盘、关节软骨盘、周围神经及血管等软组织。狭义的"筋"主要指筋膜、肌腱、韧带。

《黄帝内经》(简称《内经》)认为筋与脉、肉、皮、骨一起构成人的"五体",为肝脏所主,气血所养,筋喜柔不喜刚,固有"筋柔"之说法。《素问·经脉别论》曰:"食气入胃,散精于肝,淫气于筋。"饮食摄入的水谷精微入于胃,其中精华的部分散于肝脏,肝又主筋,把精微、精气输布到筋,发挥滋养筋脉的作用,保持肝的条达舒畅,筋脉的柔软需要水谷精微的滋养。《说文解字》曰:"筋者,肉之力也。从肉从力从竹。竹,物之多筋者。"说明筋可产力。现在诸多学者对中医的"筋"从当代医学角度进行了探究,看法各异。李义凯认为"筋"是肌肉及其附着的肌腱、韧带,生理上筋与肝密切相关,病理上也相互影响。刘涛等认为经筋含韧带和肌腱,其中肌腱是组成肌肉的一部分,统称为"筋",或者和肉相连被称为"筋肉",即指两端的筋与肉。

骨,包括骨骼与关节。骨是奇恒之腑,具有正、刚的特性,可以维持整体形态,保卫内部组织,构成整个人体结构的基础,"骨为干",筋两端以骨为起止点。骨居于筋内,筋位于骨外。筋为机体活动的动力、联络之纽带,骨为全身之支架。《素问·生气通天论》记载:"因而强力,肾气乃伤,高骨乃坏。"《灵枢·经脉》曰:"骨为干。"《素问·痿论》曰:"肾主身之骨髓。"《素问·脉要精微论》又曰:"骨者,髓之府,不能久立,行则振掉,骨将惫矣。"指出骨的作用,不但为立身之主干,还内藏精髓,与肾气有密切关系,肾藏精、精生髓、髓养骨,合骨者肾也,故肾气的充盈与否能影响骨的成长、壮健与再生。反之,骨受损伤,可累及肾,二者互为影响。再者,肝肾同源,气血的盛衰与肝肾有着不可分割的关系。西医学认为,骨是一种器官,主要由骨组织(骨细胞、胶原纤维和基质)构成,骨与骨之间有关节相连,构成坚硬的骨支架,维持人体自身体重,保护内脏,构造了人体基本形态。骨的外部被骨膜包围,内部充满骨髓,含有丰富的血管、淋巴管及神经,同时进行新陈代谢,促进生长发育,并有修复、再生和改建的能力。适当进行体育锻炼对骨发育能起到一定的促进作用,长期缺乏体育锻炼则出现骨质疏松。基质中有大量钙盐和磷酸盐沉积,是钙、磷的储存库,参与体内钙、磷代谢。骨髓则具有造血功能并含有间充质干细胞,具有多向分化潜能。

二、筋骨系统及其相互关系

筋骨是一个整体,筋束骨,骨连筋,共同组成一个动静平衡的筋骨系统。《灵枢·经脉》曰:"骨为干,脉为营,筋为刚,肉为墙,皮肤坚而毛发长。"《素问·痿论》云:"宗筋主束骨而利机关也。"筋大多附着骨与关节之处,对骨有着约束之功。《杂病源流犀烛》曰:"筋也者,所以束节络骨,绊肉绷皮,为一身之关纽,利全体之运动者也。"骨骼的质地坚硬刚强,是筋脉的起止点,也是形体的支柱,可保护内脏器官。生理上筋骨密切相关,病理上筋骨也是相互影响。《难经》说:"四伤于筋,五伤于骨。"骨的损伤也会导致相近的筋的损害,反过来筋的损伤又会导致骨骼的稳定性变差。例如,临床上脊柱结构稳定与椎间盘、椎体以及韧带等密不可分,无论哪一个结构受到损害,其他结构都会随之影响,引起脊柱稳定性变化。《素问·生气通天论》云:"骨正筋柔,气血以流。"筋骨是一个动静平衡的整体,注重筋骨的关系,可使气血流通,加速疾病的痊愈。

筋病影响肢体活动,骨病则引起负重及支架功能障碍。筋能荣骨,筋能束骨,伤筋可影响到骨,伤骨必伴有不同程度的伤筋。西医学认为,肌肉、肌腱、韧带通常以两端附着在两块或两块以上的骨面上,中间跨过一个或多个关节,肌肉收缩时使两骨彼此靠近而产生运动。一般来说,两块骨必定有一块骨的位置相对固定,而另一块骨相对移动。全身肌肉的收缩运动,对静脉血的回流有挤压促进作用,因此肌肉称为"第二心脏"。体内的血液循环是由心脏和肌肉共同工作来完成的,骨骼的血液供应均来自软组织,所以筋骨病除影响肢体的活动外,亦影响气血的运行。

第二节　慢性筋骨病的病因病机

一、慢性筋骨病的病因

慢性筋骨病的病因有外因和内因。

外因主要是指慢性劳损,同时也与外感六淫、邪毒感染等其他因素有密不可分的关系。当筋肉疲劳或过度负荷时,即使每次负荷量都是在关节及肌肉、骨骼组织能承受的范围内,也可能因反复过度活动或承受应力,使外力总量超过了骨与肌肉的减震和负荷能力,从而产生慢性劳损即积累性损伤。骨骼是通过骨组织的变形来减震的,而肌肉是通过肌肉收缩、张力来减震。因此,运动、劳动的过度,使肌肉的关节韧带疲劳而发生劳损。相反,筋肉的疲劳,可使骨骼承受的张应力会相对增大,其结果也能导致骨疲劳。相关研究表明,骨的疲劳损伤机制是一个骨局部微细骨折损伤及重建的连续过程。由于骨骼具有不均匀性,反复负荷下会造成骨组织局部应力集中,易造成细微骨折,最终形成应力性骨折。这种显微骨折机制也可发生在关节软骨下骨质,关节软骨下骨过多的显微骨折的修复,可导致软骨下骨的硬化改变,使软骨下骨的顺应性能进一步得到破坏,使局部关节软骨承受的应力高度集中,最终造成骨关节的退行性病变。若肝肾先天不足,或有关节软骨结构改变、缺损者,则患本病的概率更高。

内因主要是正气不足,以肾中精气不足为主。因"肾为先天之本""肾藏精,精生髓",故精气充盛,则筋骨坚强,不易发生损伤;若肾精虚弱,骨质疏松,则易发生损伤。骨伤科疾病虽然主要是由于外因引起的,但内因还是起到决定性作用,正如《素问·刺法论》所说的"正气存内,邪不可干",又如《素问·评热病论》认为"邪之所凑,其气必虚",其中气指一身之正气。正气是与邪气是相对而言的,正气泛指人的整体功能活动,同时也包括机体的抗病能力和自我康复能力等。因此,中医学非常注重人体正气的强弱,正气充沛,则气血充盈调和,脏腑经络等功能健全,卫外固密,病邪难以侵犯机体,从而不易患病。综上所述,疾病的产生主要是与人体正气强弱有着根本的联系。慢性筋骨病多因肾精亏虚,不能濡养筋骨,则产生"骨枯""骨极""骨痿"。

二、慢性筋骨病的病机

筋骨相连,筋能束骨,筋能壮骨,说明筋骨之间具有十分密切的关系。在筋骨劳损中，两者常常同时受累，只是主次、轻重不同。

伤筋，筋急则拘挛，筋弛则痿弱不用。跌打损伤中，筋往往首当其冲，受伤概率最高。在临床上，扭伤、挫伤均可导致筋肉损伤，局部肿痛、青紫，关节活动受限。即使在"伤骨"的病证中，如发生骨折时，由于筋附着于骨的表面，最先受伤的往往是筋；当关节脱位时，关节四周的筋膜一般均有破损。所以，在治疗骨折或脱位时首先应考虑筋伤；慢性劳损，亦可导致筋的损伤，如"久行伤筋"，说明过度的行走，可致筋的损伤。《杂病源流犀烛·筋骨皮肉毛发病源流》曰："筋也者，所以束节络骨，绊肉绷皮，为一身之关纽，利全体之运动者也，其主则属于肝。故曰，筋者，肝之合。按人身之筋，到处皆有，纵横无算。而又有力诸筋之主者曰宗筋。"筋之总聚处，则在于膝。《素问·五脏生成》曰："诸筋者，皆属于节。"因此，筋病对肢体的活动影响较大，尤其对四肢关节影响最大。一般而言，急性筋伤多表现为拘挛，慢性筋伤则筋弛，表现为痿弱不用。临床上筋伤较为常见，其证候多种多样，病理复杂多变（如筋急、筋缓、筋缩、筋挛、筋痿、筋结），治疗时宜细审察之。

伤骨，在骨伤科最常见的"伤骨"病证主要包括骨折、脱位，主要因直接暴力、间接暴力所引起。凡伤后出现疼痛、肿胀、活动功能障碍，并可因骨折位置的改变而有畸形、骨擦音、异常活动，亦或因关节脱位的，均因骨的位置发生病理性改变，附着于骨之筋紧张，从而出现弹性固定的情况。但伤骨并不是单纯性的、孤立的损伤。综上所述，损骨能伤筋，伤筋亦能损骨，筋骨的损伤必然累及气血伤于内，脉络受损，导致气滞血瘀，出现肿胀、疼痛。《灵枢·本脏》指出："是故血和则经脉流行，营复阴阳，筋骨劲强，关节清利矣。"所以治疗筋骨病损时，必须行气化瘀以改善气滞血瘀的病理变化。

慢性筋骨病的病理属性多为本虚标实，大多数以气血瘀滞、经络痹阻为标，以肝肾亏虚为本。肝主筋，与肢体运动有关。肝之气血充盛，筋膜得其所养，则筋力强健，运动灵活。《素问·痿论》曰："肝主身之筋膜。"《素问·六节藏象论》曰："肝者……其充在筋。"《素问·经脉别论》曰："食气入胃，散精于肝，淫气于筋。"肝之气血亏虚，筋膜失养，则筋力不健，运动不利。如筋痿不用，可见于肝阴不足；因为肾藏精，精生髓，髓养骨，所以骨的生长、发育、修复均须依赖肾气的滋养和推动，而肾虚者则易发生腰部扭闪、劳损等。正如《素问·脉要精微论》曰："腰者肾之府……骨者髓之府，不能久立，行则振掉，骨将惫矣，得强则生，失强则死。"这里所说的"得强则生，失强则死"是指肾精强盛而言。骨若发生病理变化，其因在肾，因肾藏精气，而能濡养骨髓。骨折伤时必然内动于肾，因肾生精髓，故骨折后，肾不能充分地生养精髓，则骨也必然得不到充分的滋养，故在治疗时应配伍补肾壮骨的药物，疗效会更佳，充分说明"肾主骨"理论在骨伤科的病因病理方面是非常重要的。

《素问·生气通天论》云："骨正筋柔，气血以流。"筋骨是一个动静平衡的整体，注重筋骨的关系，可使气血流通，加速疾病的痊愈。临床除先天性的病变外，大多是"筋"病变在先，如不良姿势、情绪紧张、潮湿、疲劳和外伤等，会出现"筋强"的改变，"筋"状态的改变使其不能约束骨骼，使"骨"的形态发生了改变，最终打破了

"筋骨"平衡的状态。筋骨平衡的含义有两个层面，一为内源的稳定：含椎体、附件的椎间盘与相连之韧带的静力的平衡。二为外源的稳定：主要是附于颈椎颈部的肌肉的动力的平衡。在神经系统调控下，动静力平衡保持着筋骨系统之稳定性，若其中某一环节受到破坏都可引起甚至诱发筋骨失衡，即打破了"骨强筋弱"的状态。《素问·痿论》曰："宗筋主束骨而利机关也。""束骨"出现失调则会使骨不稳定等，"利机关"失调则出现运动功能障碍等。"骨正筋柔"也是"骨强筋弱"的一种具体表现。"骨强筋弱"是机体相对平衡的状态，对临床治疗此类失衡疾病是非常具有实际意义的。

第三节　慢性筋骨病的范畴

慢性筋骨病是中老年人的常见病、多发病，且呈现年轻化趋势，主要包括慢性筋伤和慢性骨病两大类。本病相当于以下 4 种西医学疾病：①慢性软组织伤病；②退行性脊柱病和骨关节病；③代谢障碍所致的佝偻病、骨质疏松症、骨质疏松性骨折、老年驼背性疼痛；④炎症性、免疫性与骨肿瘤疾病等。

一、筋伤的分类

（一）按筋伤的性质分类

1. 扭伤　系指由于转、牵拉或肌肉猛烈而不协调的收缩等间接暴力，使肢体和关节突然发生超出其正常生理活动范围，引起撕裂、断裂、错位及关节错缝等病变。扭伤的特点是外力不在损伤部位，发病在关节周围。筋翻，指筋形态的改变，表现为诸筋隆起，是由于筋隆起日久所导致。龚继红在《中华养生保健》中认为产后病不仅仅是骨缝没有愈合好，更是筋没有理好，"筋离股""筋翻"是常见病，更甚者会出现"筋出槽"现象。传统的推筋导络法采用推筋顺筋，通散结节以治疗筋翻，首先使隆起的筋归位，再者疏通经络，防止经络不通，治疗筋翻的实质是包括了筋肉、经筋、皮部、经脉、经络的通络与疏解。筋翻属于伤筋的病理表现，筋翻、筋转属于筋失其位的症状，治法应以理筋整复为主。

2. 挫伤　系指直接暴力打击或挤压撞击肢体局部而引起该处的闭合性损伤。其特点是以外力直接作用于受损部位致皮下或深部组织损伤为主，会因伤力、伤位的不同而损伤程度有异。筋转，俗名抽筋，指筋发生扭转移位的形态，或指因外伤破坏了筋的正常之态而发生扭转之症。其内因多由气血不足，外因多由风寒湿侵袭所致。《楚辞·愍命》曰："却骐骥以转运兮。"《素问·离合真邪论》云："吸则转针。"转，有旋转，移动之意。《医宗金鉴·正骨心法要旨》中云："筋之弛、纵、卷、挛……自悉其情。"肌肉筋转可为肝血不足所致，此为筋脉失养之转筋症，症状多有肢体筋脉牵掣拘挛，位易发生于小腿腓肠肌部，甚则牵连腹部拘急。肝在生理功能上主筋藏血，血归于肝而封藏，故血不充足的情况下荣筋尤显不足，故治法应当补血养肝以荣筋。

3. 碾挫伤　系指由于钝性物体推移挤压与旋转挤压之外力直接作用于肢体，造成以皮下及深部组织为主的严重损伤。其特点是多为开放伤，肌肉组织与神经、血管俱伤，且易造成局部感染与坏死。

（二）按筋伤的病理变化分类

1. 撕裂伤　系指外力作用于肢体，造成筋膜、肌肉、韧带的络脉损伤，血离脉道，瘀血凝结、停滞，但无筋膜、肌肉、韧带的完全断裂。或虽有部分撕裂损伤，但功能障碍多不严重。病因可归为中医学"瘀血凝滞"的病机。

2. 断裂伤　筋断裂，又称"断筋"，外伤导致筋部分断裂或全部断裂而使筋失去连续性，从而导致筋生理功能减弱或消失的疾病。筋断即伤筋。外伤使筋发生断裂，病因多为跌打、暴力、扭挫等，主要表现为局部疼痛受损及周围部位肿胀，甚则导致关节屈伸不利。一般可分为扭伤和挫伤，也包括中医古代文献中提到的筋断、筋走、筋翻、筋转、筋挛等症。治疗当以舒筋活血、化瘀通络为主。中药可用舒筋散，并可针灸、按摩、拔罐配以适当的功能锻炼。《外台秘要》中有接筋用旋覆花根，杵汁滴伤处以筋相对，将渣封疮上，半月筋自续的治疗方法。《本草拾遗》记载治疗被砍筋断，用蟹去壳……纳入疮中，筋即连也的方法，陈氏《选粹》方则用沸草根叶碾碎捣汁，涂抹筋断处，数日可痊愈。其发生机制与撕裂伤相同，但施以的外力大小有别，若为强大暴力作用于肢体，则相对严重，强大暴力会造成肌肉、肌腱、韧带的完全断裂损伤，伤后会导致肢体出现严重的功能障碍和明显的局部疼痛、肿胀、瘀斑、畸形等临床表现。

3. 骨错缝　系指可动关节和微动关节在外力的作用下发生微细错动而言，多系扭转外力所致。

4. 筋出槽　亦即"筋位异常"，系指外力作用于肢体，造成"筋转""筋歪""筋走""筋翻"等，局部或可有瘀肿，仔细触摸可发现肌腱、韧带等位置的改变。筋离，即指筋离出正常位。《说文解字》曰："槽，畜兽之食器。"范成大《立春》曰："茶槽药杵声中。"槽，指两边凸起，中间凹陷形成的沟。筋出槽，见于《医宗金鉴·正骨心法要旨》云："用手细细摸其所伤之处……筋正、筋断、筋走、筋粗、筋翻。"清朝胡廷光编纂的《伤科汇纂》云："大抵脊筋离出位……将筋按捺归原处出槽。"筋出槽，现指筋与筋槽的正常位置的改变。槽，指约束宗筋的形态的容器。筋附着于骨，上有起点下有终结处，而筋伴脉而行或循行于浅表肌肉之间都有其正常的筋槽。全身经筋各占其位，各司其职，以此来维持机体正常的生理功能及身体活动。在遭受外力的破坏时易产生筋离其位，从而导致肌肉关节活动不利。筋断、筋歪、筋走、筋转、筋扭、筋翻等，统属于筋出槽，见于西医学的肌腱、韧带移位等病理改变。肘膝关节为筋聚集之处，且筋槽较浅，故更易发生肌腱、筋膜、韧带发生位置的改变。治疗手法以复位为主。《实用颈腰肢痛诊疗手册》认为骨离缝，筋出槽治法可首选整复手法。整椎复位可调节骨错缝、筋出槽的病理状态。《伤科汇纂》云："脊背腰梁节节生……腰因挫闪身难动病体轻。"阐述了脊筋所伤后"离位"与"复位"的病理表现及手法矫正的内容。

（三）按筋伤的病程分类

1.急性筋伤　亦称新伤，系指人体筋络关节猝然遭受外来暴力致伤，时间不超过两周的新损伤。其特点是：有明显的外伤史，伤后常出现痉性疼痛反应。若患者体质虚弱，或治疗不及时，易转入慢性筋伤阶段。无论何因所致的急性筋伤，初期局部多为气血凝滞或瘀血内阻、气机不利、经络不通而作肿作痛，受损筋肉、韧带、筋膜可发生筋断、筋歪、筋翻、筋转等改变，重者筋骨俱损，其症严重；若伤后恶血留内或感受外邪，则可血瘀化热，或瘀血泛注、热毒内聚，引起机体发热或炎症感染等症。后期，多因失治或瘀血阻滞、气血虚弱，伤部感受风寒湿邪，络道痹阻或筋失所养，发生粘连变性，出现筋强、筋粗、筋结或诸种痹痛等慢性损伤病变。

2.慢性筋伤　亦称陈伤，系指急性筋伤失治或治疗不当、不彻底，超过两周未愈者。慢性劳损，局部多因慢性积累性损伤造成，经络瘀滞、经脉不舒，或因肝肾、气血虚弱、复感风寒湿邪发生气血不和、瘀阻，故而造成疼痛或痹痛，伤部多有无菌性炎症、增生肥厚变性等改变。日久可出现肌肉僵凝，肌力减弱，局部苍白、浮肿等症状，多因受伤组织修复不良，出现纤维化、粘连等病理改变引起。筋弛即筋痿，指身体的诸筋松弛而不能支撑身体的疾病，表现为筋脉弛缓，软弱无力，不能随意运动。宗筋乃诸筋汇聚之处。《素问·痿论》曰："思想无穷……宗筋弛纵，发为筋痿，及为白淫。""宗筋疗法"分为天、地、人三筋，人筋即（宗筋），治疗观点为上下同治，左右同治。"宗筋"乃三阴三阳经筋会合于前阴部之总称。"阴器者，宗筋之所系也"，此为古籍中叙述宗筋的位置。宗筋名称原出自《内经》，可分广义与狭义：广义者泛指男女前阴部位，如《素问·厥论》谓："前阴者，宗筋之所聚。"狭义者则特指男子阴部，《素问·痿论》所曰："宗筋弛纵则发为筋痿。"《灵枢·五音五味》云："宦者，去其宗筋，伤其冲任。"广义狭义的概念均被医家广泛借鉴，有效地指导临床实践治疗。宗筋与肝经、胃经、肾经及奇经八脉相互联系并且关系密切。与足厥阴肝经的关系可呈现在宗筋、足厥阴肝经、阴器三者径直相连方面，《灵枢·经脉》中云："肝者，筋之合也；筋者聚于阴器。"《灵枢·经筋》云："足厥阴之经筋……上循阴股，结于阴器。"《增补病机沙篆》曰："阴器者，宗筋之所系……然厥阴主筋，故诸筋统属于肝也。"陈无择云："三气袭人经络……入于筋则屈而不伸。"《证治准绳·杂病》所载风、寒、湿三种邪气侵入人体，入经脉可导致经脉闭塞不通，邪气入筋骨可导致肌肉挛缩，屈伸困难等。《黄帝内经素问注》中王冰描述了宗筋所在位置："阴毛之中……上络胸腹……又经背腹上头项。"此"宗"有传宗接代的意思，又泛指男性前阴部位，女性的子宫部位，属于十二经脉的筋肉系统。《本草纲目》云："肝气热为筋痿，则筋急而挛。"此为五痿之一，肝气热则筋失其养，故肝气热兼肺热易造成宗筋拘挛不伸。《素问·痿论》曰："宗筋主束骨而利机关也。"筋之为病，多为转筋、痹证等，针灸上多局部取穴。宗筋疗法是传统疗法之荟萃，此按摩疗法有独特的治疗功效。根据中医的辨证施治，调整经络，使人之气血阴阳达到平衡以消除疾病，恢复健康。

（四）按筋伤后皮黏膜有无破裂分类

1. 开放性损伤 系指外力作用于肢体造成筋伤，皮肤破损，其皮下及深部组织与外界相通者。此类损伤易发生感染。

2. 闭合性损伤 系指外力作用于肢体造成筋伤，但皮肤保持完整者。此类损伤不易发生感染。

二、骨病的分类

（一）脊柱退行性疾病

脊柱退行性疾病是各种因素所致的脊柱局部生理曲线改变和椎间盘、椎间关节等退行性变化，导致脊柱椎体或小关节骨质及相关组织的增生，进而出现一系列症状体征的疾病，主要包括颈椎病、腰椎间盘突出症、腰椎管狭窄症及其继发脊髓或神经损伤等。脊柱退变主要有椎间盘退变、椎体退变、关节突关节退变、肌腱和韧带的退变等，其中椎间盘退变与其他复杂疾病一样，受到外界环境和遗传作用的双重影响。这些概念挑战了传统认为年龄、职业、吸烟、肥胖和椎间盘磨损和撕裂是椎间盘退化来源的观点。

（二）骨代谢相关疾病

骨代谢相关疾病是机体因先天或后天性因素破坏或干扰了正常骨代谢和生化状态，导致骨生化代谢障碍而发生的骨疾患。骨代谢相关疾病一般包括骨质疏松、内分泌骨病、肾性骨病、变形性骨炎及遗传性骨病等，其中骨质疏松是最常见的代谢性骨病。美国国立卫生研究院（NIH）把骨质疏松症定义为"以骨强度下降而易于骨折为特征的骨骼系统疾病"。该病是全身性的骨骼疾病，其特征是骨量减少、骨组织显微结构退化致骨脆性增加，极易发生骨折。

（三）骨关节疾病

骨关节病是关节软骨退行病变和继发性骨质增生为特征的慢性关节疾病，多见于中老年人，好发于负重较大的膝关节、髋关节、脊柱及远侧指间关节部位，临床上主要表现为关节疼痛和不同程度的功能障碍。骨关节疾病根据发病因素分为原发性骨关节病和继发性骨关节病。原发性骨关节病其发病机制迄今未完全明了，有人认为，过量的金属蛋白酶表达可以引起软骨破坏性，导致骨关节病。研究也发现，年龄、性别、种族、体质、遗传、性激素、过劳或过用关节、免疫、自由基和金属蛋白酶等在其发病过程中有着重要作用。继发性骨关节病由先天性的畸形、创伤、关节面后天性不平整、关节不稳定等病理变化引起了关节面对合不良，在关节局部原有病变的基础上发生骨关节病。

第四节　慢性筋骨病的辨证诊断

一、辨病

（一）四诊

1. 望诊

（1）望全身：①神色：《素问·移精变气论》指出："得神者昌，失神者亡。"说明神与生命活动的密切关系，故通过察神观色可以判断病情的严重程度。骨退行性疾病，病程迁延缠绵，正气亏虚，患者表现面容憔悴无华、精神委顿、色泽晦暗。②步态：下肢骨、关节疾患可出现跛行。腰部疾患者出现身体向一侧倾斜，用手撑腰慢行等。③舌象：骨关节疾病时内在气血与五脏六腑的变化，可以从舌象反映出来。舌质色淡是血虚，舌质色绛是血热，舌质色青或有瘀斑是血瘀；白苔主表证和（或）寒证，痹证时多见。苔少或无苔表示脾胃虚弱，苔厚腻为湿浊内盛，厚白而滑为寒湿或寒痰，薄白而干燥为寒邪化热、津液不足，厚白而干燥表示湿邪化燥，白如积粉为热毒内蕴；黄苔主里证、热证，骨痛疽时多见。薄黄面干，为热邪伤津，黄腻为湿热，老黄为实热积聚，淡黄薄润表示湿重热轻，灰苔或黑苔主里证，既可见于里热，亦可见于里寒。灰白面润为寒湿内阻，灰白而干多属热炽伤津或阴虚火旺，黑而燥裂甚有芒刺为热极津枯，黑而滑润多属阳虚寒盛。

（2）望局部：①畸形：脊柱退行性疾病常发生后凸畸形或侧弯畸形，或正常脊柱曲度消失或反曲。膝骨性关节炎可出现关节肥大、膝内翻畸形（"O"型腿）、膝外翻畸形（"X"型腿）。②萎缩：如腰椎间盘突出，神经根受压日久可出现下肢肌肉萎缩。膝关节退变可出现大腿肌肉萎缩。③挛缩：身体某筋肉群持久性收缩，引起关节活动功能障碍。如髋、膝关节的屈曲挛缩畸形。④肿胀：痹证患处常出现肿胀，如骨性关节炎、类风湿关节炎、痛风性关节炎、关节滑膜炎等，关节部位常明显肿胀。⑤肤色：青紫或瘀斑，多外伤引起；发绀，表示静脉瘀血或缺氧；苍白，是缺血的表现；红晕，表示血供增加。⑥肢体运动功能：骨关节病常引起肢体运动功能障碍。关节本身疾患，主动和被动运动均有障碍；神经疾患引起肌肉瘫痪者，不能主动运动，而被动运动一般良好。

2. 问诊

（1）一般情况：①性别、年龄：骨关节退行性疾病的发病率与性别、年龄有关，如增生性关节炎多发生于 40 岁以上的中年或老年人，骨质疏松症女性较多，颈椎病、腰椎间盘突出症则以中青年人多见。②籍贯、住址：地方性骨疾病的发病率与居住地域关系密切。如大骨节病多发生于我国北方流行区。③职业、工种：长期伏案工作者，容易发生颈椎退变；经常弯腰工作者，容易发生腰椎间盘退变或骨质增生。运动员的膝关节则容易退变。

（2）发病情况：首先了解患者的主诉，即患者来院求医的主要症状以及发病时间。

然后收集患者的现病史，按照发病的先后次序，询问患者如何发病、病程经过，尤其对诊断或鉴别诊断有决定意义的症状要详细了解其性质、程度、时限等，此外，还应了解以前的治疗及其效果。现举一些常见的骨关节疾病的应问项目，以供参考。①痹病：有无受风、寒、湿邪气或创伤史，症状与气候有无关系，有无类似发作史，症状是在进行还是在减退，关节或脊柱有无发生畸形或强直，有无饮食嗜好，曾接受何种治疗。②痿证：有无损伤或传染病史，肢体痿软的时间、进展及范围如何，后遗畸形的变化情况，目前存在什么困难，以往曾接受何种治疗，效果如何。③脊柱退行性疾病：患者从事何种职业，工作时姿势如何，有无颈部或腰部外伤、劳损史，症状是否限于颈、肩、臂或腰、臀、腿，症状在进行还是在减退，疼痛程度如何，有无放射痛，咳嗽、喷嚏、大便用力时疼痛是否加重，有无间歇性跛行，休息或平卧疼痛是否缓解，何种姿势及运动可使疼痛加剧，曾接受何种治疗，疗效如何。④骨缺血性疾病：患者的年龄，是否是儿童或青少年，有无家族史，有无劳损或外伤，何处发生疼痛，有无跛行等肢体功能障碍，接受过何种治疗，疗效如何。⑤代谢性骨病：患者饮食及营养状况如何，是否缺乏户外活动，不见阳光，有无内分泌疾病史，是否长期应用过激素类药物，病情进展情况如何，曾接受何种治疗，疗效如何。⑥地方病：是否居住在流行区，有无服食被污染的食物，何处发生疼痛与功能障碍，有无肢体畸形，病程多久，接受过何种治疗，疗效如何。⑦职业病：从事何种职业，有无长期不良姿势或运动过度，发病后全身与局部症状如何表现，急性发作还是缓慢发生，是否已采取紧急措施，曾接受何种治疗，疗效如何。

3. 闻诊 包括听声音和嗅气味两方面内容。前者凭听觉了解患者语言、呼吸、咳嗽、啼哭等声音。在骨关节病检查时，还应注意肢体活动时有无异常响声出现。后者凭嗅觉分辨患者病体及其排泄物散发的气味，以便帮助辨别疾病的性质。语音响亮、气粗多语者，属实证、热证；语音低微、静而微言，属虚证、寒证。呻吟不止、阵发惊呼，多是身有痛楚。增生性关节炎，活动时可出现摩擦音，存在关节内游离体，活动时可有弹响声。

除此之外，还应注意听伤筋的响声。骨与关节退变性疾病在检查时可有特殊的摩擦音或弹响声，最常见的有以下几种：①关节摩擦音：一只手放在关节上，另一只手移动关节远端的肢体，可检查出关节摩擦音，或感到有摩擦感。患某些慢性或亚急性关节疾患时，关节部位可听到柔和的关节摩擦音；骨性关节炎的摩擦音较粗糙；在关节内，如在关节运动之某一角度，经常出现一个尖细的声音，表示关节内有移位的软骨或游离体。②肌腱弹响声：腱鞘炎与腱周围炎患者在进行伸屈关节的检查时可听到弹响声，多系肌腱通过肥厚之腱鞘时所产生。腱周围炎在检查时常可听到好似捻干燥头发时发出的一种声音，即"捻发音"，多在有炎性渗出液的腱鞘周围听到，好发于前臂伸肌群、大腿的股四头肌和小腿的跟腱部。③关节弹响声：膝关节半月板损伤或关节内有游离体，在做膝关节屈伸旋转活动时，可发生较清脆的"咯噔"声。

4. 切诊 医者用手在身体的一定部位，或切或触，或按或叩，借以了解病情的一种诊病方法。骨病的切诊主要包括切脉与触诊两项内容。

（1）切脉：如风湿性关节炎的早期多见浮脉，说明病邪在经络肌表的部位，类风湿关节炎的后期多见沉脉，说明邪郁于里，气血内困；大骨节病晚期多见迟脉，说明风寒入络，寒凝气滞，阳失健运；骨退行性疾病的后期多见虚脉，说明气不足以运气血。出现实脉，说明存在合并邪气侵袭的情况。

（2）触诊：可以了解病变的部位、性质、轻重及深浅等情况。①压痛：根据压痛的部位、范围、程度来诊察筋骨疾病的性质和轻重。筋病位置较浅，骨病位置较深。②温度：触摸患处皮肤温度，可辨别病变的性质。骨关节滑膜炎者，因热毒聚结，故皮肤灼热；缺血性肌挛缩者，因气血痹阻不通，故肢端冰冷。③肿块：痛风性关节炎等，局部可触及肿块。应记录其部位、大小、硬度、移动性、边缘是否清楚等，以判断肿块的性质，如关节游离体，肿块忽隐忽现。骨肿瘤者，肿块固定不移，质较硬。④畸形：通过揣摸，仔细检查骨的形态和关节有否异常，关节间隙是否相合等，如脊柱退变、骨质疏松性骨折等，可触及后凸畸形；腰椎间盘退变可触及脊椎棘突偏歪；膝关节退变可出现膝内翻、外翻畸形等。

（二）特殊检查

1. 关节运动范围检查

（1）中立位 0°法：先确定每一关节的中立位为 0°，如膝关节完全伸直为 0°，完全屈曲为 145°。

（2）邻肢夹角法：以相邻肢体之间夹角计算。如膝关节完全屈曲时小腿与大腿之间夹角为 145°，表示膝关节的屈曲活动范围为 145°。

2. 肌肉检查

（1）肌力测定可嘱患者对抗阻力进行肌肉收缩运动。通常将肌力大小分为 6 级。

0 级：肌力完全消失，无收缩。

1 级：肌肉能收缩，但不能使关节活动。

2 级：肌肉能收缩，关节有些活动，但不能对抗肢体的重力。

3 级：能对抗重力，但不能对抗阻力。

4 级：能对抗阻力使关节活动，但力量较弱。

5 级：肌力正常。

（2）肌张力测定肢体处静止状态时，肌肉所保持的一定程度的紧张度称为肌张力。检查时，嘱患者肢体放松，医者做患者肢体的被动运动以测其阻力。也可用手轻捏患者肌肉，以诊察其硬度。如肌肉紧张，被动运动时阻力增大，称为肌张力增强；反之，称为肌张力减低。

（3）临床意义：①当运动神经元或周围神经损害时，产生肌力减弱或消失，肢体部分或完全瘫痪。②上运动神经元损害时，肌张力增强，肌肉无明显萎缩；下运动神经元损害时，肌张力减弱，肌肉萎缩。

3. 神经检查

（1）感觉：①触觉检查方法：嘱被检查者闭目，以棉絮轻轻触及皮肤，如有触觉异常，在感觉记录图上标明其范围。

痛觉：应掌握刺激强度，可用针尖轻刺皮肤，从无感觉区向正常区检查。检查要有系统，自上而下，注意两侧对比。

温度觉：以盛有 40～50℃ 温水和 5～10℃ 冷水的两个试管，分别贴于患者的皮肤上，询问患者的感觉。

位置觉：嘱被检查者闭目，检查者将患者末节指（趾）关节被动背屈或跖屈。并询问其所处位置。

震动觉：将音叉振动后，放于患者骨突部，询问患者有无震动及展动持续时间。

实体感：嘱被检查者闭目，用手触摸分辨物体的大小、方圆、硬度。

两点分辨觉：用圆规的两个尖端触及身体不同的部位，测定患者分辨两点间的距离的能力。两点分辨觉的正常值：手指掌面 1.1mm，手背 31.5mm，手掌 6.7mm，前臂和小腿 40.5mm，面颊 11.2mm，上臂和大腿 67.7mm。

②临床意义

周围神经损害：深、浅感觉均受累，其范围与某一周围神经的感觉分布区相一致。

神经丛损害：该丛分布区的深、浅感觉均受累。

神经根损害：深、浅感觉均受累，其范围与脊髓神经节段分布区相一致，并伴有该部位的疼痛，称为"根性疼痛"。见于腰椎间盘突出症、颈椎病等。

脊髓横断性损害：被损害水平及其以下深、浅感觉均受累，损害水平以上皮肤感觉可有一段过敏带。

脊髓半横断性损害：损害水平及其以下有对侧皮肤痛、温度觉障碍，同侧的深感觉和运动障碍，称为 Brown–Sequard 综合征。

（2）运动检查：①肌容积：注意肌肉的外形，有无萎缩及肥大，并应测其周径。②肌力检查：参见肌肉检查法。③肌张力：张力增强的肌肉，静止时肌肉紧张，被动活动关节有阻力，见于上运动神经元损害。肌张力减低，肌肉松弛，肌力减退或消失，见于下运动神经元损害。

（3）反射：检查时应使被检查者体位适当，肌肉放松，避免精神紧张。检查者叩击位置要准确，用力均匀。并注意两侧对比。

①浅反射是刺激体表感受器所引出的反射。浅反射消失，表明由体表感受器至中枢的反射弧中断。骨科常用的浅反射及其相应的神经节段如下所示。

腹壁反射：患者仰卧，放松腹部肌肉，以钝器分别划腹壁两侧上、中、下部，可引出该划部的腹壁收缩。上腹壁反射：$T_{7～8}$；中腹壁反射：$T_{9～10}$；下腹壁反射：$T_{11～12}$。

提睾反射（$L_{1～2}$）：患者仰卧，大腿外旋，医者以钝器划患者大腿内侧皮肤，可引起提睾肌收缩，睾丸上提。

肛门反射（$S_{3～5}$）：用钝器划肛门周围皮肤，引出肛门外括约肌收缩。

②深反射包括腱反射和骨膜反射等，腱反射和骨膜反射是刺激肌腱、骨膜和关节内的本体感觉器所引起的反射。骨科常用的深反射及其相应的神经节段如下所示。

肱二头肌反射（肌皮神经，$C_{5～6}$）：让患者前臂呈旋前半屈曲位，医者将拇指置于肱二头肌腱部，以叩诊锤叩击拇指，引起肘关节屈曲运动。

肱三头肌反射（桡神经，$C_{6\sim7}$）：患者前臂旋前半屈曲位，医者以手握住前臂轻轻叩击肱三头肌腱，引起肘关节伸展运动。

桡骨膜反射（桡神经，$C_{7\sim8}$）：让患者肘关节半屈，同时前臂旋前，叩击桡骨茎突上方，引出前臂的屈曲和旋前动作。

尺骨膜反射（正中神经，$C_8\sim T_1$）：让患者肘关节半屈，前臂半旋前，用叩诊锤叩击尺骨茎突上方，可引起前臂旋前。

膝腱反射（股神经，$L_{2\sim4}$）：患者取半卧位，双膝半屈曲，医者以手托住腘窝，让患者肌肉放松，轻叩髌韧带，可引出伸膝活动。

跟腱反射（胫神经，$S_{1\sim2}$）：患者仰卧，膝关节半屈曲。小腿外旋位，医者一只手握患者前足，使踝关节轻度背伸，叩跟腱可引出踝关节跖屈。

③病理反射

霍夫曼征（Hoffmann sign）：嘱患者腕关节轻度背伸，医者一只手握患者手掌，另手食、中指夹住患者中指，并用拇指轻弹刮患者中指指甲，引出患者其他手指掌屈反射为阳性。

巴宾斯基征（Babinski sign）：用钝器由后向前轻划患者足底外侧，可引出踇趾背伸，其余四趾扇形分开为阳性。

夏洛克征（Chaddock sign）：用钝器从患者外踝沿足背外侧向前划，可出现与Babinski征相同现象。

奥本海姆征（Oppenheim sign）：用拇、食指沿胫骨前缘由上向下推捏时，可出现与Babinski征相同现象。

戈登征（Gordon sign）：用力捏压患者腓肠肌，可出现与Babinski征相同现象。

髌阵挛：让患者小腿伸直，医者拇、食指夹住髌骨，急速向下推动数次，引出髌骨有规律地跳动，即病理性膝反射亢进。

踝阵挛：医者一只手托患者腘窝，一只手握足，用力使踝关节突然背伸，然后放松，可引出踝关节连续的交替的伸屈反应。

④反射检查的临床意义：检查反射时一定要双侧对比，对称性的反射增强或减弱，未必都有神经损害的表现。相反，反射不呈对称性，则是神经损害的有力指征。浅反射减弱或消失表示反射弧的抑制或中断。反射弧未中断时，如上运动神经元损害，可因浅反射的皮质反射通路受损，亦表现为反射减弱或消失。深反射减弱或消失表示反射弧的抑制或中断。反射弧未中断时，如上运动神经元损害，可因中枢的抑制缺失而反射增强，亦可因中枢广泛性深度抑制而反射消失（如深昏迷、深睡、麻醉或服用大量镇静剂等）。病理反射的出现表示上运动神经元的损害，但在正常的两岁以下的小儿也可引出。

（三）辅助检查

1. 实验室检查

（1）血液检查：其包括红细胞计数、血红蛋白、白细胞计数及分类计数、血小板计数、出凝血时间、凝血酶原时间以及红细胞沉降率测定、血清钙、无机磷、碱性磷酸酶、血浆尿酸盐、血浆蛋白、血浆蛋白电泳测定，以及肝功能、肾功能检查等。

（2）尿液、脑脊液检查。

（3）血清学及细菌学检验：抗溶血性链球菌素"O"、类风湿因子以及各种标本的细菌培养、药敏试验等。

2.X线检查 通过X线检查可以了解骨与关节有无实质性病变，明确病变的性质、部位、大小、范围、程度以及与周围组织的关系。观察X线照片还可推断骨骼生长与发育状态，并分析某些营养及代谢疾病对骨质的影响。X线的照片复查可了解病变进展情况，判断治疗效果以及预后等。慢性筋骨病基本X线表现主要有以下几种。

（1）外形异常：如弯曲、膨大、纤细、缺如、缺损、边缘不规则等。

（2）骨质及骨结构异常：常见以下几种类型：①骨质疏松：X线表现患骨骨质密度减低，骨小梁数目减少，小梁间隙加大，骨皮质变薄。全身性者，见于老年人、妇女绝经期、营养或代谢障碍、内分泌疾患等。局限性者，见于急性化脓性骨髓炎、失用性骨萎缩等。②骨质软化：X线表现骨骼密度减低，骨结构疏松，持重骨可弯曲畸形。③骨质增生或硬化：可表现为骨皮质增厚、骨松质内海绵状结构粗大、骨质密度增高。另外，骨质外缘由于机械力刺激，骨赘生长或形成，见于增生性关节炎。④骨内矿物质沉积：人体内大量吸收铅、磷、铋、银等矿物质后，可在干骺端出现横带状密度增高影像。

（3）关节间隙异常：①关节间隙变宽：见于关节积液或积血。②关节间隙变窄：见于骨关节退行性疾病、类风湿关节炎及痛风等。③关节间隙不对称：见于腰椎间盘退变、膝关节半月板损伤。④关节脱位：见于先天畸形、外伤后遗症等。⑤关节内游离体：见于骨软骨病、关节软骨瘤病、创伤性关节炎、神经性关节炎等。⑥关节强直：见于类风湿关节炎、强直性脊柱炎等，可分为骨性强直及纤维性强直两种。前者关节腔消失，骨小梁贯穿其间；后者因纤维组织不显影，故关节腔不消失。

（4）骨关节周围软组织：①软组织肿胀：X线表现为软组织肿大，阴影模糊，组织间隙消失，软组织内脂肪层移位或消失，见于关节滑膜炎等。②软组织萎缩：X线表现为周围软组织薄弱，常见于失用性肌萎缩。③软组织内钙化影：如痛风石。

3.CT检查 CT在骨关节退行性疾病诊断中具有重要的价值。CT能从横断面了解脊椎、骨盆、四肢骨关节的病变，不受骨重叠或肠内容物遮盖的干扰。由于CT具有较高密度分辨率，对脊椎的小关节突、椎管侧隐窝、骨盆、长骨骨髓腔等处的微小改变，特别是对诸如后纵韧带钙化症、椎板增厚、小关节突肥大、椎间盘突出等病所引起的椎管狭窄，有较高的分辨率，是理想的检查方法。

4.磁共振成像（MRI） MRI可检查骨关节和软组织的病变，如膝关节交叉韧带的病变，半月板、滑膜肥厚，软组织肿物，脊柱脊髓病变等。

（1）四肢关节：①检查方法：MRI检查需根据受检部位选择不同的体线圈或表面线圈，以提高信噪比（signal-noise ratio），使影像更为清晰。自旋回波是最基本的扫描序列。T1WI可显示细致的解剖结构，用于观察骨髓及皮下脂肪内的病变。T2WI用于显示病变累及软组织的范围。根据关节和疾病的不同而用冠状面、矢状面和横断面扫描。②正常 MRI 表现：皮下脂肪和骨髓在 T1WI、T2WI 和质子密度像上均呈高信号；骨皮质、空气、韧带、肌腱和纤维软骨呈低信号；肌肉和关节透明软骨呈中等偏低信号。液体，如关节内积液、炎症或水肿和肿瘤组织在 T1WI 上为低信号，T2WI 上为高信号。血肿则依出血时间的长短而呈现强度不同的信号。③骨关节疾病：应用高分辨力表面线圈可提高四肢大关节的成像质量，良好地显示肌腱、神经、血管、骨和软骨结构。对膝和髋关节的应用较多。

在膝关节，MRI 主要用于检查外伤所致的半月板断裂和韧带撕裂。半月板断裂多发生在后角，以矢状面 T1WI 最为敏感，于断裂处信号增高，T2WI 可帮助显示关节内积液和出血。MRI 诊断的准确率可超过 90%，比关节造影和关节内镜敏感。膝关节外伤引起胫、腓侧副韧带撕裂可在冠状面 T1WI 上显示，表现为韧带中断。十字韧带撕裂在矢状面 T1WI 上则表现为外形不整断裂，在低信号的韧带内出现高信号。这些疾病在 X 线或 CT 上是难于显露的。

在髋关节，MRI 主要用于早期诊断股骨头缺血性坏死和观察疗效。征象出现早于 X 线，核素成像和 CT，且具有一定的特异性。在冠状面 T1WI 和 T2WI 上，股骨头内出现带状或半月状低信号区，其关节侧还可见强度不等的信号。此外，MRI 对于检查手腕部腱鞘囊肿、肩袖破裂和踝关节外伤也有一定的帮助。

（2）骨髓：骨髓因含脂肪而能在 MRI 上成像，当骨髓内脂肪成分有改变或被病变组织取代，则信号强度将发生变化。MRI 是直接观察骨髓症变的最佳成像方法，优于 X 线、核素成像和 CT。成人正常骨髓在 T1WI 和 T2WI 上均呈高信号，和邻近皮下组织及盆腔脂肪相等或略低。改变骨髓内脂肪成分或取代脂肪的病变，在 T1WI 上信号减弱。T2WI 上信号强度的改变取决于病变的组织类型。坏死组织、血肿和炎性碎屑其信号较肿瘤组织为高，而纤维或硬化组织在 T1WI 和 T2WI 上均呈低信号。

（3）脊柱：MRI 能清楚显示脊椎、椎管和椎间盘，并能显示椎管内软组织，包括韧带、硬膜囊、脑脊液和脊髓等结构。对诊断椎间盘变性、膨出和脱出，椎管狭窄，脊柱外伤和感染价值很高。由于可行三维成像和多参数成像并能显示硬膜囊和脊髓，所以，解剖结构和病变的显示以及了解病变与椎管内结构的关系优于 CT。

脊髓的 MRI 检查多用自旋回波序列，以矢状面为主，横断面与冠状面则依情选用。椎间盘变性 MRI 表现为椎间盘变薄，呈低信号，其中可见不规则的斑点状高信号区。以 T2WI 显示清楚，椎间盘膨出于矢状面 T2WI 上可见椎间盘向后隆起，横断面像上则膨出的椎间盘匀称地超出椎体的边缘，在硬膜囊前方的高信号脂肪带出现光滑规整的压迹。椎间盘脱出于矢状面 T1WI 上，脱出的髓核为扁平形、圆形或不规则形块影，并与未脱出的部分相连，其信号比硬膜外脂肪信号低，而比脑脊液的信号高。MRI 可清楚地显示椎管狭窄，包括椎体与脊椎小关节的增生、韧带肥厚和椎间盘脱出等。如果椎间盘脱出发生在多个平面，且相对的黄韧带肥厚，则在与椎间隙水平相对应的硬膜囊前后缘受压，在矢状面 T2WI 上，硬膜囊呈串珠状表现。

5. 放射性核素骨扫描　放射性核素骨扫描主要是利用能被骨骼和关节吸收的放射

性核素或标记化合物注入人体内，由扫描仪或 γ 照相仪探测，使骨骼和关节在体外显影成像。它既能显示骨关节的形态，又能反映出局部骨关节的代谢和血供状况，定出病变部位，早期发现骨、关节疾病。对于各种骨肿瘤，尤其是骨转移瘤，具有早期诊断价值。

6. 肌电图　肌电图在临床可用于以下几个方面：①区分神经源性肌萎缩、肌源性肌萎缩及其他原因所致肌萎缩，还可鉴别脊髓前角细胞和周围神经病变。②诊断周围神经损伤。肌电图对周围神经损伤的诊断价值最大，可判断周围神经损伤的程度及确定神经受损的位置。③诊断神经根压迫性疾病。颈椎病、椎间盘突出症和椎管内肿瘤等，常压迫一个或多个神经根，受压脊神经所支配的肌肉出现去神经的肌电图改变，并根据出现异常肌电位肌肉的神经节段判断神经根受压的位置。④矫形手术的肌肉选择。在行肌腱移位时，可根据肌电位的性质及数量来判定肌肉的生理功能，以作为移位肌肉选择的依据。

7. 骨密度测定　骨密度指单位体积或者是单位面积的骨量。二者能够通过无创技术对活体进行测量。目前用于临床的有：单光子吸收法、双光子吸收法、定量超声测定法、双能 X 线吸收测定（DXA）、定量计算机断层照相术（QCT）等。骨密度测定是目前诊断骨质疏松症以及评估骨密度的最常用的非介入性检查方法之一，具有高敏感性和高特异性等优点，并可量化诊断指标。DXA 是目前国际学术界公认的骨质疏松诊断金标准。

8. 关节穿刺检查　关节穿刺的主要目的是吸出关节内容物，如对积液（血）和分泌物进行检查，协助诊断及治疗。用于观察穿刺液的性质、黏度与外观。如穿刺液为血性，表示关节严重损伤。若含脂肪滴，往往提示关节内骨折；若为脓性，提示化脓性关节炎。若含败絮样物质，则提示关节冷脓肿。另外还可用于细胞检查。

9. 关节镜检查　目前主要应用于膝关节疾病检查。主要用于：①难以确诊的膝关节内损伤；②慢性滑膜炎，取滑膜进行病理检查；③切除关节内游离体或蒂状肿瘤；④对已决定手术者，术前进一步确诊，以避免不必要的手术。

二、辨证

（一）八纲辨证

八纲包括阴、阳、表、里、寒、热、虚、实，八纲辨证就是从这八个方面将四诊所获得的临床资料进行分析、综合与归纳。

1. 阴阳　辨阴阳为八纲辨证之总纲纪，可用来概括表里、寒热、虚实。表、热、实属阳，里、虚、寒属阴。局部红肿焮热者属阳证，其溃后脓液黄而稠；局部不红不热，溃后脓液清稀、淋漓不尽，难于生肌收口，属阴证。

2. 表里　表里是指筋骨病患部位的内外深浅。皮肤、肌肉、筋骨的局部病变皆属于表，累及脏腑、经络、气血者属于里。表证病位浅而病情轻。里证病位深而病情重。从表证转为里证，说明病邪由表入里，病势发展；由里证转为表证，说明病邪由里出表，病势好转。

3. 寒热 寒热可概括人体生理功能的偏盛偏衰，阳胜则热，阴胜则寒。寒证多见于骨关节慢性劳损的患者。热证多见于伤后积瘀化热的患者。寒证或热证病势发展时，可能出现假象，如真热假寒或真寒假热等，应注意鉴别。

4. 虚实 虚实是指人体正气强弱和病邪盛衰。虚指人体正气不足，抵抗力减弱，见于久病年老体弱者。实指致病的邪气盛，但人体抵抗力强，正气尚充沛，正邪相争剧烈，见于骨痈疽的初期。但临床中常有"虚中夹实""实中夹虚"等虚实夹杂现象。由于筋骨疾病的病因较复杂，患者所表现的证候往往不是单纯的里证或表证、寒证或热证、虚证或实证，而是几种证候同时并见，有时还相互转化，形成错综复杂的现象。

（二）气血辨证

筋骨疾患所引起的气血运行紊乱可表现为以下几种形式。

1. 气滞血瘀 筋骨发生损伤或疾患后，气机不利，血运障碍，局部疼痛、肿胀、功能障碍，或有瘀斑或皮肤青紫，而色晦暗，胸胁胀满疼痛，舌紫暗或有瘀斑。

2. 气血不足 由于久病不愈，气血耗伤，或气虚不能生血，或血虚无以化生气血所致。症见局部肿痛缠绵不休，关节活动受限，或有骨关节畸形，形羸消瘦，面色苍白或萎黄，头晕目眩，少气微言，乏力自汗，心悸失眠，舌淡而嫩，脉细弱。

（三）脏腑辨证

骨病临床上常见证型有以下几种。

1. 肾阴虚 骨病经久伤肾，或失血耗液，暗劫肾阴所致。症见眩晕耳鸣，健忘失眠，腰膝酸软，咽干舌燥，形体消瘦，颧红盗汗，五心烦热或午后潮热，男子遗精，女子经少或崩漏。常见于腰部与骨关节疾患的后期。

2. 肾阳虚 多因素体阳虚，年老肾亏或久病伤肾所致。症见形寒肢冷，腰膝酸软，阳痿早泄，尿少浮肿，面白无华，食少便溏，五更泄泻，舌质淡嫩，有齿痕，苔白滑，脉沉细。常见于年老体衰、久病卧床的患者。

3. 肝气郁结 多因情志不舒，郁怒伤肝，肝失疏泄所致。症见精神抑郁或急躁，胸胁窜痛或胀痛，胸闷不舒，少腹胀痛，妇女则乳房胀痛、痛经，舌苔薄白或黄腻，脉弦。

4. 肝火上炎 多因气郁化火所致。症见情绪急躁，胸胁灼痛，目赤肿痛，耳鸣头痛，口苦口干，小便黄赤，大便秘结，舌质红，苔黄糙，脉弦数。

5. 肝风内动 多因热极火盛，消耗肝阴，热动肝火所致。症见头晕目眩，手足痉挛，抽搐或麻木，颈项牵强，角弓反张，舌质红或苔黄，脉多弦或弦数。

6. 脾气虚弱 多因慢性筋肉疾患损伤脾阳，或病后饮食失调所致。症见食欲不振，胃脘满闷，胃痛喜按，腹胀便溏，面色萎黄，四肢不温，倦怠无力，舌淡白，脉濡弱，多见于痿证。

三、辨位

慢性筋骨病以辨证施治为纲，同内科疾病相比，病变程度、病理阶段、病变部位均不同。因此，不辨位，就抓不住慢性筋骨病的实质，只有抓住病位要害做出的诊断，才是实质性的诊断。只有诊断确切，才能根据病损的具体情况，施行有效的治疗方法，从而达到有效的治疗目的。

所谓辨位，一是辨别损伤的部位，二是辨别筋骨经脉错乱的位置，三是辨别疾病的具体病位。如骨伤疾病辨别损伤部位，腰痛有外伤史，闪腰所致腰骶关节压痛者诊断为腰骶关节损伤。损伤定位是最主要诊断依据，辨别筋骨经脉错乱的位置。手指屈指腱鞘炎，痛点在掌侧近节指掌关节处，且可触及结节为诊断的要点，有些疾病的诊断，痛点是关键的依据。强制脊柱炎早期痛点在骶髂部位；膝关节骨性关节炎痛点在内侧关节间隙；腰椎间盘突出症，椎旁压痛与椎间隙定位相结合，是诊断重要手段，辨位不仅有助诊断，且又方便于施法治疗，手法按摩、药物外敷、局部封闭皆需辨出准确部位，施法治疗。

对于骨伤科医生，不仅要精通辨证施治的规律，更重要的是在患者损伤的不同部位及损伤轻重程度等基础上，掌握并应用"辨位施法"这个主要手段，辨位施法是中医辨证施法理论的补充和发展，是中西医结合的具体体现，符合骨伤科专科特点和发展要求。辨位施法在诊断与治疗上既符合现代解剖学观点，又是中医传统理疗的延伸，并提出骨伤科疾病在诊断上要分型、分类，治疗上应施行不同的方法，从而把骨伤科的治疗原则确定为：局部与整体兼顾，辨证与辨位、辨病相结合，手法与药物治疗并重，传统医学理论与西医学技术紧密结合、融会贯通。

四、辨证、辨位、辨病结合

对疾病认识上，在辨证、辨位的基础上，应用西医学知识，如影像学、病理学、检验学等。所谓辨病，除了掌握疾病的证候，如虚实、寒热、阴阳、表里、气血、筋骨、脏腑、经络、脉络等，除疾病的病位外，更重要的是疾病的性质、对人体结构病理等要利用西医学的方法去将疾病检查清楚，如对一个较长时间患腰部疼痛的患者，在望闻问切的基础上详询病史、精确完整的查体，再结合现代科技手段，如 X 线、CT、MRI、ECT 等，明确是否存在肿瘤、结核、腰椎间盘突出、生理性椎弓根峡部不连、椎体滑脱、强直性脊柱炎等疾病诊断。又如对于一个长时间患反复持续性膝关节肿痛的中老年患者，X 线片示患膝关节骨性关节炎改变，经过长时间治疗效果不佳，提示大家要进一步检查，如 CT、MRI、穿刺活检、关节镜诊断，以防肿瘤类疾病、骨关节结核、特殊的滑膜炎等漏诊，再如对一个病程虽短，无明显原因，突然感到脊柱区或腰背剧痛的患者，夜痛加重，体能消耗大的患者，提示大家一定要详询病史，认真查体，利用西医学检查方法，绝不可漏缺，查出原始病灶最后诊断，尽量减少误诊、漏诊率。

辨证施治是中医认识和治疗疾病的基本方法。慢性筋骨病同内科疾病不同，病邪所侵犯的脏器较特殊，病变部位不同，程度不同，病位亦不相同。在临证过程中将四诊

（望诊、问诊、闻诊、切诊）所收集的资料、症状、体征及西医学辅助检查部分，通过综合分析、辨清疾病的病因、性质、部位及邪正之间的关系，概括、判断为某种性质的证。根据辨证的结果以及病位，确定相应的治疗方法。辨证是临床治疗的前提和依据，辨位是骨伤疾病所特有的（如筋、骨、脉等），论治是治疗疾病的手段和方法。

第五节　慢性筋骨病中医药治疗原则

一、治疗原则

"骨正筋柔，筋骨平衡"是中医药治疗慢性筋骨病的总目标。在治疗方面，《内经》强调恢复"筋骨"功能，正如《素问·生气通天论》所言："骨正筋柔，气血以流，腠理以密，如是则骨气以精。"《灵枢·本脏》也指出："是故血和则经脉流行营复阴阳，筋骨劲强，关节清利矣。"后世医家多以行气活血作为慢性筋骨疾病的治疗原则，就是为了达到"骨正筋柔"的目的。为了能够"骨正筋柔"，许多医家提出了"筋骨并重"的理论，目的是在治疗"筋骨失衡"时，需要重视"筋""骨"两方面的问题，而不能仅仅只强调"理筋"或者"正骨"，忽视"筋"和"骨"的任何一方面，并不能恢复"筋骨平衡"，也就达不到治愈疾病的目的。如《医宗金鉴·正骨心法要旨》亦述："夫手法者，谓以两手安置所伤之筋骨，使仍复于旧也。"足以说明恢复时"筋骨平衡"的重要性。

中医的治疗原则要据病因病机及辨证诊断来决定。根据《素问·生气通天论》所言："骨正筋柔，气血以流，腠理以密，如是则骨气以精。"治疗的原则不外乎"正骨""柔筋""和血""密腠"四法。

"正骨"：根据"肾主骨"理论，老年骨关节退行性疾病治疗原则是补肾填髓，健骨续骨，骨伤科临床应用中效果较好。

"柔筋"：包括舒筋活络，养血柔筋的治则。

"和血"：由于外力损害是骨伤科疾病的主要原因，因此，治疗原则以活血行气、消肿止痛的原则来治疗。

"密腠"：主要指调节腠理开合，抵御外邪入侵。另外还有攻下逐瘀、清热凉血、补气养血、补养脾胃等相关辅助治疗原则，以扶正祛邪，筋骨得健。

二、用药原则

中医骨伤科在慢性筋骨病治疗上强调同时运用手法与中药，尤其重视中药的内服。虽然古今医家用药规律各有不同，但都以调护肝肾、调和气血作为治疗的主要原则。

（一）在"肝主筋，肾主骨"理论指导下用药

由于肝主筋，肾主骨，肝肾"乙癸同源"，故用药多以疏肝补肾法治疗慢性疾病。纵观《伤科汇纂》用药规律，不难发现补益运用贯穿各疾病的临床用药中，大抵因伤科

疾病多累及肝肾。肾为先天之本，元气之所存，主骨生髓；肝为刚脏，将军之官，主筋、利关节，因而伤科多采取疏肝补肾为基础性用药。

（二）在气血理论指导下用药

正如《素问·调经论》所说："血气不和，百病乃变化而生。""人之所有者，血与气耳。"建立了以气血立论的学术思想。慢性筋骨病多因过度劳损，衰老、体质衰弱，血行无力，导致气血不和。瘀血阻脉，"不通则痛"，瘀血不去，新血不生，气虚血瘀，"不荣则痛"，故慢性筋骨病治疗中应遵循"疏其气血，令其调达，而致和平"的原则，采用调和气血法，选用益气化瘀、理气活血类药物。

第六节　慢性筋骨病中医健康管理

一、中医健康管理相关基本概念

中医健康管理学是在中医药理论和健康管理理论指导下，研究个体或者群体生命全过程中的健康状态、体质、环境、心理等影响健康的因素以及健康状态的干预和综合管理的一门科学。

健康状态是指人体受到自然、社会、心理等因素影响，使人体脏腑、经络、气血做出相应的调整而表现出的生命态。它是阴阳动态平衡的结果，是体现"天人相应""形神一体""阴阳自合"的功能状态。

慢病中医健康管理是指运用中医健康管理学的理论、技术和手段对个体或群体的慢病风险实施筛查、评估、干预和动态跟踪，针对全人群开展全生命周期的慢病危险因素预防和慢病高危人群及患者的综合管理。

二、慢性筋骨病中医健康管理基本技术

（一）中医健康信息采集技术

慢性筋骨病的健康信息采集包括中医传统望、闻、问、切、动、量等六诊和现代科学技术手段采集慢性筋骨病发病前、发病中、发病后某一阶段的健康信息参数。常用的方法有以下几种。

问卷调查法：通过面对面访谈、填写问卷、电话访谈或网络调查等方式获得筋骨健康状态的宏观参数，包括个人基本信息、主观感受、心理信息、环境信息、社会信息。主要通过调查对象自主反馈获得信息参数。

健康体检：是指医生运用感官（眼、耳、鼻、口、手）或借助检查工具（如尺子、量角器、X 线、CT、MR 等）采集筋骨健康相关信息。主要包括：筋骨外观结构、肌力、感觉、反射、活动度等功能状态相关的客观信息参数。

智能中医健康信息采集：运用中医药大数据和云计算平台，将信息技术、传感技术

等科学技术手段相结合的中医药智能设备用于采集健康信息。

（二）筋骨健康状态辨识方法

通过证候、体征、筋骨功能三方面辨识评估筋骨健康状态。

证候辨识包括病位要素肝、脾、肾，和病性要素阴虚、阳虚、痰湿、气滞、瘀血。

体征包括关节活动度、力线、感觉、肌力、特殊检查及影像学检查。

1. 肌力评估　肌力评定是运动功能评定的基本内容，其可以评价神经肌肉系统功能损伤的范围及程度，常用徒手肌力测定法（MMT）。1916 年由 Lovett 提出，以后有所改进。在特定的体位下，分别在减重力、抗重力、和抗阻力的条件下完成标准动作。更细的评级如 MRC 分级及各级肌力占正常肌力的百分比值（Kendall 分级）。

当肌力超过 3 级，为了进一步做较为细致的定量评定，须使用专门的器械进行肌力测试，其中包括等长肌力检查、等张肌力检查及等速肌力检查。

（1）等长肌力（IMMT）：检查在标准姿位下用特制的测力器测定一块肌肉或一组肌肉的等长收缩所能产生的最大张力。

（2）等张肌力检查（ITMT）：测定肌肉等张收缩使关节做全幅度运动时所能克服的最大阻力。

（3）等速肌力检查（IKMT）：肌肉收缩做功对抗某种可变阻力外，所牵动的关节做等角度圆弧运动，称为等速收缩，肌肉的等速收缩所产生的肌力成为等速肌力。

2. 关节活动度测定　关节活动度（ROM）是指一个关节从起始端至终末端的正常活动范围。关节活动主要分为两种，即主动运动和被动活动。关节活动度测定的基本姿势：全身所有的关节按解剖部位的姿位放置者为 0°，前臂的运动手掌面在矢状面上状态为 0°。轴、面的概念与解剖学一致。ROM 的测量方法：通用量角器法和方盘量角器法。

3. 步态分析检查　步行是人体位移的一种复杂的随意运动。步态（gait）是人类步行的行为特征。涉及人的行为习惯、职业、教育，年龄及性别等因素，也受到多种疾病的影响。

肌肉活动是步行的动力基础，具有步行速度和环境依赖的特征，步态异常与肌肉活动异常通常紧密联系。步态分析：运动学分析（kinematic analysis），动力学分析（kinetic analysis），表面肌电图（sEMG），能量利用率测定（engergy utility）。

4. 感觉功能的评定　分为一般感觉和特殊感觉。

一般感觉：浅感觉（痛觉、温觉、触觉）；深感觉（运动觉、位置觉、震动觉）；内脏觉；复合觉（实体图形觉、两点辨别觉，定位觉、重量觉）。

特殊感觉：包括视觉、听觉等。

5. 疼痛评估　疼痛是一种主观感受，疼痛的评估是处理疼痛的关键的第一步。常用测量方法有视觉模拟评分法（VAS）、数字评分法（NRS）、口述分级评分法（VRS）、45 区体表面积评分法、疼痛日记评分法、面部表情测量图、压力测痛法、疼痛行为量表等。

（1）视觉模拟评分法（VAS）：方法是使用一条长约为10cm的游动标尺，尺的一面标有10个刻度，两端分别为"0"分端和"10"分端，"0"分表示无痛，"10"表示难以忍受的剧烈疼痛。

（2）麦吉疼痛问卷（MPQ）：MPQ是一种多因素疼痛调查评分方法，设计较为精密，主要观察疼痛及其性质、特点、强度和伴随的状态和疼痛治疗后患者所经历的各种复合因素及相关关系。

6. 筋骨功能 包括WOMAC、NDI、JOA、Oswestry功能障碍指数等。

WOMAC指数（the Western Ontario and McMaster，西安大略和麦柯玛斯特大学骨关节炎指数）是针对骨关节炎的评分系统。其分为疼痛、僵硬、体力功能和情感功能及社会功能5个部分，共36个项目。由于下肢的骨关节比较常见，所以其描述主要针对下肢。在使用时可以使用整个系统或挑选其中的几个部分。分数记录时可以使用VAS（Visual analog scale）尺度或0～4级尺度。这是一个全世界使用最广泛的评分系统。

Oswestry功能障碍指数（ODI）是由Fairbank等于1976年制定，经大样本检验后于1980年首次发表（1.0版）。用ODI评定腰痛是稳定、可靠的，可作为腰痛患者是否需要手术或康复疗效评定的参考指标，对评定慢性腰痛患者具有良好的反应度。ODI是患者自我评价慢性下腰痛功能障碍程度的问卷调查表。其是由10个问题组成，包括疼痛的强度、生活自理、提物、步行、坐位、站位、干扰睡眠、性生活、社会生活、旅游等10个方面的情况。每个条目最低分0分，最高分5分，分数越高表示功能障碍越严重。

JOA评分是日本骨科协会（Japanese Orthopaedic Association）推荐的脊髓功能评分法，包括四肢运动、感觉及膀胱功能评价，总共17分，分值越高说明脊髓功能越好。

NDI评分（颈椎功能障碍指数，Neck Disability Index）：共10个项目，包括颈痛及相关症状（疼痛强度、头痛、集中注意力和睡眠）和日常生活活动能力（个人护理、提起重物、阅读、工作、驾驶和娱乐）两部分。每个项目最低0分，最高5分，分值越高表示功能障碍越严重。

（三）筋骨健康干预方法

1. 食疗

（1）中医药理论指导慢性筋骨病食疗。在阴阳五行理论、藏象理论、病机理论、辨证施治等中医药基本理论指导下进行慢性筋骨病食疗。如在"寒者热之、热者寒之"指导下，对于虚寒性筋骨疾病宜用温热性药食，如羊肉、狗肉、干姜、饴糖、葱白、枸杞子、紫河车。热性筋骨病宜用寒性药食，如：菊花、赤小豆、莲子、竹叶、绿豆、薏苡仁等。在"肾主骨""肝主筋""脾主肌肉"等藏象理论指导下应用一些归肾、肝、脾经的药食，如狗脊、猪脊、枸杞子、山药、胡桃肉、熟地黄、乌鸡、芝麻、黑豆等。

（2）现代营养学理论指导慢性筋骨病食疗。多应用一些与骨代谢密切相关的营养物质，包括富含维生素D、钙、磷、锌、铜、蛋白质等食物，如虾皮、海带、黑木耳、豆腐干、腐竹、黑豆、芝麻、南瓜子、鸡蛋黄、螃蟹、海蜇、紫菜、干贝、豆类及各种豆制品、核桃仁、鸡蛋黄、炒西瓜子、花生米、鱼类、肝、瘦猪肉、瘦羊肉等。

2. 运动

（1）膝关节运动

坐位伸膝：坐在椅子上，将双足平放在地上，然后逐渐将左（右）膝伸直，并保持直腿姿势 5～10 秒钟，再慢慢放下。双腿交替进行，重复练习 10～20 次。

俯卧屈膝：俯卧位，双手在头前交叉，将头部放在手臂上，然后将膝关节逐渐屈膝，尽量靠近臀部，并保持屈膝姿势 5～10 秒钟，再慢慢放下，两腿交替进行。重复练习 10～20 次。

伸肌锻炼：仰卧位，将一侧膝关节屈曲尽量贴向胸部，用双手将大腿固定 5～10 秒钟，然后逐渐伸直膝关节，两腿交替进行。重复进行 10～20 次。

股四头肌锻炼：俯卧位，将一侧腿屈膝靠向臀部，双手反向握住踝部（或用毛巾环绕踝部），逐渐将下肢向臀部牵拉，并保持这一姿势 5～10 秒钟，然后放下，双腿交替进行。反复练习 10～20 次。

推擦大腿：坐在椅上，双膝屈曲，用两手的掌指面分别附着左（右）腿两旁，然后稍加用力，沿着大腿两侧向膝关节处推擦 10～20 次，双腿交替进行。

指推小腿：坐在椅上，双膝屈曲，双腿微分，将两手的虎口分别放在一侧膝盖的内外侧，然后拇指与其余四指对合用力，沿小腿内、外侧做直线的指推动作尽量至足踝。反复指推 10～20 次，然后换腿重复此动作。

拳拍膝四周：坐在椅上，双腿屈曲，双足平放在地板上，并尽量放松双腿，双手半握拳，用左右拳在膝四周轻轻拍打 50 次左右。

按揉髌骨：坐在椅子上，双膝屈曲约 90°，双足平放在地板上，将双手掌心分别放在膝关节髌骨上，五指微张开紧贴于髌骨四周，然后稍用力均匀和缓有节奏地按揉髌骨 20～40 次。

（2）腰椎疾病运动

运动疗法腰椎间盘突出症患者应积极配合运动治疗，以提高腰背肌肉和腹肌张力，改变和纠正异常力线，增强韧带弹性，活动椎间关节，维持脊柱稳定性。

急性期常用腰背肌和腹肌等长收缩练习。仰卧位，上身向前、向上方向抬起用力（腹部肌肉用力，不引起动作），下肢稍微屈曲可以更方便腹肌发力。保持 30 秒为 1 次，10 次/组，2～3 组/日。

仰卧位，上身用力压床，只是腰部肌肉用力，不引起动作，此练习主要锻炼腰背肌肌力。保持 30 秒为 1 次，10 次/组，2～3 组/日。

仰面平卧，双腿屈曲，双脚平放床上，用力蹬起，使臀部离开床面，尽量挺直身体，并保持平衡。不可挺肚、塌腰。保持 30 秒为 1 次，10 次/组，2～3 组/日。

直腿抬高仰卧位，用无弹性的带子等套在足部，用上肢力量将腿被动抬高，在保持腿完全伸直的前提下，尽可能被动抬高（>70°即为正常）。同时在开始感到腰部及下肢有疼痛或麻窜感的位置，保持并轻轻上下颤动，进行持续的微动牵伸。一般保持 1 分钟为 1 次，每组 2～3 次，每日 2～3 组。此练习可以促进局部血液循环，滑动神经根，松解及防止神经根粘连。

俯卧支撑腰椎伸展练习俯卧，用肘关节撑起上身，使腰肌肉完全放松，于最大位置保持一定时间或完成动作为 1 次。随角度增大，可逐渐增加强度改为俯卧伸肘支撑，即俯卧，用双手支撑抬起上身，伸直手臂，在疼痛允许的范围内尽量抬高上半身，腰腿部完全放松，于最大位置保持一定时间或完成动作为 1 次。在练习腰椎后伸的活动度的同时，还有助于缓解腰痛。

（3）颈椎病运动

头颈旋转：头尽力向左侧旋转至大限度，目视左前方，停留片刻，然后还原；再转向右侧至大限度，目视右前方，停留片刻还原，重复 10 ～ 20 次。

头颈屈伸：头颈部缓慢前屈至胸前停留片刻，还原；然后，头颈部尽力后仰，使枕部接近后背，停留片刻，还原，重复 10 ～ 20 次。

头颈侧屈：颈部缓慢地向左侧屈，使左耳垂接近左肩，然后，颈部向右侧屈，尽量使右耳垂接近右肩，重复 10 ～ 20 次。

前后旋肩：两臂屈肘，两手触肩，以肩为轴，臂带动肩缓慢由前向后旋肩。然后，再由后向前旋肩，重复 10 ～ 20 次。

左右耸肩：右肩保持不动的同时，左肩向上耸动，然后换边后，双肩同时向上，一般做 20 次左右。

抚项触背：左臂屈肘，左手心抚颈，右臂屈肘手背触背，然后换右臂屈肘，右手心抚颈，左臂屈肘手背触背，重复 10 ～ 20 次。

提头沉肩：两臂屈肘，两手托住头后枕部，尽力将头向上抬起。同时，两肩下沉，目视前方，保持片刻，然后放松，重复 10 ～ 20 次。

摩擦颈部：双手掌反复摩擦颈项部至有发热的感觉，重复 10 ～ 20 次。

捶打颈部：坐位，头部自然伸直，两眼平视，用左手持保健锤，捶打左侧颈部肌肉，换右手捶打右侧颈部，方法及次数与左侧颈部相同。然后，捶打后颈中部风池穴，捶打时用力适中，次数由少到多，逐步增加，循序渐进。捶打之后，以颈部有舒适、轻松的感觉为宜。

拍打颈部：和上面同样的姿势，手指弯曲，做空心状的手装，然后拍打左侧颈部。然后换右手，拍打右侧颈部。舒适为宜。

应该注意的是，脊髓型和食道型颈椎病不宜推拿按摩，脊髓型颈椎患者的颈椎管径变小，脊髓已受到压迫，脊髓在椎管内的缓冲间隙缩小，按摩手法不当，脊髓受到短暂剧烈撞击，可造成患者即刻瘫痪，严重的甚至造成患者高位截瘫。

3. 导引　王冰曰："导引，谓摇筋骨，动支节。"《辞海》中认为导引，道气令和，引体令柔，从而达到骨正筋柔的平衡状态。易筋经、五禽戏、八段锦太极拳等中国传统养生术通过调神、调息和调心三大技术达到身心并练、内外兼修、调和气血、强筋健骨、延年益寿的目的。在骨伤科的病证中，如肩周炎、颈椎病、腰椎间盘突出症、急性腰扭伤、梨状肌综合征、骨性关节炎等，在实施治疗后采用一些适合的中医导引术训练，可以起到疏通经络、舒筋活血、补气养血、散寒通滞的作用，从而缓解肌肉痉挛紧张，改善局部或全身血液循环，消除水肿或粘连，加强局部神经、肌肉组织的营养，增加肌肉力量，提高平衡能力，重建肌肉间的运动协调性，促进病证的康复与痊愈。中医导引术作为一种主动性自我调治的方法，往往简便易行，顺势而为，患者易于接受，且主动配合，有助于降低伤病复发率，巩固疗效。

第二章 慢性筋骨病理论溯源
与现代研究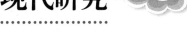

第一节 慢性筋骨病历史沿革

中医古代筋骨病理论体系是以中医整体观和辨证论治为理论依据，与中医学的发展历史一脉相承。

一、慢性筋骨病理论的起源（战国、秦汉，前 475—220 年）

秦汉时期，"车同轨，书同文""休养生息"等政策，促进了当时经济的发展和社会的稳定，为医学经验的搜集和整理创造了有利条件，《内经》成为奠定中医基础理论体系的经典之作，其中关于筋骨病的论述，也为后代中医骨伤的发展奠定了理论基础。这一时期朴素的唯物主义思想形成了阴阳学说、五行学说，古代医家将其应用到临床实践中，创立了六经辨证、气血学说、经脉学说、肾主骨等相关理论。对于筋骨病多以痹证、痿证论治，如《素问·长刺节论》曰："病在筋，筋挛节痛，不可以行，名曰筋痹……病在骨，骨重不可举，骨髓酸痛，寒气至，名曰骨痹。"对于痿证，有骨痿、脉痿、肉痿等，如《素问·痿论》谓："肾气热，则腰脊不举，骨枯而髓减，发为骨痿。心气热，则下脉厥而上，上则下脉虚，虚则生脉痿……脾气热，则胃干而渴，肌肉不仁，发为肉痿。"

《内经》中述及的伤科杂病有筋痿、筋痹、筋挛（弛）、筋屈、转筋、骨痿、骨痹、骨癫疾、折脊、骨繇、骨酸、骨厥等。如《素问·痿论》曰："肝气热，则胆泄口苦筋膜干，筋膜干则筋急而挛，发为筋痿……肾气热，则腰脊不举，骨枯而髓减，发为骨痿。"《素问·长刺节论》曰："病在筋，筋挛节痛，不可以行，名曰筋痹……病在骨，骨重不可举，骨髓酸痛，寒气至，名曰骨痹。"《灵枢·邪气脏腑病形》曰："肾脉急甚为骨癫疾；微急为沉厥奔豚，足不收，不得前后。缓甚为折脊。"《灵枢·根节》曰："枢折即骨繇而不安于地，故骨繇者取之少阳，视有余不足，骨繇者节缓而不收也，所谓骨繇者摇故也，当穷其本也。"《灵枢·本神》曰："恐惧而不解则伤精，精伤则骨酸痿厥，精时自下。"《灵枢·经脉》曰："肾足少阴之脉……是动则病饥不欲食，面如漆柴，咳唾则有血，喝喝而喘，坐而欲起，目如无所见，心如悬若饥状，气不足则善恐，心惕惕如人将捕之，是为骨厥。"诊断上主要通过望诊和切脉，从腰、膝等肢体的运动功能表现诊查跌仆损伤，推断内在脏腑及筋骨的虚实变化。如《素问·脉要精微论》曰："腰者肾之府，转摇不能，肾将惫矣。膝者，筋之府，屈伸之能，行则偻附，筋将惫矣。骨者，髓之府，不能久立，行则振掉，骨将惫矣。"《灵枢·终始》曰："手屈而不伸者，其病在筋，伸而不屈者，其病在骨，在骨守骨，在筋守筋。"《素问·脉要精微论》曰："肝脉搏坚而长，色不青，当病坠若搏，因血在胁下，令人喘逆……胃脉搏坚而长，其色赤，当病折髀……肾脉搏坚而长，其色黄而赤者，当病折腰。"《灵枢·邪气脏腑病形》曰："肾脉急甚为骨癫疾；微急为沉厥奔豚，足不收，不得前后。缓甚为折脊。"

治疗上以气血辨证为本，结合脏腑及经络来辨证，如《素问·调经论》曰："病在脉，调之血；病在血，调之络……病在筋，调之筋；病在骨，调之骨；燔针劫刺其下及与急者；病在骨，焠针药熨。"用药方面，宜采用利药（通便导痰的药物），如《素问·缪刺论》曰："人有所堕坠，恶血留内，腹中满胀，不得前后，先饮利药。"同时，提出了"治未病"的思想，提倡"法于阴阳，和于术数，食饮有节，起居有常，不妄作劳"，并且强调整体观念，即"从内之外者，调其内；从外之内者，治其外；从内之外而盛于外者，先调其内而后治其外；从外之内而盛于内者，先治其外而后调其内；中外不相及，则治主病"，这种内外并治，适用并指导了筋骨病的临床实践。

《伤寒杂病论》中六经辨证论治筋骨病。《伤寒杂病论》为汉代张仲景所著，约成书于3世纪初期，是一部论述伤寒和杂病的专著，曾经晋代王叔和整理，后被分为《伤寒论》和《金匮要略》两部分，前者论述外感疾病，后者阐述内、外、妇科杂证。

《伤寒杂病论》中记载了相关骨病的病因，如"风湿相搏，骨节疼烦，掣痛不得屈伸，近之则痛剧""伤寒八九日，风湿相搏，身体疼烦，不能自转侧"。《金匮要略·脏腑经络先后病脉证》将病因分为三类："一者，经络受邪，入脏腑，为内所因也；二者，四肢九窍，血脉相传，壅塞不通，为外皮肤所中也；三者，房室、金刃、虫兽所伤。"指出刀斧所伤，致使出现亡血，脉象以"浮微而涩"为主，症状以无汗多见。同时记载了治马坠及一切筋骨损方，采用内服加外用的方法治疗，如煎汤浴等以止痛、除瘀血，饮食方面强调"味酸则伤筋，筋伤则缓，名曰泄。咸则伤骨，骨伤则痿，名曰枯。枯泄相搏，名曰断泄"。《伤寒论杂病论》述及骨伤科内容不多，但是其辨证与辨病的原则与治法方药，同样适用于筋骨病，例如六经辨证是《伤寒论》的辨证纲领，当骨伤科疾病的某些症状循经发病时，便可根据循经部位选用经方进行化裁治疗。

二、慢性筋骨病理论体系的发展（三国、两晋、南北朝，220—581年）

三国、两晋、南北朝时期是一个战乱的年代，创伤骨折的疾患较为常见，当时在"太医署"内任职的"折伤医"即为专治创伤骨折病患的骨科医生。晋代，人们开始认识到骨、关节的损伤有骨折、关节脱位和开放性损伤等。王叔和记录了创伤过后的脉象与预后的关系，葛洪对开放性创伤和骨折脱位的治疗、颅脑损伤的诊断等为后世骨伤科的诊断学和治疗学的发展奠定了基础。

（一）《脉经》系统阐释创伤后脉象

《脉经》为西晋医学家王叔和所著，约成书于 3 世纪上半叶，是我国现存最早的脉学专著，将脉理与临床实际相结合，共 10 卷。该书阐述创伤的病因有斫伤和从高顿仆（堕下），外伤后容易出现血出不止的证候，脉象坚强者预后较好。如《脉经·诊百病生死诀》："斫伤出血一、二石，脉来大，二十日死……斫刺俱有，病多，少血，出不自止断者，其血（脉）止。脉来大者，七日死；滑细者，生……从高顿仆，内有血，腹胀满。其脉坚强者，生；小弱者，死。"

（二）《肘后备急方》首载小夹板外固定术和下颌关节脱位

《肘后备急方》为东晋医药学家、道教代表人物葛洪所著，约成书于 315 年，是我国古代最早的临床急救方书，主要记述各种急性病证或某些慢性疾病急性发作的治疗方法，包含许多医学上最早的发明发现及晋代以前的民间验方。今《肘后备急方》存 70 篇，缺失 3 篇，但与葛洪所处年代相距不远的《备急千金要方》《外台秘要方》及《医心方》等均辑录有葛洪的《肘后备急方》中的部分内容。骨伤方面，该书首次采用小夹板（竹板）固定治疗骨折，如"疗腕折，四肢骨破碎，及筋伤蹉跌方。烂捣生地黄熬之，以裹折伤处，以竹片夹裹之，令遍病上，急缚勿令转动，一日可十易，三日即瘥"。并且首先记载了下颌关节脱位，运用按摩法助其复位的治疗。该书涉及骨伤的病名有腕折（伤）、脱折、折骨、金疮，病因有坠落车马、坠屋坑崖、为人所打等。病机多为瘀血内生，治疗上采用活血化瘀、止痛药，如"肘后疗忽落马堕车，及坠屋坑崖腕伤，身体头面四肢内外切痛，烦躁叫唤不得卧方"。

三、慢性筋骨病诊疗体系的形成（隋、唐、五代十国，581—960 年）

隋唐、五代十国这一时期是我国历史上相对繁荣的时期，战乱结束，人们得以休养生息。国家设立"太医署"来掌管医疗和医学教育。太医署中设有按摩科，《新唐书》载："按摩博士一人，按摩师四人，并从九品下，掌教导引之法以除疾，损伤折跌者，正之。"说明其临床实践已经初具规模，当时医学著作多将其列为专篇论述，并且出现了第一部以论述筋骨疾患为主的专著——《仙授理伤续断秘方》。《诸病源候论》阐释了筋骨病的病因及证候，《备急千金要方》及《千金翼方》记载与筋骨病相关的诊治理论和具体方药，《外台秘要》汇集了唐代及唐以前的与骨伤相关的十余种医学著作。

（一）《诸病源候论》首次全面系统阐述骨伤的病因病机与证候

《诸病源候论》是隋代巢元方等撰于 610 年，是我国第一部论述病因和证候学的专著。隋代以前并无病因证候专书，后世著作《外台秘要方》《太平圣惠方》等关于病因、病机的阐述大多依据此书。该书共 50 卷，分 67 门，载列证候 1720 条，包括内、外、妇、儿、骨、五官等各种疾病的病因、病机和证候，但并不述及治法与方药。

该书卷三十六论述了 23 种金疮病和 9 种腕伤病的证候。其中涉及骨伤的病因主要有金刃、弓弩、矛箭所伤，被打、兵杖、被重物压轧、从高坠下、顿仆以及受伤后感受六淫之邪，以风寒为主。病机包括血虚、血瘀、内伤脏腑等方面。出血太多，会导致脏腑空虚，经络空竭，津液不足，出现口渴等症，如《诸病源候论·金疮病诸候·金疮渴候》言："夫金疮失血，则经络空竭，津液不足，肾脏虚燥，故渴也。"诊法多采用望诊和脉诊。《诸病源候论·金疮病诸候·金疮血不止候》曰："金疮血出不断，其脉大而止者，三七日死。金疮血出不可止，前赤后黑，或黄或白，肌肉腐臭，寒冷硬急者，其疮难愈，亦死。"同时结合闻诊和问诊，在脑外伤患者呼吸阻塞时，可闻及喘息，如《诸病源候论·腕伤病诸候·被打头破脑出候》曰："夫被打，陷骨伤头，脑眩不举，戴眼直视，口不能语，咽中沸声如子喘，口急，手为妄取，即日不死，三日小愈。"伤口感染化脓后，可闻到异常气味，如《诸病源候论·金疮病诸候·金疮初伤候》曰："夫被金刃所伤，其疮多有变动……肉消臭败……金疮血出不可止，前赤后黑，或黄或白，肌肉腐臭。"对于出血引起的病证，采用补法治疗。《诸病源候论·金疮病诸候·金疮下血虚竭候》曰："金刃中于经络者，下血必多，腑脏空虚，津液竭少，无血气荣养，故须补之。"瘀血形成，会导致血气隔绝，不能周荣，从而出现胸满、口燥、无汗、疼痛等症状，如《诸病源候论·小儿杂病诸候·落床损瘀候》言："血之在身，随气而行，常无停积。"

若因堕落损伤，即血行失度，随伤损之处即停积。若流入腹内，亦积聚不散，皆成瘀血。"凡瘀血在内，颜色萎黄，气息微喘，涩涩小寒，吸吸微热，或时损痛也"，《诸病源候论·腕伤病诸候·卒被损瘀血候》："夫有瘀血者，其人喜忘，不欲闻物声。病患胸满，唇萎舌青，口燥，但欲漱水不欲咽，无热，脉微大来迟，腹不满，其人言我腹满，为有瘀血。汗当出不出，内结亦为瘀。病患胸满，口干，膊痛，渴，无寒热，为有瘀血。腹满，口燥不渴，唾如浆状，此有留血尔。"宜采用固定、按摩导引的方法令气血得以恢复。《诸病源候论·腕伤病诸候·腕伤初系缚候》曰："夫腕伤重者，为断皮肉、骨髓，伤筋脉，皆是卒然致损，故血气隔绝，不能周荣，所以须善系缚，按摩导引，令其血气复。"并摘录《养生方·导引法》来除瘀血，如"从高顿仆，内有血，腹胀满。其脉牢强者生，小弱者死。得笞掠，内有结血。脉实大者生，虚小者死。其汤熨针石，别有正方。补养宣导，今附于后。"该书述及的病名有金疮、金疮疭、腕折、腕伤、髓断和伤筋。其中髓断的临床表现在于伤折之后出现盗汗，并且预后较差。《诸病源候论·腕伤病诸候·腕伤破骨伤筋候》曰："凡人伤折之法，即夜盗汗者，此髓断也，七日死。不汗者，不死。"又因前文《诸病源候论·虚劳病诸候上·虚劳盗汗候》所载："盗汗者，因眠睡而身体流汗也。此由阳虚所致。久不已，令人羸瘠枯瘦，心气不足，亡津液故也。"可见，骨折骨髓断的病机在于"亡津液"，这点与"出血过多"同样会导致"津液亏少"有相似之处。"伤筋"一词，最早出现在战国时期，《足臂十一脉灸经》中的"阳病折骨绝筋"是关于伤筋最早的记载，《内经》述及"筋"的生理特点及病理变化，虽有"伤筋"一词，但指的是外感风邪伤筋，或是饮食，或是针刺，并非所指有外伤所导致的"伤筋"，而在此之前，但凡描写骨折均有"伤筋"的合并症，直至隋唐，"伤筋"作为一个诊断概念，列于金疮、骨折、脱位三大病证之外。《诸病源候论·金疮病诸候》记载："夫金疮愈以后，肌肉充满，不得屈伸者，此由伤绝经筋，荣卫不得循行也。其疮虽愈，筋急不得屈伸也……夫金疮始伤之时，半伤其筋，荣卫不通，其疮虽愈合，后仍令痹不仁也。"说明伤筋后造成"荣卫不得循行"，导致机体出现不得屈伸、麻痹不仁等症状。显然巢氏已经意识到"筋"有传输营卫的功能。对于伤筋的治疗，宜采用断筋缝合术，如"亦可连续""便更缝连"。

（二）《备急千金要方》阐释诸般筋骨疾患的理法方药

《备急千金要方》（简称《千金方》）是唐代医药学家孙思邈所著，约成书于652年，是我国第一部临床医学的百科全书，所载医论、医方较系统地反映了《内经》以后、初唐以前的医学成就。全书共30卷，232门，载方5300余首，内容包括内、外、妇、儿、五官、口腔等学科的理、法、方、药。"胆欲大而心欲小，智欲圆而行欲方"的创见一直被后世医家所推崇。为弥补《千金方》的不足，晚年又编成《千金翼方》（撰于682年）。《千金翼方》共30卷，收载唐以前的医学论述及方药，同时辑录了婆罗门、高丽等国外医学资料。《千金方》中阐述了"诸般伤损""从高堕下"和"金疮"中与骨伤相关的诊治理论和具体方药。骨伤科疾病的病因主要有被打、兵杖、从高坠下、堕车落马、木石所轧、刀斧所伤、弓弩所中。病机主要在于瘀血内停、伤及五脏。被打后，可导致损伤部位形成瘀血，即"损伤聚血"，导致胀满烦闷、喜忘、不欲闻人声、胸中气塞及短气等。若瘀血位于胸背及胁中，还可导致痛不得气息；若心腹积血可导致吐唾无数；腹中瘀血可见腹痛、满痛短气及大小便不通，采用活血化瘀的方法治疗，方药中多选用蒲黄、桃仁、川芎、当归、大黄、水蛭、虻虫等。《备急千金要方·备急方·诸般伤损》论述了从高堕下导致"伤折""腕折""折骨断筋""四肢骨碎""筋伤""蹉跌"等，症状以疼痛、烦躁、啼叫不卧为主，治以止痛，方法既有内服，也有外用。内服以活血止痛为主，兼以疗伤续折；取动物屎外敷以止痛去癥，并主张用蜡作为治疗损伤的一种康复手段，如"治因疮肿痛剧者，数日死；或中风寒，或中水，或中狐尿刺，治之方……热蜡纳疮中，新疮亦善"。从高坠下，伤及五脏，会出现唾血或吐血。坠堕车马，导致"颠仆崩血"，出现腹满、短气。《千金翼方·杂病下·金疮第五》论述了刀斧、弓弩等所导致的金疮，机体出现出血后，多见口渴等症，以止血原则，宜用"粉龙骨末于疮上"，并且"当忍唉燥食，不得饮粥及浆"。金疮后见烦闷、筋急不得屈伸等症，遵循止痛、生肉、续筋的原则。

（三）《外台秘要》将筋骨疾患分外损和内伤

《外台秘要》是唐代王焘撰于752年，共40卷，1104门，载方6000余首，汇集了唐代及唐以前的医学著作，引录各书均附出处，故具有重要的文献学价值。《外台秘要》共辑录了3首"从高堕下方"、18首"从高堕下瘀血及折伤内损方"、3首"坠损方"、6首"坠落车马方"、3首"折骨方"、3首"伤筋方"、7首"筋骨俱伤方"、1首"折腕方"、4首"折腕瘀血方"、3首"蹉跌方"、13首"被打有瘀血方"、7首"被打损青肿方"、3首"许仁则疗吐血及堕损方"、3首"金疮预备膏散方"、38首"金疮方"（含止痛、续筋骨、止痛、生肌等方）及 11 首 "被刀箭伤方"，内容出自《千金方》《千金翼方》《肘后方》等。因此，《外台秘要》中述及的骨伤病因同《千金方》和《肘后备急方》，主要有从高坠下、落马坠车、被打等原因，导致腕伤、折臂脚、骨蹉跌等。病机以瘀血内停为主，症见面青、腹满、短气、疼痛等。关于吐血症，收录许仁则之观点，指出其病因有堕打损（指外损）及积热兼劳（指内伤）。此外，许氏还将伤损疾病分为 "外损"和 "内伤" 两类，前者由于 "坠打压损" 等导致疼痛，如果只是伤及四肢关节，可以采用生地黄外敷（即外伤外治）；后者则需服用汤药（即内伤内治），如《外台秘要》曰："又此病有两种，一者外损，一者内伤，外损因坠打压损，或手足肢节肱头项伤折骨节，痛不可忍，觉内损者，须依前内损法服汤药，如不内损，只伤肢节，宜依后生地黄一味敷之法，及芥子苏等摩之方。"

（四）《仙授理伤续断秘方》首次专门阐述筋骨病的治法方药

《仙授理伤续断秘方》（简称《理伤续断方》）是我国现存最早的骨伤科专著，为唐代蔺道人所著，约刊行于 846 年。彭叟之子砍柴时不慎跌落，折颈挫肱，蔺道人将其治愈而闻名于乡野。道人不愿被外人打扰，故将《理伤续断方》赠予彭叟，并嘱托 "毋传非人"，该书由此得名。后世医书《永类钤方》所载 "彭氏口教" 即是该书的最早记载，该书传世仅存一卷，共两论，卷首载 "医治整理补接次第口诀"，论述了清洗、相度、拔伸、捺正、敷药、夹缚、服药等 14 步。后续 41 条为骨伤治则，根据不同部位的骨折伤损采用不同的诊治要领、用药宜忌等。蔺道人将 "伤损" 分为骨折和脱臼两大类，骨折类，如脑骨伤碎、金井骨损、胫骨断；脱臼类，如肩胛骨出、胯骨从臀上出、手骨出等。次论 "治伤损方论"，对于伤损重者，制定了七步用药法，后载方 20 首，有内服、外敷、洗药、贴药，剂型有汤、散、丹、丸多种。骨碎，皮不破者，用药贴，用密夹缚；伤势严重者，先用药物煎汤洗之，然后缚药。

该书中述及骨伤科的病因同前，主要为打（跌）扑伤损、驴马跌坠、劳役所损及损后中风等。病机主要在于瘀血留滞，症见疼痛浮肿、烦闷不安、手足碎断、举动不得、疼痛痹冷、外肿内痛、肢节痛倦、结肿烂坏等。治则为整骨续筋、活血通络、生肌止痛、资血生力，认为 "便生血气，以接骨耳"，如《仙授理伤续断秘方》载："乳香散治跌扑伤损，皮肉破绽，筋骨寸断，败血壅滞，结肿烂坏，疼痛至甚；或劳役所损，背肩四肢疼痛；损后中风，手足痿痹，不能举动，筋骨乖纵，挛缩不伸。大能续筋接骨，卓有奇验。常服结血止疼生力。"

对于伤损内治法，蔺氏主张根据不同时期的病理变化而采用七步治法，第一步，对于伤损重症早期，由于瘀血停积所致的大小便不通，可采用下法以逐瘀攻积，同时结合患者体质差异及病情轻重，选用峻下（大承气汤）及缓下（小承气汤、四物汤等）之法；第二步的黄末药和第三步的白末药（作用较黄末药缓和）治疗败血壅滞所引起的疼痛、结肿、痈疽等（亦是创伤早期的表现），治则以活血、止肿、生气、续筋接骨为主；第四步的乌丸子和第五步的红丸子用于创伤中期，此时瘀血不散且气血内耗或复感风邪等，内外俱损，症见筋痿力乏、手足缓弱、外肿内痛，治则以坚筋固骨、滋血生力为主；第六步的麻丸子用于创伤后期，手足久损后由于筋骨失养、气血内耗所导致的举动不能、肢节挛缩或四肢疲乏、动作无力，治则以壮筋骨、活经络、生气血为主；第七步的活血丹、当归散、乳香散，主要针对创伤晚期，由于瘀血未散、复感风疾所致痈疽发背、肌肉坏烂或左瘫右痪、手足顽麻等，用以活血通络、驱散外邪。

　　诊法上，对于骨折和脱位的诊断，重视望诊和触诊，如《仙授理伤续断秘方·医治整理补接次第口诀》记载"凡认损处，只须揣摸骨头平正，不平正便可见"，采用"相度、拔伸、捺正"等检查方法。对于骨折脱位等伤损引起的内伤诊断，采用分期辨证诊断法，以气血学说为理论依据。治疗时，综合运用麻醉、清创、复位、固定、功能锻炼和内外用药六大疗法。蔺道人用常用整骨药来进行麻醉，采用"煎水洗"法进行清创，复位时注重相度骨缝、仔细捻捺，采用杉木皮做夹板进行固定，同时注重功能锻炼。饮食方面，忌食冷物。如《仙授理伤续断秘方·医治整理补接次第口诀》载："用大草乌，刮去皮为细末，每服半钱，温酒调下。如未觉，再添二分药，酒下……凡曲转……要转动，用药贴，将绢片包之后时时运动。盖曲则得伸，得伸则不得屈；或屈或伸，时时为之方可……鱼、牛肉极冷，尤不可吃。若吃牛肉，痛不可治。"

四、慢性筋骨病理论体系的完善（宋、金、元，960—1368 年）

　　宋朝，由于经济的发展和科学的进步，尤其是活字印刷术的发明及法医学专著《洗冤集录》的刊行，促进了医学的发展与进步，诸如《清明上河图》中绘有专门接骨的诊所。北宋时期，设立"太医局"以掌管医学教育，"疡科"成为三大学科之一。王安石变法后（1076 年），"太医局"又增至九科，"疡科"更名为"疮肿兼折疡科"，骨科由此正式确立。北宋被灭后，金仿宋制，改"太医局"为"太医院"。元朝灭金、灭宋后，沿袭金制，"太医院"设十三科，"正骨兼金镞科"与"疮肿科"区别开来。金元时期是一个战乱不断的时期，战争中各种伤病的救治促进了创伤外科学的发展。适逢金元时期医学思想活跃，学派兴起。元朝吸收来自阿拉伯的"回回医"，使医学与其他国家民族的医学有所交流。宋金元时期重要的学术著作《太平圣惠方》《圣济总录》《医说》《永类钤方》及《世医得效方》等，记录了中医骨伤在诊疗理论方面所取得的重要成就。该时期骨伤科的病因病机大致同前，多为压轧类（如重物压轧、木石压损、树木压等）、坠堕类（如从高坠下、落马堕车）、蹉跌、打扑及金刃箭簇等原因导致机体出现内损脏腑、瘀血内停、气塞不通或气血凝滞的病理变化，症见肿痛、胸闷、吐（唾）血、大小便不通、烦闷欲死、惊悸、甚则昏迷不醒等。对于骨折筋伤，治则采用接续筋骨、活血化瘀、宣通气血、止痛、清心、消肿、定脓、生肌、长肉、合疮等治法，同时兼辟外风，待恶血散尽后，兼补虚损；对于脱臼类疾患，宜先用手法复位，次用药物调养，配以封裹膏摩；对于金刃所伤，虚根据病变部位，伤及经络与否及症状之轻重缓急，结合脉诊，采用药物内服，配合淋熨、洗方、敷贴、掺药等外治法以止血、定痛、灭痕。用药时，主张结合患者的虚实而区别用药，重视顺气，主张气机顺畅后再服药。活血法除用药外，还可采用针刀除去瘀血。这一时期将骨折和关节脱位归纳为"六出臼"和"四折骨"，首次记载了背脊骨折、腰椎骨折等。

（一）《太平圣惠方》广泛收集筋骨病诸方

《太平圣惠方》（简称《圣惠方》）为北宋翰林院医官王怀隐等人受政府之命，广泛收集民间验方及北宋以前的各种医学方书编撰而成，是我国历史上第一部官修方书，刊行于992年。全书共100卷，载方一万余首，保存了古典医籍的佚文。其中，卷六十七记载了10首"治从高坠下伤折诸方"、8首"治坠落车马伤折诸方"、12首"治跌折破骨伤筋诸方"、7首"治压砸坠堕内损诸方"、22首"治伤折恶血不散诸方"、11首"治伤折疼痛诸方"、12首"治马坠诸方"、4首"治伤折烦闷诸方"、4首"治坠损吐唾血出诸方"、7首"治被打损伤腹中有瘀血诸方"、6首"治打扑损诸方"、7首"治伤损止痛生肌诸方"、9首"治伤折淋熨诸方"、12首"治伤折疼痛贴诸方"。卷六十八收录了10首"治金疮诸方"、5首"治毒箭所伤诸方"、8首"治箭镞金刃入肉及骨不出诸方"、2首"治金疮肠出诸方"、11首"治金疮中风痉诸方"、9首"治金疮烦闷诸方"、8首"治金疮出血诸方"、5首"治金疮久不瘥诸方"、8首"治金疮中风水诸方"及6首"治金疮生肌诸方"。《太平圣惠方》指出，伤折类疾患主要由于从高坠损、打伤、落马坠车、蹉跌等导致体内瘀血不散或气塞不通，出现疼痛、恶闻人声等症。腹中瘀血，症见疼（刺）痛烦闷、短气、大小便不通；胸腹中瘀血，症见喘息不得；恶血攻心，症见胸膈烦闷；伤及脏腑，症见唾血或吐血。对于瘀血内停所引起的病证，治则采用接筋骨、通瘀血、止疼痛，或辟外风，待恶血散尽后，便服补益丸散方以补虚损。对于皮破肉作疮者，宜用止痛、定脓、生肌、长肉之法。对于筋伤骨碎，瘀血内停的病证，治法除药物内服外，还有淋熨和贴法。淋熨，即将若干药物（如顽荆散方、熨药方、当归汤方等）煎熬好后浇熨于痛处以通和血脉。贴法，即使用若干药物制成膏药（如雄黄、暖膏药方、抵圣膏方等）并存于瓷盒中，使用时需将其放于绢帛上，用微火摊贴，置于折损处，用以散瘀血、止疼痛。若金刃伤及经络，则引起出血，血出过多，导致机体出现脏腑空虚、津液竭少、无血气以荣养，症见虚竭疼痛、羸弱，宜采用内补、止痛、生肌之法。如《太平圣惠方》曰："夫金刃中于经络者，下血必多，腑脏空虚，津液竭少，无血气以荣养，故须补之也。"对于金疮久不愈合者，宜用辟风水、续筋骨、止脓血、生肌之法。

（二）《圣济总录》首次全面阐释筋骨病的因机证治

《圣济总录》（又名《政和圣济总录》）以宋徽宗名义颁行，成书于1111—1117年（政和年间）。该书现存200卷，共66门，每门下又分若干病证，每种病证，先述病因病机、次论方药治疗、服法、禁忌等情况，内容涉及内、外、妇、儿、五官、针灸、养生等多学科，载方两万余首。该书内容较为丰富，既有理论，又有临床实践。理论方面，多引自《内经》等医学经典，并结合当时医家的学术见解。其中第一百三十九卷和一百四十卷为"金疮门"，前者述及了金疮统论、金疮后出血不止、伤中筋骨、烦闷及发渴、中风水及痉、金刃肠出等病证，后者阐述了毒箭所伤及箭镞金刃入骨的诊治方法；第一百四十三卷和一百四十五卷为"伤折门"，前者探讨伤折统论、伤损后出现的肿痛、恶血不散、筋骨疼痛、腹中瘀血、伤折风肿等病证的诊治方法，后者论述了打扑损伤、腕折、倒仆蹴损、被伤绝筋、伤堕致损吐唾出血、头伤脑髓出及诸骨蹉跌等。

《圣济总录》认为引起伤折的病因同《太平圣惠方》，即（从高处、从马上等）坠堕、倒仆、打伤、为物所伤（如驴伤等），以及伤折后被外邪所伤（如风冷所伤）。伤折的病机在于瘀血内停、气血凝滞，病证以肿痛多见，治则以活血化瘀，宣通气血为主，治法有服食淋熨贴等。筋骨伤折后，气血瘀滞会引起疼痛，宜整骨为先，后敷封裹之剂；伤折后，瘀血停积于腹中，则采用下法，否则瘀滞日久，使人面色枯槁，而成痿瘁血瘕之病。伤折后，复感风邪，致使其与血气相互搏结，症见风肿疼痛。对于打扑伤损，轻者，气血凝滞导致伤损处疼痛；重者，聚为焮肿，痛不可忍，当审其内外病证及轻重缓急而治之。举动不慎或为物所击导致"腕折"，造成体内筋骨损伤、气血停滞，以肿痛等症多见，治法当为外用敷贴，内服调养荣卫之剂。倒仆后，轻则蹉跌，伤及筋脉，屈伸不利；重则折伤筋骨；治则宜速养血脉、续筋骨。被物伤筋者，导致"筋断"，会引起荣卫运行失其常道，气滞血瘀而见肿痛，治则宜以活血续筋之法。坠损倒仆，心气被扰，荣卫气血运行停滞，若伤及胸胁，则"气留肓膜，损血入胃"，症见咳唾吐血，治则以调营卫、缓其中、逐瘀血为主。蹉跌者，乃是坠堕跌仆等导致骨节闪脱、不得入臼，治法宜先手法复位，次用药物调养，配以封裹膏摩之法。脑为外物所击导致头伤脑髓出，治法宜速以药封裹，同时调养营卫，但预后较差。对于金刃所伤，根据病变部位不同，诊断是否伤及经络，症状有急有缓、有轻有重，宜"观变动之形，察微妙之脉"。结合脉诊，其脉虚细小者生，微缓而迟者生。金疮，即金刃所伤，出血是最常见的症状。若出血不止，同时脉象洪达，则难治。治则以止血为第一要务，同时配以定痛、灭瘢。金刃伤及筋骨导致折骨绝筋，宜乘血气未寒，急施治法，否则风冷之邪侵袭机体，预后不好，伴有终身痛烦；取出小碎之骨，否则脓血不散，肌肉不敛。治则以续筋骨、敛血止痛为主。金疮后出血太多，会导致经络空虚，出现烦闷、发渴，或伴大便不利，采用内补、止烦之法，若伴大便不利，则下之（大黄丸主之）。

（三）《医说》收载相关史书中的骨伤病案

《医说》为南宋医史专家张杲所撰，刊行于 1224 年，为现存最早的新安医学文献。张杲出生于医学世家，幼承家学，成年后从事临床工作，以儒业医，热衷于搜集医学史料和禁方秘方的工作。该书广泛汇集了南宋以前的各种文学著作中有关医学的典故和传说等史料，共 10 卷，内容涉及历代名医、医书、本草、针灸、诊法，涉及内、外、妇、儿、五官等各科疾病，各种中毒及解毒之法，以及服药宜忌及养生调摄等内容，共 49 类，且各种史料均注明出处。其中，卷七收录了打扑伤及汤火金疮等相关内容。《医说》中引用《史记》中关于堕马僵石上而患破石病，淳于意根据其脉象，认为其肺伤不治，后因洩血而死。《类说》中也有关于"治臂臼脱"的记载，病因为堕马，导致右臂脱臼后昏迷，治法当急于复位入臼，施药封肿处，又因症见臼处上方出血青瘀致肿，故以药下之，并指出打扑伤损导致"瘀血凝滞，气因不行，关窍不通"，故见大便闭结不通，需根据患者体质年龄，并询问是否伤及所打处的脏腑而区别用药。还记载了臂折、折足等病，服用当归、铅粉、硼砂、苏木汁等药，并根据病损位置而决定是饭前还是饭后服用，对于骨碎者主张用竹木夹定并以纸或衣物包裹。

（四）《永类钤方》收录骨伤疾患的证治方论

《永类钤方》为元代医家李仲南撰于 1331 年，全书共 22 卷，以脉、病、因、证、增为五事，所论多本医经，引文翔实丰富，且注明出处。其中，卷一为脉图、诊法及治法，卷二至卷七采用伤寒与杂病相互对照来述证列方，卷八至卷十四广泛收集古代著作方书所载诸方，卷十五至卷十九为妇科证治方论（即济阴总要证治、胎前诸证治、产后证治），卷二十至卷二十一为产科证治方论（即全婴总要），卷二十二为骨伤科证治方论（即风损伤折）。其"折伤门"宗蔺道人之学，辑录了《仙授理伤续断秘方》的论述方药（引其方剂二十余首），同时总结了当时的治伤经验，内容精详，首次记载了颈椎骨折、脊柱骨折、腰椎骨折的整复手法等。《永类钤方》指出筋骨折断，首先采用手法复位，再用贴药及正副夹（正用杉皮，副用竹片）。诸伤损筋折骨，治则以接骨续筋、止痛消肿、壮筋骨、生气血为主，如《永类钤方·风损伤折》云："《集要》治诸损丸子药。健筋骨，生气血，养百脉，疏风顺气，升降阴阳，虚弱常宜。"关于脑骨伤碎的记载引自《仙授理伤续断秘方》；对于胸骨肋断，先用破血之法，再用贴药；对于膝盖损断后出现的肿痛，采用针刀除去瘀血，再用贴药；胫踝骨折断，针患处，贴相关药，服止痛药；胸腹胁肋部被打伤后，宜采用通气通血药，并结合患者虚实区别用药，虚者直接加补药，实者先用贴药，后用通药、补药放缓，重视顺气，主张气机顺畅后再服损药，如《永类钤方·风损伤折》云："凡打伤在两胁、两胸、两肚、两肋，却用通气通血药，又看患者虚实不同，虚者通药须兼补药，实者补药放缓，且用贴药在前，通药在后。"

（五）《世医得效方》将骨折和关节脱位归纳为"六出臼"和"四折骨"

《世医得效方》是元代医学家危亦林所著，刊行于 1345 年，全书共 19 卷（《四库全书》本末附《千金方养生书》1 卷，共 20 卷），按照元代太医院颁布的医学十三科名目进行分类，分为大方脉科（即内科，前十卷）、小方脉科（即儿科，十一、十二卷）、风科（十三卷）、产科兼妇人杂病科（十四卷、十五卷）、眼科（十六卷）、口齿并咽喉科（十七卷）、正骨兼金镞（十八卷）及疮肿科（十九卷）。该书依据古方，参之家传，在骨伤科方面成就突出，不仅继承了蔺道人的治伤经验，还总结了宋代的治疗方药，首次记录了脊椎骨折的整复方法（即悬吊复位法），首次将踝关节骨折与脱位分为内翻型和外翻型，主张扩创复位外固定法治疗开放性骨折。《世医得效方》认为，压轧（如重物压轧、木石压损、树木压等）、坠堕（如从高坠下、落车堕马）、打扑及金刃箭镞等最容易引起骨折伤损类疾患，导致机体出现内损脏腑或瘀血内停的病理变化，症状上多见以发热、吐血、下血、出血不止、烦闷欲死、惊悸等症状。若内损肺肝，症见吐血；若瘀血内停，症见胸腹胀喘粗气短、心腹胀闷（疼痛）、大小便不通；若败血流入胃脘，则呕吐黑血；若血气错乱，则昏迷不醒，如《世医得效方·正骨兼金镞科·内损》："治打扑伤折，内损肺肝，呕血不止，或瘀血停积于内，心腹胀闷……治从高坠下，兼夹惊悸，血气错乱，昏迷不省，急服大效。"针对骨折脱臼，主张先麻醉，而后采用整顿归元法。对于正骨金疮，结合脉诊，辨别患者的预后，脉象虚促，则病情危重。如《世医得效方·正骨兼金镞科·正骨金疮脉候》："正骨金疮，须看脉候。如伤脏腑致命处，一观其脉虚促，危矣。伤处浅，命脉虚促，亦为后患。伤至重，命脉和缓，永无虑也。"对于打扑伤损重者，宜先服清心药、次服清小便药，再服活血药的方法；对于打扑伤损，疼痛难忍者，治则为止痛清心，行气活血，对症佐以消烦、舒筋、退肿、合疮口、止痛的药物，如《世医得效方·正骨兼金镞科·去恶血法》载："颠扑伤、刀石伤、诸般伤损至重者，皆先服清心药，次服清小便药，三服去血药。"对于折骨、伤筋、脱臼等伤损类疾患，可采用药物敷贴；对于伤折筋骨引起的瘀血结痛，采用洗方（即煎熬药物，去滓，淋洗痛处）；受伤后筋挛缩不能伸，宜选舒筋法；疮口出血不止，可采用掺药法（即将止血药敷于疮面上）。此外，该书将骨折和关节脱位归纳为"六出臼"和"四折骨"，"六出臼"指四肢肩、肘、腕、髋、膝、踝六大关节脱位，"四折骨"之肱骨、前臂骨和股骨、胫腓骨四大长骨干骨折，如手掌根出臼、手臂肘出臼、肩胛上出臼、手骨出臼、身骨出臼、脚板上交叉处出臼、脚膝出臼、脚大腿根出臼及背脊骨折等，并收录了二十五味接骨方。

五、慢性筋骨病理论体系的成熟（明、清，1368—1911 年）

明清时期，社会相对稳定，文化科学都取得了一定的进步，我国医学发展进入全盛时期。明初，太医院分十三科，"金镞""接骨"各居其一，1571 年改名为外科和正骨科（又名正体科）（《明史·职官志》）。清代沿袭明制，朝廷设立太医院，共分九科，"疮疡科"和"正骨科"名列其中。疮疡科包括金创痈疽，正骨科主治骨折脱位及跌打损伤，民间又叫"伤科"。明代重新刊行了民间的《仙授理伤续断秘方》及《世医得效方》，同时《普济方》《正体类要》《证治准绳》，清代的《医宗金鉴》《伤科汇纂》《伤科补要》《伤科大成》，以及武术伤科的代表作《跌损妙方》《救伤秘旨》等陆续刊行，推动了骨伤科的发展，出现了较多的骨伤科医生，形成了一些派别，例如以八纲、脏腑辨证的一派和以经络穴位为诊断依据的一派等。气血学说和命门学说的发展促进了骨伤科诊疗理论的完善，解剖学的进步促进了对骨骼系统构造的认识，以及骨伤科疾病的诊断、整复技术不断更新，为辨证论治、药物治疗等诸多方面积累了丰富的临床宝贵经验。

（一）《普济方》较为全面收载治伤方论

《普济方》是朱橚等人考证论述古今方剂并执笔汇编而成，全书 168 卷（《四库全书》改编为 426 卷），载方 61739 首，是我国现存最大的古代方书，汇集了明以前医方之大成，刊于 15 世纪初。书中所述病证均有论有方，旁征博引历代医家方书及其他传记杂说，并注明出处。《普济方》所载"折伤门"4 卷，载方 710 首；"金疮门"2 卷，载方 480 首；"膏药门"又载治杖方 30 余首，四门共载方 1256 首，是 15 世纪以前治伤方法和方药的汇总。书中详细记载了骨折脱位的部位、整复方法、整复后的内外用药及固定技术。骨折脱位的复位固定方法较元代明显增多，"接骨手法"中共列12项，"用药汤使法"又列15项。《普济方》认为引起骨伤的病因有为物所伤（包括金刃所伤、刀斧折伤及驴伤）、堕损（从高坠下、坠马及坠悬崖）、打扑损伤、举动不慎、被木石等重物压伤、伤折后感受风寒（冷）之邪等。金疮后，伤及筋骨，造成机体荣卫不通，创口难愈，治法在于急热疗之并去碎骨；金疮后，出血太过至脉络空虚，症见烦闷、口渴、发热，宜采用内补之法、止血生肌；对于金疮或坠损等致出血不止，要定痛止血，同时防止瘀血停积于脏腑（如入腹攻心），治法宜外用敷贴以散血止痛，内服花蕊散之类以化其瘀血，其次调理生肌，若有气郁，又当顺之。肢节为物所伤，复感风冷之邪，导致营卫不行，津液不养，症见疼痛不止、肌肉不生。（手足腰背等处）伤折后气血凝滞，导致疼痛，或肿，创口不合，肌肉不生，治法当"察其内外轻重以治之"；外力作用致筋骨损折，瘀血不散、血气瘀滞，症见瘀肿疼痛，重者髀臼挫脱，治法宜速整其骨，外用敷贴肌肉，内服调养营卫之剂；伤折后，内动经络，血行之道不得宣通，瘀积乃成，则为肿为痛，治则以除去瘀血，使气血流通；伤折后，复感风寒之邪，与血气相搏，故疮口久而未合，而成风肿，如《普济方·折伤门·闪朒》云："凡举动不慎，为外物所击，致死折腕者，筋骨损，血气蹉跌，或留积，或瘀肿疼痛，宜速治之。外则敷贴肌肉，内加调养营卫之剂，则肢体可完矣……若因伤折，内动经络，血行之道不得宣通，瘀积不散，则为肿为痛。治宜除去恶瘀，使气血流通，则可以伤完也。"若瘀血在腹中，症见腹胀气满、不得卧、大小便不通，速宜下之；瘀血流经络间，易成痼疾；瘀血停于胃，又有气留肩膜，症见唾吐血，治则当调其荣卫、缓其中焦、逐去瘀血；瘀血留于胁下，则痛甚，不能转侧；瘀血攻心，症见腹胀满闷乱，宜采用下恶血之法，如《普济方·折伤门·坠堕致伤吐唾出血》云："凡堕坠打扑，内动心气，营卫气血不至，为患多矣。若暴损胸胁，气留肩膜，损血入胃，停积不去，甚者咳唾吐血。治法当调其荣卫，缓其中，逐去损血。"此外，《普济方》引自《内经》的理论，恶血留内，若有所大怒，则积于胁则伤肝；若醉入房、汗出当风则伤脾；击堕后引起的恶血留滞出现的伤痛，采用刺法（近取）。从高堕下所引起的恶血留内，俱作"风中肝经"，提出"恶血必归于肝"以及"诸痛皆属于肝经"之说，宜采用破血通经之法，用药以柴胡为君，活血脉之当归及缓急生血之甘草为臣，以破血润血之品为佐，荡涤败血之酒制大黄为使。对于脱臼，急须先用手复位，次用药调养，再以膏摩封裹，使骨正筋柔、营卫运行正常，如《普济方·折伤门·诸骨蹉跌》云："凡坠堕损扑骨节闪脱不得入臼，遂致蹉跌者，急须以手揣搦，还复关纽，次用药调养，使骨正筋柔，营卫气血，不失常度，加以封裹膏摩，乃其法也。"对于从高坠下，伤折筋骨碎，痛不可忍，采用接骨、续筋、止痛、活血之法。

（二）《跌损妙方》创立"血头行走穴道"治伤理论

《跌损妙方》为明代异远真人所著，刊行于1836年，是迄今见到少林寺派最早的著作。内容包括治法总论、用药歌、血头行走穴道歌、左右论、药中禁忌、穴名药名以及方药等。方药根据部位不同，分为全身门、头面门、身中门、脊背门、腿足门、金创门、通用门共 7 门。共记载全身 57 个穴道，根据穴道不同载方药 102 首，全身门载方 28 首，金创门载方 12 首，通用方 10 首。伤科理论方面，真人重视气血学说，提倡早期治疗，随病变轻重用药，不可妄投猛剂。饮食上，除忌生冷外，提出"牛肉缩筋，猪肉发病"之说。根据《内经》的经络气血学说和子午流注理论，创立"血头行走穴道"理论，即将经络流注的时辰与血头行走穴道的时辰进行对照，是伤科"穴道"疗法（包括点穴法和药物疗法）的重要理论依据，主张治伤必须按时取穴，按穴用药。某时、某穴的损伤，气血滞于某穴，治伤应在被点之前开启，使所伤之穴道受到震动，气机通畅，气血得以疏通，如子时心窝穴受伤，需点丑时泉井开启，见于《跌损妙方》："子时走往心窝穴，丑时须向泉井求。"真人所创"查目验伤"，即"望眼诊内伤"，系根据中医五轮所属进行病位诊断，并为后世医家所继承和发展，如《跌损妙方》云："凡受伤不知左右……即看眼珠，亦可知其定所，乌珠包丑者，伤在左；白珠包丑又加红大者，伤在右。左属肝，右属肺，乌珠属肝，白睛属肺，瞳仁属肾。常见右边受伤，发时左边便痛。"遇到重伤，则全面诊查，如"解衣谛视偏身，血道形色若何，诊脉调和与否"。治法上主要采用"穴位论治"，不仅根据损伤的部位不同而区别用药，而且首次提出根据伤及不同的穴位选用不同方药，如《跌损妙方》云："中脘穴伤，在心窝下，食减气逼，两截不通，服此药……章门穴伤（近背，在胁内期门之下）。"通用门中，发明疗伤名方"七厘散"等，用药上以活血通经、导滞止痛之品为主，同时再加相应部位的引经药。

（三）《正体类要》专门系统阐释骨伤内治大法

《正体类要》为明代医学家薛己所著，刊行于 1529 年，主要论述损伤的内外治法，是具有独立见解的骨伤科名著，也是我国第一部伤科内伤专著。该书分为上、下两卷，上卷主要论述正体主治大法 19 条，以及扑伤、坠跌、金伤和烫火伤治验病证 64 则（85 例）；下卷收录伤科方剂 71 首，介绍其功效主治、药物组成及煎服方法等；尚未述及复位与固定术。其中序中写道"肢体损于外，则气血伤于内，营卫有所不贯，脏腑由之不和"，肯定了薛氏治疗损伤时，注重整体观念，明察脏腑，辨别气血，治伤以内服汤药为主，同时本于病因、病机和病证等变化。《杂病源流犀烛·跌扑闪挫源流》认为古来伤科方书甚多，莫善于立斋分证治诸法，说明薛氏首创内伤杂证分类法，一改历代医书对伤损论治记载零散，缺乏理论阐释的局面。后世遵薛己的《正体类要》以八纲辨证、补气养血为主的治伤医家自成一派，即"平补法"治伤。薛氏认为伤损类疾患的病因主要有杖疮（含受刑太重）、跌扑、坠马（坠梯），先天元气素弱、药物所伤（克伐之剂即寒冷之药）、情致不畅等会加重病情、影响伤损预后等，如《正体类要·方药》云："若人元气素弱，或因叫号，血气损伤，或过服克伐之剂，或外敷寒凉之药，血气凝结者。当审前大法，用温补气血为善。"《正体类要·正体主治大法》主要运用八纲辨证、气血辨证、脏腑辨证及经络辨证等对伤损疾病经常出现的胸胁胀痛、肚腹作痛、肌肉间作痛、痛久不愈、青肿不溃、发热、作呕、喘咳、作渴、出血、手足伤损、腐肉不溃、新肉不生、伤重昏愦、便秘、伤损症、破伤风、发痉等症进行阐释。

（四）《证治准绳》主张从血论治伤损证

《证治准绳》是明代医学家王肯堂所编的外科学著作，又名《疡医准绳》，成书于1608年，全书共6卷，其中第1～5卷论述外科病证，第6卷为"损伤门"，论述跌打损伤、金疮和各种创伤的诊治方法，汇集历代名医方论，远自《内经》，近至《正体类要》等书，并融入己见。书中记载了损伤常见的两种病变机理（即瘀血停积和亡血过多），然后述及其脉法、治法、人体骨节的解剖和生理特点，以及跌打损伤证候10项（头目鼻耳伤、舌唇口喉齿腮伤、颈骨肩胛胁肋伤、手伤、胸腹伤、腰臀股膝伤、脚伤、背脊骨伤、阴囊阴门伤、筋骨伤），记载骨折脱位15种（内容与《普济方》大致相同），"跌打损伤"载方75首，"金疮"载方48首，收录"薛氏分证主治大法"。《证治准绳·疡医》认为跌扑损伤的病机在于"恶血留内"，根据"恶血必归于肝"提出以"破血行经药治之"。引用刘宗厚的观点，认为"损伤一证，专从血论"，并将其分为"瘀血停积"和"亡血过多"两证，前者由于打扑坠堕所致内损，宜采用攻利之法；后者由于金创皮破所致，宜以"补而行之"为法，同时还要结合病变部位，即"上下轻重浅深之异，经络气血多少之殊"，采用"先逐瘀血，通经络，和血止痛，然后调气养血，补益胃气"。此外，还要分清虚实而行补泻，同时结合损伤之轻重程度，轻者，伤及气血，气滞血瘀而致痛，当采用导气行血之法；重者，伤筋折骨，则宜续筋接骨；更甚者，气血内停而阻塞真气，当"急泻其血，通其气"，如《证治准绳·疡医·跌扑伤损》云："大法固以血之瘀失，分虚实而为补泻，亦当看损伤之轻重。轻者顿挫气血，凝滞作痛，此当导气行血而已。重者伤筋折骨，此当续筋接骨，非调治三四月不得平复。更甚者，气血内停，沮塞真气不得行者，必死。急泻其血，通其气亦或有可治者焉。"《伤损论》主张伤损必求其源，审其轻重、浅深，创伤部位较多时，宜"先表里，后服损药"，循其理而治之。《内经》关于损伤后的脉象，指出瘀血停于胁下，则肝脉搏坚而长，内有瘀血，脉象坚强者生，小弱者死；《金匮要略》指出亡血时，脉象多见浮微而涩，脉象沉小者生，浮大者死；《脉经》指出出血太多时，脉象虚细者生，数实大者死。该书指出破伤之脉，"瘀血停积"和"亡血过多"时的脉象相反，前者脉象"坚强实则生，虚细涩则死"，后者脉象"虚细涩则生，坚强实则死"。

（五）《医宗金鉴》提出正骨八法

《医宗金鉴》为清代官方编订颁发的大型医学丛书，清代著名医学家吴谦主编，刊行于1742年。该书收集了内务府藏书、广征天下家藏秘籍及传世经验良方，并结合吴氏自己医著的原稿编撰而成，内容丰富完备，叙述系统扼要。全书共90卷，包含中医临床各科诊治经验。其中卷八十七至卷九十的《正骨心法要旨》系统总结了清代以前的中医骨伤诊治精华，内容包括头面部、胸背部和四肢部的骨骼名称、损伤特点、手法及药物治疗，以及"器具总论""手法总论""内治杂证法"。该书详细阐述了人体不同部位的骨折脱位，如颠顶骨伤、两颧骨伤、山角骨伤、玉梁骨伤等；病因上主要有坠车、跌伤、拧伤、迎击、被打等；治疗上强调药物和手法并重，将手法以"手法总论"专篇论述，并且总结前人手法，有摸法、接法、端法、提法、按摩法及推拿法共8法；在内伤用药方面主要参照《正体类要》，强调辨证论治和整体观念，根据不同部位而区别用药。《医宗金鉴·正骨心法要旨》指出跌打损伤之证"专从血论"，并从"瘀血停积"和"亡血过多"不同角度施以内治之法，瘀者，攻利之；亡血者，补行之，并且根据损伤部位即伤势轻重，宜采用"先逐去瘀血，和荣止痛，然后调养气血"的治病原则。跌打损伤后，"败血凝滞，从其所属而必归于肝"（即"败血归肝"说），症状以壅肿痛甚，或发热自汗多见，治法以调血行经药为主。对于瘀血停积心腹胸中者，引用王好古的见解，即根据上、中、下三焦部位的不同而分别施以药饵，"瘀在上部者，宜犀角地黄汤；瘀在中部者，宜桃仁承气汤；瘀在下部者，宜抵当汤之类"。关于肿痛关系及各种原因造成"血气凝结"主张"活血顺气"，如《医宗金鉴·正骨心法要旨》云："凡打仆闪错，或恼怒气滞血凝作痛，及元气素弱，或因叫号血气损伤，或过服克伐之剂，或外敷寒凉之药，致气血凝结者，俱宜用活血顺气之剂。"

关于伤损出血、瘀血泛注、瘀血作痛、血虚作痛、发热、肌肉作痛、骨伤作痛、胸腹痛闷、胁肋胀痛、腹痛、少腹引阴茎作痛、烦躁、喘咳、昏愦、作呕、作渴、秘结各种伤损内证，《医宗金鉴》补充了"瘀血泛注"的病机在于"跌仆血滞"，并且指出"气流而注，血注而凝，或注于四肢关节，或留于胸腹腰臀，或漫肿，或结块，初起皆属肝、脾郁火"，补充了瘀血作痛的症状，如"伤损之证肿痛者，乃瘀血凝结作痛也。若胀而重坠，色或青黑，甚则发热作渴汗出者，乃经络壅滞，阴血受伤也"。治法宜先刺去恶血以通壅塞，后用药物（四物汤）以调之。《医宗金鉴》还指出骨伤作痛是伤势较轻的，治法宜"用葱熨法，内服没药丸，日间服地黄丸"。若骨折、骨碎则属伤重者，需靠手法，如"伤损之证，骨伤作痛者，乃伤之轻者也。若伤重，则或折、或碎，须用手法调治之，其法已详列前篇"。对于便秘的治疗，其认为"里实气壮，腹痛坚硬者，用玉烛散"。此外，新增了呕吐黑血、腰痛、眩晕及夹表四证。打扑伤损导致败血入胃脘而致呕吐黑血，须根据患者形气充实与否而区别用药；坠堕、打扑导致瘀血留于太阳经而致腰痛、脊痛；克伐太过导致中气受伤或失血过多都会引起头目眩晕；伤损同时外夹表邪者，脉象浮紧，症见发热体痛。

（六）《杂病源流犀烛》系统阐述跌扑闪挫和金疮的源流

《杂病源流犀烛》为清代医学家沈金鳌所著，刊行于1773年，全书共30卷，对92种中医病证，从源到流，探其由来，审其变迁，明其证治，是一部探究中医证治源流的专书。卷三十主要讨论骨伤科疾病的源流，为"跌扑闪挫源流"和"金疮杖伤夹伤源流"，载跌扑闪挫方90首，金疮方37首。沈氏认为跌扑闪挫（含斗殴）的病机在于"气血俱伤"，因为忽跌闪挫引起"气为之震，震则激，激则壅"，壅则凝，气凝则血凝。跌扑损伤本为外伤，但是"气既滞，血既瘀，其损伤值患，必由外侵内，而经络脏腑俱伤"，故"伤在外而病必及内"。治法从经络脏腑间入手，采用行气、行血之法，而"不得徒从外涂抹之法"。沈氏极其推崇薛立斋的"分证主治诸法"及陈文治的"按处施治之法"，采撷其"语之切要"者而成此篇。沈氏收载了陈氏的治伤大法，以血瘀和失血为两大类，"分虚实而补泻"，同时结合伤势之轻重。轻者，顿挫气血，凝滞作痛，当导气行血；重者，伤筋折骨，则必续接，且病程较长。若"气血内停，阻塞真气"，则要急泻其血，通其气，禁用寒冷之品。有外伤者，要内外兼治；若无外伤，但"内有死血"，采用治血之品，可下者行下法。跌扑之伤，要补气行血，瘀血攻心，症见不能言语，宜采用活血之法（如消上逐瘀汤、消下破血汤）；堕上，内有瘀血，症见腹胀满不痛或胸胁痛，宜采用破血药、清心药及通利之剂；皮肉不破，而内有瘀血停滞，先用独圣散，次服破血药。对于"颠扑压坠，专怕恶心"的治法参照《世医得效方》之法。陈氏还主张根据患者伤势的轻重而区别用药，轻者，宜通气活血；重者，则"非急速治之，且重药治之勿效也"。对于老人跌坠，症见不可转侧，治法与壮盛人有异；小儿跌扑疼痛，则止需顺气。如若伤及筋骨，则需先"接之"，再用破血药、定痛膏等。若腹内被伤，则当急利大小肠，防其便秘。对骨折、脱臼的整骨之法参照《世医得效方》，用药方面主张疏风顺气、匀血定痛以补损，禁用下血药及通利药，如《杂病源流犀烛·跌扑闪挫源流》云："折骨出臼，不可用下瘀血之药及通利药，宜疏风顺气，匀血定痛，补损而矣。"

沈氏还收载了薛氏的治伤大法，赞同其"不论受害轻重"，从"伤其气血，血瘀归肝"进行论治，对于患处肿黑重坠者，认为其内有瘀血，主张砭去恶血，再以大补气血为主等。沈氏列举了《脉经》《医宗金鉴》《医学入门》及《世医得效方》中关于伤损的脉象，收录了《太平圣惠方》《世医得效方》《医学纲目》《医宗金鉴》中关于伤损的证治。

对于金疮、杖伤、夹伤，沈氏认为也是"由外及内，气血俱伤病"，而自古金疮多从外涂抹，方药多非敷即掺，虽疗效尚可，但对于出血过多，则必伤及气血。对于金刀所伤，若瘀血停积，则必先逐去瘀血；亡血甚者，则必大补气血，同时详审轻重而用药，轻者宜止痛生肌，重者则须先以封口药涂伤处，四周另用药箍住，从而使心血不虚。并且引用薛立斋的见解，在大补气血的同时结合患者禀赋之强弱而区别用药，引用朱丹溪的看法，认为"杖疮血热作痛，用凉血去瘀血为先"。这两种方法，沈氏皆赞同，但要灵活运用，不可拘于一法。沈氏认为杖者初期，以行血解毒为主；心情抑郁者，需开其怀抱，解其郁结；气血虚弱且内有瘀血者，则虚补中行滞；瘀血壅肿作痛者，宜先刺出瘀血，后乃可贴膏药。服用通滞血药时，沈氏主张用酒调服，因为"血滞则气壅瘀，气壅瘀则经络满急，经络满急故肿且痛"，对于跌磕肌肉致肿痛者，其病机为经络受伤，气血不行。

（七）《伤科补要》分则阐述不同部位的骨折脱臼与内伤

《伤科补要》为清代骨伤科名医钱秀昌所著，刊行于1818年。钱氏自幼学医，辛丑年左臂骨折得当时名医杨雨苍治疗而痊愈，后师从杨老学习伤科。该书参照《医宗金鉴·正骨心法要旨》，结合师授秘传及自身临床实践编写而成。全书首先引自《灵枢经》的骨度尺寸，按照头部、胸腹部、背部、侧部、四肢部的顺序。其次，阐述"器具总论"，添加了"周身名位骨度注释"及"脉诀"。详细记载了伤科之脉，包括"蓄血""失血"时的脉象，通过脉象辨别体内痰瘀、风痰、元气虚及重伤痛极等，补充了前人述及伤科的不足。"蓄血"之脉，宜见洪大、牢大，沉涩而微则预后不佳；"失血"之脉，宜见浮芤缓涩或缓小，数大则预后较差。然后记载了治伤 36 则。

第一则为金疮论治，指出金疮的定义为"刀斧剑刃之所伤"，阐述疮口被风邪所客而成破伤风，以及疮口浮肿等诸多变症。指出金疮初始，轻者以出血为主症，治法以止血絮急止其血；重者则筋断血飞，需用掺药以止血，血止后，以止痛生肌之法口服及外敷，若出血过多，见面黄眼黑，则不可攻瘀，采用益气养血之法（如八珍汤），若症状更重，则需先固根本（如独参汤）。用药方面以和营养卫为主，同时结合脉象。

第二则为治伤法论，主张"专从血论"，根据"瘀血停积"和"亡血过多"及伤势轻重深浅而区别用药。

第三则为跌打损伤内治证，认为"败血必归于肝"。不同之处在于，痛在胁肋小腹者，采用疏肝、调血、行经之法；受伤日久才就医者，认为其败血坚凝，以逐瘀、祛伤散疏通为要，色淡后，以血和痛止为度。

第四则为至险之证不治论，指出气管全断、天柱骨断、髓出者台骨破等危重、难治、不治之症。

第五则为从高坠下伤，若跌伤五脏造成人事不省，两太阳及胸前胁下若动，则可救，先用通关散吹鼻，再以逐瘀生新之法（如黎洞丸、复元活血汤）。临症时，需询问受伤的缘由及饮食情况等，如《伤科补要·从高坠下伤》云："临症时，须问其或翻车坠马，或高处坠下，或打重跌倒，再问或思食不思食。若四肢无伤，精神不减，或能坐起行动者轻，或昏睡不语，或疼痛呼号，瘀聚凝结，肿硬筋胀者重。"

第六则至第二十五则，分别阐述了颠顶骨伤、囟门骨伤、鼻梁骨断、唇口玉堂伤、伤耳、咽喉伤、腹伤肠出、手法论、锁子骨、背脊骨伤、接骨论治、脱下颏、髃骨骱失、曲骱、手腕骱、臀骱骨、大腿骨膝盖骨、胻骨脚踝跗骨、受伤着寒及怀孕而伤、受伤感痧论。

第二十六则至第二十八则，分别阐述损伤出血吐血、胸腹胁肋痛闷、腹痛腰痛。

第三十五则为运熏灸倒四法及灸脐化痞法。

第三十六则为应刺诸穴。该书认为脱下颏是由于"肾虚"导致，症见饮食言语不便。跌扑损伤后又感受寒邪，则导致"血得寒而凝结，寒得血而入深"，治法以"先祛其寒，继逐其瘀"。

（八）《伤科汇纂》从病因学角度对损伤类疾病进行分类而治伤

《伤科汇纂》为清代骨伤科医学家胡廷光所著，撰于 1817 年，全书共 12 卷，汇集清代以前有关骨伤的文献及自身临床经验编撰而成。《伤科汇纂》在"经义"中收载了不同医书中关于堕坠的病因病机，胡氏认为"举重用力，骨有所损"。在"脉要"中收载了《素问》《灵枢》《医宗金鉴》《经脉别论》《金匮要略》《脉经》等关于损伤的脉象记录，胡氏认为打击跌扑导致肌肉先伤，肌肉伤则气血凝滞而不通，又因脾主肌肉，故见脾脉大甚。伤势重者，命脉和缓，则无碍；伤势轻者，命脉虚促，仍可虑也；若内伤脏腑，外伤致命处，脉见虚促，命危矣；出血甚者，脉象宜平正，最忌洪大；脉象与疾病不符时，则需"以浮沉定其吉凶，以小大决其生死也"。胡氏还引用《素问》《医宗金鉴》《刺灸心法要诀》《针灸大成》等，主张以砭去瘀血。"手法总论"中收载《医宗金鉴》之摸法、接法、端法、提法、按摩法和推拿法。"器具总论"也同样收载了《医宗金鉴》的器具，并提出自己的体会，认为治疗大法要以血瘀和失血两大类，同时要分清虚实和伤势之轻重，轻者，顿挫、凝滞作痛者，宜导气行血；重者，伤筋折骨，则要接续；气血内停，阻塞真气者，宜急泻其血，通其气。伤损之症，宜行辛温之剂，忌饮凉水，防止"瘀血凝滞，气道不通"，睡卧时主张上身垫高，不时唤醒，防其"逆血填塞胸间"。伤损内证主要包括出血、泛注、发热、外邪、昏愦、眩晕、烦躁、发喘、作呕、口渴、不食、秘结、瘀滞、血虚、作痛、筋挛、骨痛、湿痰、头痛、胸痛、胁痛、腹痛、腰痛、阴痛、青肿、难溃、不敛、发痉等，收集了《正体类要》《可法良规》《内经》《医学入门》《丹溪心法》等著作，并收集了多位医家之见解。胡氏认为登高堕下，则气陷；争斗相打，则气逆；戏要跌扑，则气散；极刑鞭扑，则气结；拳手之伤，则肌损血滞为轻；金石之伤，则骨折筋断而为重。金刃伤，多失血症，需结合脉象，伤势轻重及患者素体禀赋，予以凉血、清肝、定心补脾、滋肾补血之法。坠堕伤，气惊则血瘀，需用药物调养使血和气通，对于身上伤痕者，则需按其部位穴道而治之。挫闪伤，乃举重劳力所致，若失于调理，则成痼疾。压连伤，为意外所迫致也，多见骨折断，若压在要害处，则不可救。骨折伤，乃伤之至重也；筋断伤，乃筋之重伤也。伤科用药，宜"失亡补益，瘀滞攻行"。从病因学角度可以将损伤类疾病分成金刃伤、箭镞伤、磁锋伤、签刺伤、坠堕伤、跌磕伤、挫闪伤、压连伤、铁器伤、砖石伤、木器伤11大类。

（九）《跌打损伤回生集》主张灵活运用活血之法而治伤

《跌打损伤回生集》为清代医家胡青昆所著，成书于1856年。该书共3卷，首卷论述损伤的病变机理、治法及方药，卷二论述伤损的治则与方药，卷三论述损伤的歌诀、各种方法和方药。该书重视对不同部位、不同经络及年龄进行辨证论治，兼顾了整体辨证和局部论治。《跌打损伤回生集》给出了跌打损伤的定义，即见血为伤，骨疼为损，从高坠下或倒压闪铿为跌，与人争斗及杖夹为打。其病机在于气血在身不能流行，即"气血不调"，故症见作痛难当，昏闷不省人事，寒热往来，日轻夜重，浑身浮肿，咳血吐血，四肢倦怠等。并提出治则，即"先逐瘀血通经络，和血止痛，然后养血调气，补益胃气"，此外，该书还认为跌打有伤损，需要按照病情的轻重而进行治疗。治跌宜先治患，后震惊；治打宜先震惊，后治患，同时灵活运用"活法"。肌肤伤破，宜止血祛风；内伤吐血及衄血，宜和气活血；筋骨损断，外宜整接敷夹，内服活血止痛之品。潮热者，宜发散；便秘者，宜疏利；皮肉焮肿，宜破气治（破）血，若用药太过，肿不退，宜和解；破伤肉肿者，宜祛风；肚腹膨胀，宜和荣理卫；若胸胁腹背受患，外宜敷贴药并熨法，内服破气去瘀药。老弱者，防克伐太多；少壮者，禁早补。关于脉象，该书认为，血未出，脉象喜洪大；血已出，脉象宜微细。命门和缓，关脉实（大），则病重却不死。对于骨肉瘀血生涎指出，"生涎"是由于骨断日久失治所致，需先辟秽，次日再接。

（十）其他著作中关于骨伤的诊治理论

《景岳全书》为明代医家张景岳撰于 1624 年，共 64 卷，其中卷四十七为"外科钤下"论述了关于"跌打损伤"的相关理论。该书遵循"败血凝滞，从其所属而必归于肝"的观点，提出对于从高坠下等造成的跌打损伤，需要分清虚实，主张以调血行经之药治之。如《景岳全书》曰："胸满胁胀者，宜行血；老弱者，宜行血活血；腹痛者，宜下血；瘀肉不溃，或溃而不敛，宜大补气血。"若病情较轻，惟见痛证，宜和气血，调经脉；痛止后，宜养气血，健脾胃。不可妄行攻下，需结合病情轻重、患者元气虚实及有无瘀血。对于杖疮，病机主要在于瘀血。瘀血在外者，主张用针灸治疗，如"浅则砭之，深则刺之，内溃者开之，腐肉者取之"。瘀血在内者，主张用活血流气之药和之，甚者则需利之行之。对于受刑时发出号叫则伤气，忍痛则伤血，悲愤则伤志，导致血气情志俱伤，治则以专理脾气，以托气血为主。脾胃健，肌肉则生，元气自复。

《简明医彀》为明代综合性医书，刊行于 1629 年，为孙志宏所撰，以介绍临床各科病证证治为主，共 8 卷。其中，卷之四主要论述"伤损"。该书指出伤损的病因多为落马跌磕，从高坠堕，打扑伤损，内胁挫折。并且引用《内经》的关于"恶血留内"当"饮利药导之"的观点，提出未破损者，主张用药物行去瘀血，对于金刃导致出血过多，则需活血和血止痛，兼以调气养血，补益胃气，禁行血药。对于骨折出臼，宜先手法复位，"切须仔细辨认曲直，或宜轻手揣摸揉捺⋯⋯切勿见风"。骨碎出臼，宜先煎葱汤洗，次整骨端正。

《救伤秘旨》为清代跌打损伤名医赵兰亭所著，成书于 1852 年，为赵氏广泛收集民间习武之人治疗跌打损伤的秘方而编成，是少林学派治伤经验的高度概括。赵氏把内伤归为三十六大穴损伤，并且主张用药调治。该书指出跌打损伤之症不可一概而论，青肿不痛或肿而不消，属气血虚弱；肿或作寒热者，属血伤而肝火动；疮口赤肉突出者，属血虚而肝火生风；疮口白肉突出者，属气虚而有邪感；脓溃而痛，或溃而不敛者，属脾胃虚；肠中作痛，按之不能宁者，属内有瘀血；下后胸胁作痛，属肝血伤；下后发热，属气虚俱虚；胸胁胀满，饮食不思者，属肝脾气滞；切牙发搐者，属肝盛脾虚。对于金疮，主张损骨疗骨，伤肉生肌，如《跌打秘方》曰："损骨先疗骨，伤肉先生肌，外敷金疮药，内服护风托里散。"对于跌打损伤，轻者症见两肋疼痛，病机或为肝火盛，或为体内原有瘀血瘀滞，复感新伤而发痛，或为痰积、食积而致痛，或为醉饱房劳、脾气虚耗，肝木乘脾胃亏虚而致痛。对于伤寒发热而两肋疼痛者，主要从气虚和血瘀进行辨证，如《跌打秘方》云："左肋痛，气与火；右肋痛，痰与食。瘀血痛者，伤处必有红肿。若肥白色之人身发寒热而兼肋痛者，多因气虚；黑瘦之人发寒热而痛者，大约阴阳两亏，必日轻夜重，多怒腰痛，此亦瘀血凝滞故也。"用药方面，主张理气疏风、顺气活血为要。被打七日内，气血未曾积聚时，则宜发散活血。《金疮跌打接骨药性秘书》认为，金疮为"刀斧剑刃之所伤"，宜以避风为要，用药以助胃补血。并且指出折伤为"为被物所伤于身体，或刀斧或坠险地或为跌扑伤筋"。对于未破而内伤者，若瘀血停积，治则为先逐瘀血，后和血止痛。若肌肉破而流血过多者，治则为调血养气兼补胃。同时指出要根据损伤部位、病情轻重，受伤新久而区别用药，对于伤损在皮内，外面浮肿色黄者，禁用行药。

第二节　"肾主骨"理论

一、肾的生理功能

肾，主藏精生髓。《素问·六节藏象论》曰："肾者，主蛰，封藏之本，精之处也。"肾主封藏，是封藏的根本，是藏精的处所。肾中之精包括先天之精和后天之精两部分，先天之精禀受于父母，是构成人体胚胎的原始物质。《灵枢·决气》曰："两神相搏……是谓精。"后天之精始于水谷精气及脏腑化生的精微物质，是维持生命的物质基础。正如《素问·上古天真论》中所说："受五脏六腑之精而藏之。"

肾主水。《素问·逆调论》曰："肾者水脏，主津液。"清代何梦瑶注："精、髓、血、乳、汗、津、泪、溺，皆水也，并属于肾。"《素问·水热穴论》曰："肾者，至阴也，至阴者，盛水也。"唐代杨上善注："至，极也。肾者，阴之极也。阴气舍水，故曰盛水。"

肾主纳气。清代何梦瑶《医碥》曰："气根于肾，亦归于肾，故曰肾纳气，其息深深。"林珮琴《类证治裁·喘证》曰："肺为气之主，肾为气之根。肺主出气，肾主纳气，阴阳相交，呼吸乃和。"张锡纯在《医学衷中参西录》中曰："人之元气，根基于肾，萌芽于肝，培养于脾，积贮于胸中为大气，以斡旋全身。"

肾主骨。《素问·宣明五气》曰："肾者，其充在骨。"清代唐宗海《中西汇通医经精义》曰："骨者，肾之所合也。"说明骨骼的健壮与肾关系密切，肾气足，骨髓生化有源，则骨坚固有力。

肾生髓。《素问·阴阳应象大论》曰："肾生骨髓。"《素问·逆调论》曰："肾不生，则髓不能满。"《素问·痿论》曰："肾主身之骨髓。"这里的"髓"包括脑髓和骨髓。

肾主生长发育和生殖。《素问·上古天真论》曰："三八，肾气平均，筋骨劲强……四八，筋骨隆盛，肌肉满壮；五八，肾气衰，发堕齿槁；六八，阳气衰竭于上，面焦，发鬓颁白；七八，肝气衰，筋不能动，天癸竭，精少，肾藏衰，形体皆极；八八，则齿发去。"

肾开窍于耳和二阴。《素问·阴阳应象大论》曰："肾在窍为耳。"《灵枢·脉度》曰："肾气通于耳，肾和则耳能闻五音矣。"指若肾精充沛，上濡耳窍，则听觉聪慧，反应敏捷。《素问·金匮真言论》中认为："开窍于二阴，藏精于肾。"

肾在志为恐。《素问·阴阳应象大论》曰："恐伤肾。"《素问·举痛论》曰："恐则精却，却则上焦闭，闭则气还，还则下焦胀，故气下矣。"由于肾居下焦，肾精化为肾气后，势必通过中上二焦，才能布散全身。恐使精气却而不上行，反而令气下走，使肾气不得正常布散。

肾为作强之官。《素问·灵兰秘典论》曰："肾者作强之官，伎巧出焉。"意思是肾在人身是负责振奋、强壮的器官，能产生伎巧。《素问·阴阳应象大论》说："肾生骨髓。"《素问·痿论》说："肾主身之骨髓。"肾主骨生髓的生理功能，实际上是肾精及肾气促进机体生长发育功能的具体体现。肾藏精，精生髓，髓居于骨中称骨髓，骨的生长发育，有赖于骨髓的充盈及其所提供的营养。故《素问·六节藏象论》说肾"其充在骨"，只有肾精充足，骨髓生化有源，骨骼得到髓的滋养，才能坚固有力；若肾精不足，骨髓生化无源，不能营养骨骼，会出现小儿囟门迟闭，骨软无力，以及老年人骨质脆弱，易于骨折等。

二、"肾主骨"中医理论的研究

《素问·上古天真论》中关于"三八，肾气平均，筋骨劲强……八八，则齿发去"的记载是对人体生命活动规律及其骨骼发育、退化、衰老过程的最早的认识。

《素问·逆调论》曰："是人者，素肾气胜，以水为事，太阳气衰，肾脂枯不长……肾者水也，而生于骨，肾不生，则髓不能满，故寒甚至骨也，所以不能冻栗者……病名曰骨痹，是人当挛节也。"从中医生理学、病理学方面叙述了"痹"与"骨"的密切相关性，也证明了肾气虚弱是发生"骨痹"的内在机制。

肾主骨，生髓。肾主藏精，而精能生髓，髓既居脑中，又居骨中，在脑者名脑，在骨者名骨，骨髓以充养。《素问·宣明五气》曰："肾生骨，其充在肾。"即肾精充足，骨髓生化有源，则骨骼得到骨的滋养而坚固有力。若肾精虚少，骨髓化源不足，不能营养骨骼，便会出现骨骼脆弱，导致骨折、骨病的发生。肾生髓，肾气不足，脑壳不充，会导致脊柱退变性疾病和骨代谢疾病，如颈椎病、腰椎间盘突出症、骨质疏松症、骨关节病等。

"肾主骨，生髓"与脊柱关节病关系密切。《素问》指出"肾，其充在骨""腰者，肾之府，转摇不能，肾将惫矣"。《医经精义》曰："肾藏精，精生髓，髓生骨，故骨者，肾之所合也。髓者，肾精所生，精足则髓足，髓在骨内，髓足者骨强。"说明脊柱、关节与骨之强劲和脆弱是肾中精气盛衰的重要标志。肾中精气充盈则骨髓生化有源。骨才能得到髓的滋养，骨可强健有力。人体衰老则肾气衰，肾精虚少，骨髓化源不足，不能营养骨骼而致骨骼空虚从而导致颈椎病、腰椎间盘突出症、骨质疏松症等疾病的发生。

"肾主骨"理论成熟于明清时期。杨清叟根据《内经》理论，结合临床实践，提出了"肾实则骨有生气"的论点在《仙传外科集验方·服药通变方第二》有所体现，并开始重视补肾与治伤的关系，薛己在《正体类要·正体主治大法》中记载"筋骨间作痛，肝肾之气伤也"。《圣济总录·诸痹门》则大力提倡"补肝肾以壮骨"，强调了补肾填精药的君药地位。

"肝肾同源"理论源于《内经》。《素问·五运行大论》云："北方生寒，寒生水，水生咸，咸生肾，肾生骨髓，髓生肝。"说明了肝肾两脏之间相互联系、相互影响的密切关系，体现了中医学的整体观念。肝藏血，肾藏精，精血同生，故肝阴和肾阴相互滋养，肝肾相生。肝和肾均内藏相火，相火源于命门。肝和肾密切相关，相互制约，治疗上多兼顾二脏。《医宗必读》曰："东方之木，无虚不可补，补肾即所以补肝；北方之水，无实不可泻，泻肝即所以泻肾。"即强调了"肾与肝""肾与脾"的密切关系。

"肾为先天之本""脾为后天之本"，肾藏精，主命火，命火为生气之源，是生命的原始动力。脾胃有消化、吸收、输布水谷精微之功能，而组成人体以及与生命活动密切相关的气血则是由水谷精微所化生，所以又说"脾胃为气血化生之源"。脾与肾，即"后天"与"先天"，是相互资生，相互促进，在病理上亦常相互影响，互为因果。

在慢性筋骨病治疗中，我们多用益气化瘀补肾法，结合肝肾同源，脾肾同治，拟订了"以气为主，以血为先，肝脾肾同治，标本兼顾"的治疗大法。

髓分骨髓、脊髓和脑髓，皆由肾精化生。肾精的盛衰，不仅影响骨骼的发育，而且也影响脊髓及脑髓的充盈。脊髓上通于脑，脑由髓聚而成，故《灵枢·海论》曰："脑为髓之海。"《素问·五脏生成》曰："诸髓者，皆属于脑。"因此，肾精充足，髓海得养，脑发育健全，则思维敏捷，精力充沛；反之，肾精不足，髓海空虚，脑失所养，则见"脑转耳鸣，胫眩冒，目无所见，懈怠安卧"，可见，脑的功能虽然归心统领，但与肾亦有密切关系。脑的病变，尤其是虚性病变，常采用补肾填精法治疗。

《素问·宣明五气》曰："五脏所主……肾主骨。""主"有主持的意思。"肾主骨"包含肾充养骨骼以及二者生理层面的关系。《素问·六节脏象论方》曰："脊者……其充在骨。"骨骼起支持人体的作用，为人身之支架。骨之所以能起这样的作用，依赖于骨髓的营养。骨髓由肾精所化生，《素问·阴阳应象大论》指出"肾生骨髓"髓藏于骨腔之中，以充养骨骼，所谓"肾充则髓实"。而髓的生成，为"肾主骨"提供了物质基础。此外，牙齿和骨的营养来源相同，同样也是肾脏的精气所化生的，故有"齿为骨之余"之说。齿与骨同出一源，亦由肾精充养，故称"齿为骨之余"。牙齿松动、脱落及小儿齿迟等，多与肾精不足有关。温热病中望齿的润燥和有无光泽，又是判断肾精及津液盛衰的重要标志。

第三节 筋骨辨证理论

筋骨辨证的历史源远流长，中医经典作为中医学科的理论基础，也是筋骨辨证学基础理论的源头。随着时代发展，历代医家总结积累，筋骨辨证理论逐步发展，相关专著不断涌现，这对筋骨辨证基础理论的成熟奠定了基础。但将筋骨与气血辨证结合起来对筋骨辨证学的发展和临床应用有着重要的意义。

中医骨伤科学作为中医学的一个独特分支，辨证论治有着其自身的特色，更能体现局部与整体的辨证关系。目前中医骨伤科的辨证模式，一方面因受内科以整体辨证为主的辨证体系的局限，缺乏特异性，另一方面因采用西医的病名而将西医的疾病分型或病理分类与中医的证候分型简单对应，并不利于发挥中医辨证论治的特色。因此，亟需重建中医骨伤科辨证体系，增强辨证的特异性，在重视局部辨证的同时尚需结合整体辨证，以全面反映疾病的本质。

筋，按照中医学文献包括筋络、筋膜、肌腱、关节囊以及软骨的统称。《素问·五脏生成》认为"诸筋者，皆属于节""筋气之坚结者，皆络于骨节之间"，说明人体之筋都附着于骨，能使人的躯干关节俯仰、屈伸、旋转等活动。

人体的一切正常活动，虽是筋骨的作用，但筋骨关节的活动灵巧，则有赖于气血的濡养，正如《灵枢·本脏》云："是故血和则经脉流行，营复阴阳，筋骨劲强，关节清利矣。"又《素问·五脏生成》云："足受血而能步，掌受血而能握，指受血而能摄。"这充分说明了人体的四肢筋骨，无论大小，均不能离开气血煦濡，否则肢体就不能步、不能握和不能摄，更不能做正常的灵活运动，所以《素问·生气通天论》云："阳气者，精则养神，柔则养筋。"《灵枢·痈疽》云："上焦出气，以温分肉，而养骨节。"说明气血有温养皮肤、肌肉、筋骨、关节的作用。

因此，对于筋骨疾患的辨证治疗就必须对气血筋骨的生理功能、病理变化以及对脏腑功能的影响都有深刻的认识，才能辨证施治和辨位施法。这是有别于八纲辨证体系的骨伤科特色辨证方法。

一、辨气血

筋骨病的临床症状，主要有疼痛、肿胀、功能障碍，肿胀、疼痛是气受伤和形受伤的病理反映。《素问·阴阳应象大论》指出"气伤痛""形伤肿"两种不同情况，故先痛而后肿者，气伤形也；先肿而后痛者，是形伤气也。人体受到外力搏击，血脉经络挫伤，气运行不畅，经络筋脉气机阻格，不通则痛，所以张子和有"诸痛皆因于气"之论。气受伤，局部阻滞，营卫不行，气机闭塞，瘀血形成，"客于脉中则气不通，故卒然而痛"。瘀血为有形之物，瘀血形成局部组织必然肿胀，所以说，先痛而后肿者，为气伤形也。若形体脉络受伤，血即离经妄行，出血内渗于肌肤膜理之间，形成瘀血而致局部肿胀，《仙授理伤续断秘方》指出"凡肿是血作"的理论。

形伤肿，形体血脉受伤出血，离经之血便是瘀。血瘀则气滞，所以，因为瘀血造成的肿胀，必然继发气机受阻而出现疼痛，故说"先肿而后痛者，形伤气也"，而血脉受伤在骨伤辨证里面是非常重要的一方面，临床上辨血脉则需首先明辨脉管系统解剖循行，其次辨明脉管损伤的类型，即动脉或静脉，不全断裂还是完全断裂。

在临床表现上，肿胀与疼痛是同时并见的，而病机则为气与形俱伤，不能分开看待。西医学认为，疼痛是机体受到强烈刺激和组织遭受破坏时，通过神经系统做出的机体反应，而肿胀是局部血管末梢破裂，血液渗入组织间隙而显示的局部改变皮下瘀血。而局部的肿胀，神经末梢受到刺激，又能加剧疼痛，可见中西医对此的认识基本一致。

功能障碍，主要是肿胀、疼痛所致。随着肿痛的减轻而功能逐渐恢复。若见功能丧失，应结合正常解剖结构，受伤的部位，伤及的不同组织，运用中西医结合理论具体剖析。

二、辨筋骨

辨筋骨是中医骨伤科辨证所特有的，是不同于八纲辨证体系的特色辨证方法。可以更好地指导骨伤内外用药和手法以及练功。

（一）伤筋的病机

筋相当于西医学的肌腱、肌肉、韧带、关节囊、关节软骨、椎间盘等。肌肉、肌腱、韧带遭受损伤，若是完全断裂（筋断），其断端多回缩，因远近断端间距较远不能自行修复，须手术缝合方能重建其固有功能，不全断裂者（筋伤）仅部分纤维失去联系，造成局部出血，纤维机化，充填缺损后可自行修复，因此，筋伤与筋断，必须明辨，否则易导致治疗上的严重错误。关节囊内滑膜损伤，易产生积液，轻则自行吸收，若积液过多，关节囊肿胀，韧带紧张，活动受限，欲伸不立，欲屈不弯，必须经过休息及恰当治疗积液方能吸收，但休息过久肌肉萎缩，以致关节不稳，易再受损伤，关节滑膜又产生积液，形成恶性循环，这即外伤性滑膜炎易于复发的病机。

具有软骨板的关节（膝、腕），因挤压、扭转、使软骨板发生边缘撕裂或破裂，呈瓣状、劈裂状、分层状损伤，在关节活动时发生弹响或交锁不能完全伸直，或屈曲旋转功能受限，软骨组织血运差，自行修复愈合困难，关节长期处于病变状态，日久即发生退行性骨关节病。

具有骨纤维性管肌腱的腱鞘，由于急性损伤或慢性劳损，引起肌腱的腱鞘水肿，鞘内积液。久之，渗液吸收，纤维机化、鞘壁肥厚，产生狭窄，影响肌腱在鞘内滑动，当肌腱经过狭窄部则产生弹响或腱与鞘壁发生粘连，以致影响关节活动，成为临床常见的狭窄性腱鞘炎。

此外，靠近骨性隆起部位，具有较长的肌腱或经过骨性纤维管的肌腱，遭受外伤，将使得维持肌腱稳定的支持带撕裂，则发生肌腱滑脱，称为筋走或筋出槽。

关节系由两个或两个以上的骨端及关节囊韧带组合而成。关节的连接与稳定全靠周围软组织，外伤引起的骨缝开错，滑膜嵌顿，关节半脱位，周围软组织必然受伤。反复的软组织损伤，又会影响关节的稳定性，常见的小儿桡骨小头半脱位、骶髂关节半脱位、脊柱的滑膜嵌顿等病变，易于复发的病因即在于此。

椎间盘系椎体间的软骨垫，由三部分组合而成：软骨板、纤维环、髓核，由于长期慢性劳损，可使椎间盘变性，遭受外力，局部发生破裂连同髓核一并膨出。其突出物压迫神经根产生肢体放射性疼痛，易误诊为坐骨神经痛，实不知此病其标在腿，其本在腰也。

（二）伤筋的类型

1. 筋短 因形伤肿痛，瘀结不化，或肢体关节固定时间较长，而发生肌腱粘连，关节囊、韧带挛缩，肢体伸展受限，显示筋短、筋急、筋挛、筋卷、筋强。

2. 筋转 因气血阻滞，筋不能直行或离开原位，称筋翻、筋走、筋背、筋歪等。

3. 筋长 因韧带、关节囊、肌腱损伤，或伤后日久肌肉出现失用性萎缩改变，关节松弛不稳，显示筋长、筋弛、筋纵、筋柔、筋萎。

4. 筋粗 因气滞血瘀日久，组织增生变性，肌腱、腱鞘较正常为粗，称为筋粗、筋胀、筋聚。

5. 筋结 若局部有肿块，高于体表，则称筋结。其损伤的软组织则有局部挫伤，关节扭伤、肌肉牵拉、筋膜撕裂韧带断裂完全或不完全，关节囊破裂，软骨盘损伤，腱鞘狭窄，肌腱滑脱，小血管破裂，肌肉组织的劳损等。

（三）伤骨的类型

1. 慢性伤骨 素体肝肾亏虚，筋骨不利，复遭持续劳损，致局部骨质微损伤、塌陷、增生等，经络痹阻，络脉不通，经气不舒，则疼痛、行走不利。

2. 骨痹 "痹在于骨则重，在于脉则血凝而不流，在于筋则屈不伸，在于肉则不仁，在于皮则寒，故具此五者，则不痛也"。因风寒湿邪侵袭，或长期慢性劳损，导致气滞血瘀，经脉阻滞，不通则痛。

3. 骨痿 《景岳全书·骨痿》曰："肾者，水脏也，今水不胜火，则骨枯而髓虚，故足不任身，发为骨痿。"肝肾不足，骨脆筋痿，筋软骨痛，骨枯髓减，骨痿无力。

4. 骨蚀 《灵枢·刺节真邪》曰："虚邪之入于身也深，寒与热相搏，久留而内着，寒胜其热……则烂肉腐肌为脓，内伤骨为骨蚀。"人体气血经络不通，筋骨失于濡养，筋脉挛急，屈伸不利，酸楚疼痛。

总之，筋骨辨证是局部与整体辨证的有机统一，包括辨气血和辨筋骨。辨局部气血则包括辨脉管的循行及损伤类型，辨筋骨则亦包括辨筋、骨、皮、肉等内容，与中医五体辨证相吻合。而气血筋骨辨证就是在局部五体辨证的基础上结合整体气血、脏腑、经络等的辨证统一体，是中医骨伤科的特色辨证方法。

第四节 筋骨平衡理论

一、筋骨平衡的生理状态

筋联络四肢百骸，通行血脉；骨正筋柔，气血以流，腠理以密，如是则骨气以精，谨道如法，长有天命。筋与骨是相互依存、相互为用的。骨是人体的支架，靠筋的连接才能成为一体，发挥其支撑形体、保护内脏的作用。骨为筋提供了附着点和着力点，筋则为骨提供了连接与动力。筋有了骨的支撑才能固定与收缩，而骨正是有了筋的附着才能显示其作用。《素问·五脏生成》认为"诸筋者皆属于节"，说明人体之筋都附着于骨上，大筋联络关节，小筋附于骨外，筋骨互相协作，共同维持机体的动态平衡。筋骨相互依存而保持有机平衡，筋失衡可引起骨结构的失衡；反之亦然。筋络骨，骨连筋，筋弛、筋萎、筋挛均可影响骨的功能，骨伤、骨痿也必导致筋无所依而造成筋弛、筋萎甚至筋废。筋病可影响至骨，骨病必伴有不同程度的筋病。筋骨之相互依存根源于肝肾之间的密切关系。中医学认为，肝肾同源，肝藏血，肾藏精，精血同源，互生互化。肝藏血，血化精，充养筋骨、脏腑、四肢百骸；肝血充盈，则精得以充，筋骨得以养而强健有力。肾藏精，精生髓，髓化血，充养筋骨、脏腑、四肢百骸；肾精足，则肝血旺，筋骨得以养。肝主筋，肝血充盈，则筋力强健而能束骨；肾主骨，肾精之盛衰直接影响骨的生长、发育及损伤后的再生修复，肾精足则能壮骨，骨强方能连筋、张筋。从这个角度来讲，精血同源表现为精充骨，壮则筋强，精亏骨弱则致筋弛、筋萎、筋挛、筋伤。筋骨相互依存，共同组成一套处于动态平衡之中的支架结构和杠杆系统，实现人体负重和运动两大力学功能。肝肾强则精血充，精血充则筋柔骨正，气血自流，人体乃健。年老体衰、房事不节、久病失养等因素可致肝肾渐亏，精血不足，筋骨失养而出现慢性劳损及各种退行性骨病；跌打闪挫导致骨损筋伤，内动于肝肾，精血亏虚，筋骨不荣，则筋伤不复、断骨不续、新骨不生。故肢体的运动有赖于肝肾所藏之精血，精血充足则筋骨得养，方能维持协调平衡，从而共同完成肢体活动。

二、筋骨失衡的病理机制

筋与骨在生理上相互依存，在病理上互相影响。骨病必及筋，筋损则束骨无力，亦影响骨之功能。筋与骨的动态平衡关系犹如桅杆和缆绳之间的关系，其中任何一方遭到破坏，均可引起筋骨平衡状态的丧失，从而导致伤科疾病的发生。

当暴力损伤机体，轻则伤筋，为肿、为痛；重则过筋中骨，致骨折、脱位发生；甚则连及脏腑，危及生命。同时，筋伤往往伴随骨伤的全过程，伤筋必然影响筋骨的平衡。筋为机体活动的动力、联络之纽带；骨为全身之支架，为筋起止之所。外感六淫、七情内伤、饮食失宜、久病失养、劳逸失度、年老体衰以及跌仆闪挫等因素导致筋伤或骨损，均可使筋骨平衡关系遭到破坏。筋伤导致关节失稳、无力、失养、活动异常，进而出现创伤性、劳损性、退变性、失用性骨关节病；骨伤则导致筋无所张、失依、失用，进而出现筋弛、筋萎、筋挛、筋伤。

肝肾失调会导致筋骨失衡，反之，筋骨失衡又会内动肝肾。首先，肝肾同源，母子相生；精血同源，肝血与肾精互相资生，相互转化。肾精充足，则肝有所养，血有所充；肝血充盛，则肾有所藏，精有所滋。反之，肾精不足，则肝血生化无源；肝之阴血不足，无以滋养肾精，则肾精亏虚。故肝与肾任何一方受损，皆可致肝肾不足，造成肝所主之筋和肾所主之骨皆失养，出现筋骨同病。可见，肾精肝血一荣俱荣，一损俱损，休戚与共。同时，肝主筋，肝血不足，筋则失养，导致手足拘挛、肢体麻木、屈伸不利、筋肉萎缩，而筋病必致无力束骨，筋骨失衡，骨病遂生；肾主骨，肾精不足骨骼失养，可致骨软无力、囟门迟闭、骨骼发育不良、肢体畸形，成人出现足痿无力、骨质疏松、骨折。肝主筋，肾主腰脚、主骨，肝肾虚则易出现腰椎、膝关节、跟骨等部位的退行性病变，还易患腰部扭伤、闪挫伤，出现腰背酸痛、腰脊活动受限等症状。

三、筋骨病的治疗宗旨

治骨须护筋。正骨复位重视理筋，在治疗损伤诸症时，应强调功能活动，重视筋骨并重，正骨必须顾及理筋，筋柔才能骨正，骨正才能筋柔，筋骨协调平衡，功能自然恢复。筋骨并重对促进骨折早期愈合及恢复患肢功能具有十分重要的意义。《正骨心法要旨》云："夫手法者，谓以两手安置所伤之筋骨，使仍复于旧也。"说明用手法治疗骨折，不仅要使断骨复位，而且骨折后所伤之筋也要复旧。损伤复位要做到筋骨并重，选择正确的拔伸部位、用力方向与力量和有效的整复手法，以避免骨折周围软组织发生二次损伤。并适时的按摩理筋，以舒筋活络、消肿止痛、理筋健骨。使跌扑闪挫所致"筋出槽、骨错缝"得到整复、归位。气血得通，经络得畅，则筋骨得养，伤损自复。

治筋须治骨。《难经》云："四伤于筋，五伤于骨。"说明筋骨相近，伤筋必及骨，伤骨必损筋。《素问·痿论》谓："宗筋主束骨而利机关也。"筋附着、连属于骨骼，结聚于关节，对骨骼进行约束和连缀，使躯体得以保持相对平衡。筋附着于骨，伴脉而行，生理情况下筋骨互用、动态平衡，一旦外伤暴力、劳损退变、邪气浸淫，则会使气血运行不畅、筋骨失养，筋之运行位置、解剖结构就会发生变化，致筋弛、筋纵、筋卷、筋挛、筋翻、筋转、筋离、筋合、筋歪、筋走甚至筋脱，从而造成筋骨失衡，筋之约束骨骼和稳定关节的功能减弱甚至丧失，产生骨错缝、骨折、脱位、骨痿等病变。运用理筋手法治疗筋病时需对骨关节组织所发生的微细位置变化及时察觉和整复，如对青少年、老年患者，前者骨长而未充，充而未强；后者肝肾气血渐亏，骨痿不坚。治筋时若不注意护骨，易造成骨伤，骨失张筋之职，致使筋失所依，影响筋患恢复，甚至加重筋伤。故治筋须护骨。

四、药物治筋注意补肾壮骨

治疗筋病须内调外治结合、标本兼治。一方面手法理筋能修复受损筋膜、化瘀通络、解除肌肉痉挛；另一方面，筋病的产生，外与风寒湿邪、外伤暴力相关，内源于肝肾亏损、筋骨失养。肝主筋，治疗筋病固然要补肝养筋，但同时要注意筋骨相关、肝肾同源之依存关系，在补肝同时注意填肾壮骨，肾精足则肝血充，筋肉得养；肾精足则骨骼健，骨方能张筋。治筋注意补肾壮骨，方能筋骨同治，恢复筋骨之平衡。

气血为纲，肝肾同治。筋骨互用的整体观，还体现在以气血为纲、肝肾同治的辨证施治思想上。《素问·刺要论》认为"筋伤则内动肝""骨伤则内动肾"，肝肾同源，肝与肾任何一方受损，皆可致肝肾不足，造成筋骨同病。肝主筋，肾主骨。一身之筋有赖于肝血的滋养，筋之用系于肝血的盛衰，只有肝血充盈，才能"淫气于筋"，使筋有所养，筋壮方能束骨；肝血旺可以充肾精，生髓壮骨以张筋；反之，肾精足可充骨、养骨，同时可以化肝血以养筋护骨；精血互生，筋骨并健，肢体关节才能正常活动。故治筋在调肝、养肝的同时应补肾壮骨；治骨在补肾的同时亦需调肝舒筋；如此则筋骨并重，肝肾同治，使筋得肝血所养而修复，骨得肾精所助而生长。因此，骨伤病早期以治肝调肝为主，兼顾调肾，用药首当调肝活血，使肝得条达，气行血畅，筋骨得养，瘀去骨接筋续；后期则以补肾壮骨为先，调肝舒筋壮筋并重。筋骨相关、肝肾同治是筋骨平衡辨证施治遵循的重要原则。创伤后瘀阻经脉，血瘀气滞为标；损伤日久气亏血虚，或禀赋不足、或年老体衰，致肝肾不足、筋骨失濡为本。故伤科辨证施治必以气血为纲、筋骨并重、肝肾同治、协调平衡。在三期辨证中应灵活运用筋骨并重、肝肾同治原则，根据损伤不同时期的病理特点调养筋骨与肝肾。损伤初期为祛瘀生新期，治宜调肝活血，意在以"通"为补，使肝得条达，筋骨疏通，方用活血疏肝汤、加味柴胡疏肝散、加味活血疏肝汤、加味复元活血汤等；损伤中期为活血接骨期，治宜调和气血，濡养筋骨，方用调中活血汤、活血灵汤、接骨丹、土元接骨丸等；损伤后期为补肾壮骨期，治宜滋补肝肾，坚骨壮筋，方用加味益气汤、补肾益气壮骨丸、养血止痛丸等。

动静结合，促进功能恢复。功能疗法是筋骨平衡理论的重要组成部分。功能疗法能活血化瘀、祛瘀生新，加速骨折愈合，并防止筋骨萎缩失用。因而，筋骨并重、科学的功能疗法是促进肢体功能恢复的关键。功能疗法应从整复固定后开始，并贯穿于骨伤治疗与康复的全过程。在制定功能疗法计划时，应注意筋骨并重、动静结合。骨位于内，张筋附肉为干，治宜静；筋肉附于外，束骨运关节为形，治宜动。骨静肉动才有利于骨折愈合。治骨宜静，治筋宜动。动是绝对的，静是相对的，动静结合，维持筋骨动静平衡，方能真正实现筋骨互用、同步恢复。

五、筋骨平衡的弓弦理论

一副完整的弓箭由弓、弦和箭三部分组成，弓与弦的连结处称之为弓弦结合部。弦属于物理学的柔体物质，主要承受拉力的影响；弓属于物理学的刚体物质，主要承受压力的影响。射箭时的力学构架是在弦的拉力作用下，使弓随弦的拉力方向产生形变，最后将箭射出。

人体弓弦力学解剖系统是运用弓箭的组成结构和受力模式、力学传导方式去认识人体解剖结构的。将人体骨骼定义为弓，连接骨骼的软组织定义为弦，在副骨、籽骨、滑囊、脂肪、皮下、皮肤、神经、血管等组织结构辅助下，完成人体力学传导，将人体联系为一个有机生命整体的解剖系统。人体弓弦力学解剖系统是研究骨连接力学结构及力传导的解剖系统。

（一）人体弓弦力学解剖系统的分类

按照弓弦力学解剖系统的组成部分可分为单关节弓弦力学解剖系统和多关节弓弦力学解剖系统。单关节弓弦力学解剖系统是人体弓弦力学解剖系统的基础。根据人体各部位的力学解剖结构不同，单关节弓弦力学解剖系统由5个多关节弓弦力学解剖系统组成。5个多关节弓弦力学解剖系统分别是头面部弓弦力学解剖系统，脊柱弓弦力学解剖系统，头－脊－肢弓弦力学解剖系统，四肢弓弦力学解剖系统，内脏弓弦力学解剖系统。

1. 单关节弓弦力学解剖系统   单关节弓弦力学解剖系统是人体弓弦力学解剖系统的基础。由静态弓弦力学解剖单元、动态弓弦力学解剖单元和辅助装置3个部分组成。静态弓弦力学单元的弓是骨骼，弦是连接骨骼的关节囊、韧带、筋膜。动态弓弦力学解剖单元与静态单元共用一个弓（骨骼），只是弦不同，动态单元的弦是骨骼肌。

辅助装置包括两个部分：一是保证人体弓弦力学解剖系统发挥正常功能的解剖结构，如脂肪、皮下组织、皮肤等。二是辅助特定部位的弓弦力学解剖系统发挥正常功能的解剖结构，如籽骨、副骨、滑液囊等。

单关节弓弦力学解剖系统是人体弓弦力学解剖系统的基础。它的功能有两个，一是保证各骨连接的正常位置，二是完成各骨连接的运动功能。

2. 多关节弓弦力学解剖系统

（1）头面部弓弦力学解剖系统：头面部弓弦力学解剖系统是以面颅骨为弓，以连接面颅骨的软组织为弦，共同完成头面部的各种生理运动功能。下面以颞下颌关节弓弦力学解剖系统为例，描述面部的弓弦系统的结构与功能。颞下颌关节弓弦力学解剖系统以下颌骨髁突、颞骨关节面以及居于二者之间的关节盘为弓，以关节周围的关节囊和关节韧带（颞下颌韧带、蝶下颌韧带、茎突下颌韧带）为静态弓弦，以咬肌为动态弓弦，其主要功能是悬吊下颌，限制下颌运动在正常范围之内，完成张口及闭口运动。下颌骨及颞骨之间的正常位置，是由其周围的软组织所决定的，所以当颞下颌关节功能紊乱时，首先要针对软组织，也就是弓弦中的弦进行治疗。

（2）四肢弓弦力学解剖系统：四肢弓弦力学解剖系统是由静态弓弦力学单元、动态弓弦力学单元和辅助装置组成。静态弓弦力学单元由弓（肱骨、尺桡骨、腕骨、掌指骨、股骨、髌骨、胫腓骨、跖趾骨）和弦（相应的关节囊、韧带、筋膜）组成。动态弓弦力学单元是由四肢静态弓弦力学单元加上附在其"弓"上的肌肉组成。以肘关节和膝关节弓弦力学解剖系统为例，描述四肢弓弦系统的结构与功能。

肘关节弓弦力学解剖系统以肱骨、尺桡骨为弓，以关节囊、尺侧副韧带、桡侧副韧带、桡骨环状韧带、肘部深筋膜为静态弓弦，肱桡肌、肱肌、前臂屈肌、肱二头肌旋后肌等肌肉为动态弓弦，其主要功能是完成肘关节的运动功能。肘关节的正常位置及运动功能也是由肘关节周围软组织所决定的。

膝关节弓弦力学解剖系统以股骨内、外侧髁和胫骨内、外侧髁以及髌骨为弓，以髌韧带、前后交叉韧带、胫侧副韧带、腓侧副韧带为静态弓弦，股四头肌、缝匠肌、股二头肌、半腱肌、半膜肌、腓肠肌等肌肉为动态弓弦，其主要功能是完成膝关节屈伸运动。同上，膝关节的正常位置及运动功能也是由膝关节周围软组织所决定的，当出现膝关节骨性关节炎等病变时，也应当针对膝关节周围软组织进行治疗，调节膝关节力学平衡。

（3）脊柱弓弦力学解剖系统：脊柱弓弦力学解剖系统是以椎骨为弓，以连接椎骨的软组织为弦，完成脊柱的各种生理运动功能，包括颈段弓弦力学解剖系统、胸段弓弦力学解剖系统、腰段弓弦力学解剖系统、骶段弓弦力学解剖系统。每个弓弦力学子系统由静态弓弦力学单元和动态弓弦力学单元及辅助装置组成。以颈段弓弦力学解剖系统为例，描述脊柱弓弦系统的结构与功能。颈段弓弦力学解剖系统以枕骨、颈椎骨为弓，项韧带、黄韧带、棘间韧带、横突间韧带、关节囊韧带、前纵韧带、后纵韧带为静态弓弦，以头夹肌、颈夹肌、竖脊肌、头半棘肌和颈半棘肌、颈部多裂肌、颈部回旋肌、棘间肌、横突间肌、椎枕肌、头后大直肌、头后小直肌、头下斜肌、头上斜肌等为动态弓弦，其主要功能是维持颈椎正常的生理曲度以及前屈后伸、左右回旋等运动。故当出现颈椎生理屈度变直或者生理曲度变大时，则应考虑颈椎周围软组织力平衡失调。

（4）头 - 脊 - 肢弓弦力学解剖系统：躯干是人体的主干，头面部和四肢是人体的外延部分，人体要完成运动功能，脊柱与头面部、四肢必然有力学传导，否则人体的运动就会不协调、不统一。脊柱与头面部、四肢的力学传导就是通过头 - 脊 - 肢弓弦力学解剖系统来完成的，它是以颅骨、脊柱、肋骨、肢带骨（肩胛骨、髋骨）肱骨、股骨、胫骨为弓，以连接这些骨骼的软组织为弦形成的一个人体所特有的弓弦力学解剖系统。它的存在从力学解剖结构上将脊柱和头面部、四肢连接起来，保证了脊柱与头面部、四肢运动的统一和协调。以头–颈–肩弓弦力学解剖系统为例，描述头–脊–肢弓弦系统的结构与功能。头–颈–肩弓弦力学解剖系统是以颅骨、颈椎骨、肋骨、肩胛骨等为弓，以项韧带、前纵韧带、后纵韧带、关节囊等为静态弓弦，以椎枕肌群、肩胛提肌、竖脊肌、斜方肌等软组织为动态弦，其主要功能是维持头颈肩三者之间正常的解剖位置，以及颈部屈曲、旋转和提、降肩关节等运动。正是由于头–颈–肩弓弦力学解剖系统中动静态弓弦的相互联系，形成了头颈肩三者之间生理上相关、病理上相互影响的局面。如颈肩综合征，当颈部弓弦力学解剖系统力平衡失调后，可以通过头–颈–肩弓弦力学解剖系统中肩胛提肌的力学传导，引起肩部弓弦力学平衡失调。

（5）内脏弓弦力学解剖系统：内脏器官在体内不是悬空的，否则全部内脏就会因为重力的关系全部集中于腹腔中。所以，各内脏一定是通过纤维结缔组织（如韧带、筋膜、肌肉等）直接或者间接将内脏连接在脊柱、胸廓或者骨盆等骨骼上，通过软组织将内脏分别悬吊在颅腔、胸腔、腹腔和盆腔上。这就构成了以骨骼为弓，以连接内脏和骨骼的软组织为弦的内脏弓弦力学解剖系统。

以胃和子宫弓弦力学解剖系统为例，描述内脏弓弦系统的结构与功能。胃弓弦力学解剖系统以胸椎、腰椎、胸骨等为弓，以胃膈韧带、胃肝韧带、胃脾韧带、胃结肠韧带等为静态弓弦，维持胃在体内的正常位置，为其发挥正常生理功能提供保障。胃膈韧带、胃肝韧带、胃脾韧带、胃结肠韧带等松弛导致固定作用减弱，则可使胃脱离正常位置而发生下垂，出现腹部重坠、腹痛、恶心、呕吐等症状。通过调整胃周围软组织，恢复其正常牵拉作用，达到平衡则可使胃恢复正常位置，起到治疗因胃下垂而导致的腹部重坠、腹痛、恶心、呕吐的作用。

子宫弓弦力学解剖系统以骶骨、髂骨、坐骨、尾骨等为弓，以膀胱骶子宫韧带、子宫主韧带、膀胱子宫韧带、子宫圆韧带、耻骨膀胱韧带等为静态弓弦，其功能主要是维持子宫在膀胱的正常位置，为子宫正常生理功能的完成提供保障。骨盆倾斜导致固定子宫的韧带受到异常牵拉，从而导致子宫错位，使子宫不能保持在前倾前屈位，这是月经紊乱、白带增多慢性盆腔炎的主要病因。通过调节骨盆周围软组织力平衡，恢复骨盆的正常位置，从而恢复子宫的正常位置达到治疗月经紊乱、慢性盆腔炎的目的。

第五节　慢性筋骨病四辨理论

辨证作为中医的基础，是中医认识疾病病因病机的方法；辨位、辨病是临床、实践、中医诊断治疗疾病的方法与目的。辨证施治、辨位施法、辨病施治、辨体质施治即为四辨法。

一、辨证施治

中医在临床上治疗疾病的基本原则即为辨证施治，此原则同样适用于筋骨病。筋骨病同内科疾病不同，病邪所侵犯的脏器较特殊，病变部位不同，程度不同，病位亦不相同，许多筋骨病在临床证候、症状上比较相似，但具体病损的部位、累及的脏腑病变深浅程度以及发生疾病的诱因有明显不同。通过望诊、问诊、闻诊、切诊等收集的资料包括症状、体征及西医学辅助检查部分，通过综合、分析、辨清疾病的病因、性质、部位及邪正之间的关系，概括、判断为某种性质的证。根据具体临床症状辨证施治，应用相应的治疗方法。临床治疗的前提和依据即为辨证，而治疗疾病的手段和方法即为论治。

慢性筋骨病患者多为中老年，终生劳作，积劳成疾，中青年患者多因工作需要或者是不良生活习惯，如久坐、久站、长时间弯腰而造成。因风、寒、湿邪侵袭造成常见的颈肩部无菌性炎症，如：枕大神经炎，肩周炎，肩周滑囊炎，胸背部的肌筋膜炎，棘上韧带、棘间韧带炎，肩胛区滑囊炎，腰肌劳损，腰三横突综合征，腰椎棘上、棘间韧带慢性劳损，腰骶关节劳损，骶髂关节慢性炎症，臀肌筋膜炎臀上皮神经炎，大腿部的肌筋膜炎，膝关节滑膜炎，半月板退变损伤，关节周围慢性肌筋膜或滑膜炎等。

在临床对此类患者，详细询问病史（致病原因、发病时间、诊疗经过），认真查体，明确病变的具体部位，根据四诊收集的资料辨寒热虚实、脏腑关系、病位浅深、受累筋骨侵犯的脉络是否伤及气血等。

对于慢性劳损类疾病总体认为是机体气血运行不畅、气血亏虚者又感受风寒湿邪，内服以温补气血为主。除内服药物外，亦非常重视此类者的局部治疗、功能锻炼、预防疾病的早期中医学方法的干预等。详细介绍此类疾病应如何防治的重点，首先向患者讲清致病原因，然后要求患者不断改变生活、工作中应注意的防治方法，指导患者如何改变这些不良习惯和不良姿势，防病求治，不可单纯依靠药物，药物不是最重要的治疗手段。

对于肌腱粘连严重、疼痛剧烈、肩关节严重障碍者，在确定受损部位的情况下，可采用局麻下小针刀剥离式松解粘连的肌腱，在给患者治疗的同时，注重调动患者配合治疗的主观能动性，给患者讲明如何进行功能锻炼，从早期的手法到中期的运动，让患肢抬高、患侧做划弧运动等。肩周炎是以肩关节活动受限为主的慢性疾病，以外展上举、内旋、外旋受限为特点，前后伸屈影响不大，外展上举内旋外旋活动时，肱骨头需要在关节内旋转时才能完成，因此肩周炎的活动，以旋转为主，划弧运动就是一种旋转活动。对患有肩周炎的患者，从始至终，强调运动方式，循序渐进，坚持爬墙锻炼，注重局部保暖，直至痊愈。又如腰椎间盘突出症，该病病位在筋骨，受累的是经络，临床上应告知患者卧床休息、重视手法对局部舒筋活络的调整，比如整脊、推扳、复位等，累及的下肢适时牵引，局部热敷神经根部位的封闭阻滞，对于病程早的椎间盘突出症且局部无粘连的坚持用手法推扳复位。将患者自身的治疗性运动视为治疗过程中的一个重要组成部分，如双手抓单杠、自身牵引法、仰卧的五点支撑法、俯卧位的飞燕式、倒步行走等，应指导患者进行运动锻炼达到治疗的目的。对于椎间盘突出较大的、病程较长的、神经症状严重的、CT 或 MRI 合并有椎管狭窄的或腰椎滑脱的，宜果断建议患者采用手术的治疗方法。慢性损伤患者，重视内外兼治、局部用药、中药外敷，患者在不负重的情况下屈伸、摆动，活动锻炼，膝部的手法按摩，如髌骨推拿按摩，关节周围相关肌腱需要推拿理筋的手法，并且局部的保暖也是治疗的重要组成部分，对于年龄小、影像提示半月板损伤严重的患者，亦需要向患者反复讲明情况，采用手术方法治疗，并且向患者讲清关节镜手术与切开手术各自的适应证与优缺点。软组织伤病牵涉部位广泛、病种繁多，在此不一一列举，临床我们应具体结合患者实际情况，给予个体化的治疗。

二、辨位施法

慢性筋骨病以辨证施治为纲，但又与内科疾病不同，病变程度、病理阶段、病变部位不同。因此，不论骨折、脱位、筋伤等伤科疾病，临床症状类似，但从病损的部位、病变的深浅看，却是各不相同。因此，不辨位，就抓不住骨伤科疾病的实质，只有抓住病位要害做出的诊断，才是实质性的诊断。只有诊断确切，才能根据病损的具体情况，施行有效的治疗方法，从而达到有效的治疗目的。辨位施法是中医辨证施法理论的补充和发展，是中西医结合的具体体现，符合骨伤科专科特点和发展要求。辨位施法在诊断与治疗上既符合现代解剖学观点，又是中医传统理疗的延伸，并且提出骨伤科疾病在论断上要分型、分类，治疗上应施行不同的方法，从而把骨伤科的治疗原则确定为：局部与整体兼顾，辨证与辨位、辨病相结合，手法与药物治疗并重，中医学理论与西医学技术紧密结合、融会贯通。

所谓辨位，一是辨别损伤的部位。二是辨别筋骨筋脉错乱的位置，如骨折所在具体部位，骨折线的形态，骨折的类型，骨折断端移位的方向、程度、粉碎性，骨折分离程度，游离骨块的方向、远近，骨折部位肌肉的走行方向及肌肉收缩力对骨折骨牵拉的生理作用，骨折线相邻两个关节的形态及生理功能等，以上内容必须辨别清楚，因为只有将以上问题辨清楚，才能施以手法。三是辨别疾病的具体病位，损伤定位是最主要诊断依据，辨别筋骨经脉错乱的位置，有些疾病的诊断，痛点是关键的依据，如骨伤疾病的辨别损伤部位，腰痛有外伤史、闪挫所致腰骶关节压痛者诊断为腰骶关节损伤；手指屈指腱鞘炎，痛点在掌侧近节指掌关节处的，理筋时存在滑动是诊断的要点；强直性脊柱炎早期痛点在骶髂部位；膝关节骨性关节炎痛点在内侧关节间隙等；腰椎间盘突出症诊断需要椎旁压痛与椎间隙定位相结合，辨位不仅有助于诊断，且又方便施法治疗，手法按摩、药物外敷、局部封闭皆需辨出准确部位，施法治疗。

三、辨病施治

在辨证、辨位的基础上，应用西医学知识，如影像学、病理学、检验学等。对于骨伤科患者除了掌握疾病的证候，如虚实、寒热、阴阳、表里、气血、筋骨脏腑经络、脉络等，以及疾病的病位外，更重要的是疾病的性质，对人体结构病理等要利用西医学的方法将疾病检查清楚，如患有较长时间腰部疼痛的患者，问诊、查体、详询病史、精确完整的查体的同时再结合西医学检查手段，如 X 线、CT、MRI，甚至 ECT 等，而肿瘤、结核、腰椎间盘突出、生理性椎弓根峡部不连、体滑脱、强直性脊柱炎等要诊断出相应的疾病，如长时间反复持续性关节肿痛的中老年患者，X线片示患关节骨性关节炎改变，经过长时间治疗效果不佳，就要进一步检查，如CT、MRI、穿刺活检、关节镜诊断，以防漏诊肿瘤类疾病、骨关节结核特殊的滑膜炎等疾病，再如对一个病程虽短，无明显原因，突然感到脊柱区或腰背剧痛、夜痛加重、体能消耗大的患者，一定要详询病史，认真查体，利用西医学检查方法，给予准确的疾病诊断。

辨清患者疾病的性质后，要客观地、务实地去选择治疗方法。在治疗方法选择上应特别谨慎，如果妥善应用就可以给患者带来无限幸福，但如果应用不当就容易给患者带来痛苦，甚至危及人的生命。医学是人类情感或者人性的一种表达方式，了解患者的思想、情感、意愿，将患者看作一个完整的人，重视人的价值，根据患者对治疗手段的接受程度进行治疗，如有转移的疼痛当选用西药止痛，效果可靠，绝不选用中药或其他方法；该手术的一定要手术；该用其他西医学手段解决的，要按照实际情况去治疗，绝不可拘泥于中西之分。

临床中应明晰辨位施法、辨证施法、辨病施治的关系。辨位施法，旨在辨别损伤部位的伤情，为施治提供临床依据，辨位施法与辨证施治、辨病施治相辅相成，相得益彰。辨证着眼于疾病整体的瞬时状态，辨病着眼于基本病理特点与过程，辨位则着眼于损伤部位的伤情，居于辨病施治的范畴内，却又为伤科所独有。因此它是伤科外治法特有的精华所在。

四、辨体质

《灵枢·阴阳二十五人》和《灵枢·通天》已经提出关于体质的两种分类方法，归纳出木、火、土、金、水五种不同的体质类型。西方医学在前400年，希波克拉底在《希波克拉底文集》中的"自然人性论"中提出了"气质体液说"，他认为，生命现象是由土、水、火、风四种基本元素所组成，并按体型把人体分为弱型、强型、肥胖型与湿润型。之后还有德国克瑞都麦氏"体型说"、德国康德"血质说"以及日本古川竹二"血型说"等，这些都构成了后世体质学说的基础，1978年王琦、盛增秀明确提出了"中医体质学说"的概念。通过对文献的分析，认为辨证是建立在辨体质的基础之上的，辨证和辨体质密切相关。

（一）辨体质与辨证的关系

证是病因作用于人体之后产生的一种反应形式。由于病因是多种多样的，加上体质又是多种多样的，所以形成的证必然是多种多样的。证的基础是体质，是在遗传的基础上，在环境因素长期作用下形成的特定身体素质接受了某种病因刺激，或受到某种病理过程的影响，从而表现出来的某种较有特异性的病理反应和类型。《内经》云："人之生也，有刚有柔，有弱有强，有短有长，有阴有阳。"《医学源流论》中也指出："天下有同此一病，而治此则效，治彼则不效，且不惟无效，而反有大害者，何也？则以病同而人异也……一概施治，则病情虽中，而于人之气体迥乎相反，则利害亦相反矣。"颜德馨认为体质与证的固有相属性，体质与证的潜在相关性，体质与证的从化相应性。匡调元认为体质是人群及人群中的个体在遗传的基础上，在环境的影响下，在其生长、发育和衰老过程中形成的代谢、功能与结构上相对稳定的特殊状态。这种特殊状态往往决定着他对某种致病因子的易感性及其所产生的病变类型的倾向性。此易感性、倾向性即中医传统理论中的"同气相求"、病邪"从化"。由于同一致病因素作用于不同体质的个体可以引起不同的疾病证候，而不同的致病因素作用于相同体质的个体可以引起相同的证候，所以任应秋曾说："异病之所以同治，同病之所以异治，虽云决定于证，但就证的本质而言，仍关系于体质之有所不同"。从上可见，辨体质与辨证同样强调个体化诊疗原则，并没有本质的不同。中医体质学说的提出，给临床医生指出了一个新的思路，提示我们在治疗疾病时，应同时关注体质与病因两个方面，不可只重病因忽略体质。尤其是对于中医称之为"虚劳"病范畴的患者，更是如此。

（二）辨体质的临床应用

证与体质虽有诸多一致性（相属性、相关性、相应性），但二者也有很多相异之处。匡调元总结有"形成原因不同、变化速度不同、分型繁简不同、调治难易不同"。而这些使得在临床工作中主要是在慢性杂病的辨治中，辨体质就显得更为简捷而易于把握。体质常较稳定，不易转变，而证型往往多变，且转变速度快。

目前，有代表性的体质分型学说只有 6 ～ 7 种主要分型，即使加上亚型与复合型也较证型简要得多，因而更容易把握。所以有人说，辨体质是对辨证的简化。辨体质应洞察寒热真假，由于不同的体质有不同的疾病易感性和变化倾向性，而体质常较稳定，所以临床碰到寒热虚实真假莫辨之证时，考察患者的素体禀赋不失为一个重要依据。一般来说，病证的转化常有"同气相求"的规律，辨体质解决"无证可辨"的情况，临床无证可辨常有不同情况，有些是不典型患者，例如仅发现血糖升高而无任何症状的 IGT 或 Ⅱ 型糖尿病患者等，另一些则常为亚健康状态的患者，由于没有相应的临床表现或临床表现的不典型性，常会遇到无证可辨的情况。此时，患者的体质状况就可能成为唯一可以得到的辨证依据。至于亚健康状态，更属于心身相关性病理状态。根据患者平素体质、既往病史以及性格特点所做的治疗，有可能取得比较满意的疗效。中医体质学说辨质调质，安神防病，在解决现代社会普遍存在的亚健康状态方面有独到优势。

（三）辨体质指导准确立法用药

《伤寒论》17 条"若酒客病，不可与桂枝汤"，酒客往往内蕴湿热，这就是体质问题。81 条："凡用栀子汤，患者旧微溏者，不可与服之。""旧微溏"即指素体脾虚者，须防止苦寒之药更加伤脾。经典医籍中，此类文献较多。中医学强调"因人制宜"，体质是疾病发生的内在基础，是"异病同治""同病异治"的基础。对于疾病的治疗立法、遣方用药，结合患者的体质综合考虑是十分必要的。如对于肥胖的、平素嗜酒的 Ⅱ 型糖尿病患者，治疗时应结合其多有湿浊内蕴的体质特点，酌加健脾化湿之品，而不能拘泥于糖尿病阴虚为本的普遍病机。

（四）辨体质指导治未病

从根本上改善体质，减少发病，提高健康水平，提高生活质量，才能体现医学对社会、对人类的根本贡献。不仅未病先防，临床上还须既病防变，已变防进，通过辨体质，及早进行生活方式或药物的干预，自始至终均有重要意义。相对说来，证型的治疗比较容易，体质的调整往往较为困难，当病因去除以后，病证可以消失而质型仍存，匡调元提出"体质食养""病证与体质同时调治，用药物治病，用食物养质"，中医体质学将在病因预防、临床前期预防、临床预防方面起着指导作用，并显示"辨质保健"的特色。

总之，辨体质是对传统辨证论治的发展与简化，有效地指导了临床实践。更进一步认识认为中医体质学说在注重调节人体整体功能的基础上，更加重视个体体质及个体之间的差异性，从对患者体质特征的基础上，寻找发病规律。其以人为中心的模式与当今医学发展趋势相一致。且这一特色贯穿于对疾病的认识、诊断、治疗、保健养生、康复的全过程中。创新思路，利用多学科优势，深入开展对于体质学说的研究，是寻找中医发展突破点和中西医学最佳交融的开创性工作。

第六节　脏腑经络理论

一、脏腑的生理功能

脏腑是化生气血，通调经络，营养皮肉筋骨，主持人体生命活动的主要器官。脏与腑的功能各有不同。《素问·五脏别论》曰："五脏者，藏精气而不泻也。""六腑者，传化物而不藏。"脏的功能是化生和贮藏精气，腑的功能是腐熟水谷、传化糟粕、排泄水液。

二、经络的生理功能

经络是运行全身气血，联络脏腑肢节，沟通上下内外，调节体内各部分功能活动的通路，包括十二经脉、奇经八脉、十五别络，以及经别、经筋等。每一经脉都连接着内在的脏或腑，脏腑又存在相互表里的关系。所以在疾病的发生和传变上也可以由于经络的联系而相互影响。

三、脏腑与经络的关系

人体是一个统一的整体，体表与内脏、内部脏腑之间有着密切的联系，不同的体表组织由不同的内脏分别主宰。脏腑发生病变，必然会通过它的有关经络反映在体表；而位于体表的组织的病变，同样可以影响其所属的脏腑出现功能紊乱，如"肝主筋""肾主骨""脾主肌肉"等。肝藏血主筋，肝血充盈，筋得所养，活动自如；肝血不足，筋的功能就会发生障碍。肾主骨，藏精气，精生骨髓，骨髓充实，则骨骼坚强；脾主肌肉，人体的肌肉依赖脾胃化生气血以资濡养。这都说明人体内脏与筋骨气血的相互关系。

四、损伤与脏腑、经络的关系

《血证论》强调"业医不知脏腑，则病原莫辨，用药无方"。脏腑病机是探讨疾病发生发展过程中，脏腑功能活动失调的病理变化机制。外伤后势必造成脏腑生理功能紊乱，并出现一系列病理变化。

（一）肝、肾

《素问·宣明五气》提出五脏随其不同功能而各有所主。"肝主筋""肾主骨"的理论亦广泛地运用在伤科辨证治疗上，损伤与肝、肾的关系十分密切。

1. 肝主筋 《素问·五脏生成》曰："肝之合筋也，其荣爪也。"其说明肝主筋，主关节运动。《素问·上古天真论》曰："丈夫……七八肝气衰、筋不能动、天癸竭，精少，肾脏衰，形体皆极。"文中提出人到了五十多岁，则进入衰老状态，表现为筋的运动不灵活，是由于肝气衰筋不能动的缘故。"肝主筋"也就是认为全身筋肉的运动与肝有密切关系。肝血充盈才能养筋，筋得其所养，才能运动有力而灵活。肝血不足，血不养筋，则出现手足拘挛、肢体麻木、屈伸不利等症。

2. 肝藏血 《灵枢·本神》曰："肝藏血。"《素问·五脏生成》曰："故人卧，血归于肝……足受血而能步，掌受血而能握，指受血而能摄。"是指肝脏具有贮藏血液和调节血量的功能。凡跌打损伤之证，而有恶血留内时，则不分何经，皆以肝为主，因肝主藏血，故败血凝滞体内，从其所属，必归于肝，如跌仆闪挫进伤的疼痛多发生在胁肋少腹处，正是因为肝在胁下，肝经起于大趾，循少腹，布两胁的缘故。

3. 肾主骨，生髓 《灵枢·本神》曰："肾藏精。"《素问·宣明五气》曰："肾主骨。"《素问·阴阳应象大论》认为"肾生骨""在体为骨"。以上的记载都说明了肾主骨、生髓，骨是支持人体的支架。肾藏精，精生，养骨，所以骨的生长、发育、修复，均须依赖肾脏精气所提供的营养和推动。肾的精气不足导致小儿的骨软无力、囟门迟闭以及某些骨骼的发育畸形等；肾精不足、骨髓空虚可致腿足弱而行动不便，或骨质脆弱，易于骨折。

《诸病源候论·腰痛不得俯仰候》曰认为"肾主腰脚""劳损于肾，动伤经络，又为风冷所侵，血气击搏，故腰痛也"。《医宗必读》认为腰痛的病因"有寒有湿，有风热，有挫闪，有瘀血，有滞气，有积痰皆标也，肾虚其本也"。所以肾虚者易患腰部扭闪和劳损等症，而出现腰背酸痛、腰脊活动受限等症状。又如骨折损伤必内动于肾，因肾生精髓，故骨折后如肾生养精髓不足，则无以养骨，难以愈合。故在治疗时，必须用补肾续骨之法，常配合入肾经的药物。筋骨相连，发生骨折时常伤及筋，筋伤则内动于肝，肝血不充，无以荣筋，筋失滋养而影响修复。肝血肾精不足，还可以影响骨折的愈合，所以在治疗时要补肾同时须养肝、壮筋，常配合入肝经的药物。

（二）脾、胃

脾为仓廪，主消化吸收。《素问·灵兰秘典论》曰："脾胃者，仓廪之官，五味出焉。"说明胃主受纳、脾主运化。运化是指把水谷化为精微，并将精微物质转输至全身的生理功能。它对于气血的生成和维持正常活动所必需的营养起着重要的作用，故称脾胃为气血生化之源。此外，脾还具有统摄血液防止逸出脉外的功能。故而，脾胃对损伤后的修复起着重要的作用。

脾主肌肉、四肢。《素问·痿论》曰："脾主身之肌肉。"《灵枢·本神》曰："脾气虚则四肢不用。"全身的肌肉都要依靠脾胃所运化的水谷精微营养，一般人如果营养好则肌肉壮实，四肢活动有力，即使受伤也容易痊愈；反之，若肌肉瘦削，四肢疲惫，软弱无力，则伤后不易恢复。所以损伤以后要注意调理脾胃的功能。胃气强，则五脏俱盛。脾胃运化功能正常，则消化吸收功能旺盛，水谷精微得以生气化血，气血充足，输布全身，损伤也容易恢复。如果脾胃运化失常，则化源不足，无以滋养脏腑筋骨。胃气弱则五脏俱衰，必然影响气血的生化和筋骨损伤的修复。所以有"胃气一败，百药难施"的说法。这正是脾主肌肉，主四肢，四肢皆禀气于胃的道理。

（三）心、肺

心主血，肺主气。气血的周流不息，输布全身，还有赖于心肺功能的健全。心肺调和，则气血得以正常循环输布，才能发挥温煦濡养的作用，筋骨损伤才能得到痊愈。肺主一身之气，如果肺的功能受损，不但会影响呼吸功能，也会影响气的生成，从而导致全身性的气虚，出现体倦无力、气短、自汗等症状。《素问·痿论》曰："心主身之血脉。"主要是指心气有推动血液循环的功能。血液的正常运行，不仅需要心气的推动，而且赖于血液的充盈，气为血之帅，而又依附于血。因此损伤后出血过多，血液不足而心血虚损时，心气也会随之不足，出现心悸、胸闷、眩晕等症。

（四）经络

经络内联脏腑，外络肢节，布满全身，是营卫气血循行的通路。《灵枢·本脏》曰："经脉者，所以行血气而营阴阳，濡筋骨，利关节者也。"指出经络有行气血、营运阴阳、养筋、利关节的作用。所以经络一旦受伤就会使营卫气血的通路受到阻滞。经络的病候主要有两方面：一是脏腑的损伤病变可以累及经络，经络损伤病变又可内传脏腑而出现症状；二是经络运行阻滞，会影响它循行所过组织器官的功能，出现相应部位的证候。正如《杂病源流犀烛·跌仆闪挫源流》中曰："损伤之患，必由外侵内，而经络脏腑并与俱伤。""亦必于脏腑经络间求之。"因此在医治骨伤科疾患时，应根据经络、脏腑学说灵活辨证，调整其内脏的活动和相应的体表组织、器官的功能。

第七节　慢性筋骨病理论现代研究进展

一、筋骨的现代研究

"筋、骨"与脏腑、经络、气血、营卫间关系密切，自古就有着采用药物、针灸等治疗骨伤的案例。在整体观念及辨证论治理论指导下，汤剂、按摩、针灸等特色疗法均可实现内外兼治，活血祛瘀，行气止痛。现代骨伤医学将骨折部位损伤与再损伤的发生作为治疗重点，从而也证实了中医独特的疗效。同时，也应注重整体观念与辨证施治，应把以经络腧穴为原则的筋骨伤与西医学解剖学巧妙地融合在一起。按摩疗法对劳损粘连或筋骨衰退所导致的退行性病变有独特的疗效，然而按摩并不适用于所有筋骨病变，特别是骨折、脱臼等，应采取相应的正骨手法或者上髃手法进行治疗。多数患者就诊时通过检查会发现骨骼或关节已经发生形态学改变，从而引起医生和患者的高度重视，并简单理解为骨骼或关节的单一部位病变，其实关节、筋肉、骨骼等组织病变会互相影响、互为因果，不及时进行正确的治疗，会导致退行性骨关节病的发生与发展。中医骨伤科一脉相承的"筋骨并重、动静结合"等治疗原则已被证明行之有效。虽然骨科各项技术的发展日新月异，但若能汲取各家之长，推陈出新，灵活地将中医传统正骨治疗原则融会贯通到新技术的施行中，将有效提高治疗效果。从中医范畴来说，外界损伤引起的骨折不仅在肢体表面表现出损伤，也内合肝肾，肾气虚衰，生髓乏力，难以充养骨骼；肝生血乏源，不荣于筋肉，则筋肉衰败、瘦削。故在正骨推拿学科治疗骨伤疾患时要将补益肝肾作为治疗的关键，在筋骨辨证体系下实施手法并配合行气止痛、通络祛瘀的药物，以活血祛瘀，则气血得以生化，肝肾充养，患者筋、骨恢复。

在中医"肾主骨"理论指导下，运用现代科学研究方法发现了"肾"与"骨"的相互作用规律，揭示了补肾中药防治慢性筋骨病的作用机制，丰富了"肾主骨"理论的现代生物学内涵，构建了"肾骨系统"，提高了"肾主骨"理论的临床指导价值，从而进一步发展"肾主骨"理论。

在中医药防治骨代谢性疾病的应用与基础研究方面，完成了温肾阳、滋肾阴颗粒治疗原发性骨质疏松症的多中心、随机、双盲、安慰剂对照临床研究方案，在 Clinical Trails 注册并发表，并完成了 6 个月的治疗和 6 个月的随访。采用"肾精状态评估系统"评价分析，证明治疗后原发性骨质疏松症患者的"肾阳虚"或"肾阴虚"状态都得到明显改善。"肾精"调控了"骨系统"的状态，不论是生理性或病理性肾精亏虚，都会导致骨的生物学功能和状态降低，发生骨质疏松、骨质疏松性骨折、骨髓抑制综合征、肾性骨病等慢性筋骨病。临床试验和动物实验结果均证明，补肾中药及其有效组分防治骨质疏松症、骨质疏松性骨折、骨髓抑制综合征、肾性骨病等慢性筋骨病，疗效显著，正是通过调控以 Wnt/β-Catenin、BMPs 信号通路为主的"肾主骨"物质基础的基因调控网络的动态平衡，实现"补肾填精"治疗骨退变性疾病。发现与"肾骨系统"密切关联的关键信号分子是 BMP2/4/7、β-catenin，并发现了"双重调节骨代谢平衡"以及"动态调节肾骨系统"的规律。采用各种肾精亏虚型动物模式，证明了"肾精亏虚"模式中动物骨组织内 BMP2/4/7、β-catenin 表达降低，导致骨代谢失平衡。证明了 BMPs、β-Catenin 等作为"肾骨系统"之间的物质基础，共同发挥着"双重调节骨代谢平衡"的作用。进一步证明了 β-Catenin 和 BMPs 共同作用促进骨形成，β-catenin 调节 OPG/RANKL 通路，抑制骨吸收，实现了"动态调节肾骨系统"的作用。发现了滋肾阴、温肾阳颗粒介导关键信号分子"双重调节骨代谢平衡"以及"动态调节肾骨系统平衡"的作用机制，形成了"调和肾阴肾阳"防治原发性骨质疏松症的整体观思想。证明滋肾阴、温肾阳颗粒及其有效组分能够增加骨密度，提高生物力学性能，改善骨结构，调控 β-catenin、BMPs、Runxs、Notch 和 OPG/RNAKL 等信号通路，动态调节"肾骨系统"平衡。建立了"证病结合、分型论治、调和肾阴肾阳"防治原发性骨质疏松症的整体性技术与方法体系。不仅在中医证候学角度关注到患者的整体状态，而且在病理学角度关注骨代谢变化规律，发展了"肾主骨"理论。证明了"肾藏精"本质是在神经-内分泌-免疫循环-微环境（NEIC-Me）网络和细胞信号转导通路系统调控下，各种干细胞及其微环境生物功能与信息的综合体现。

根据"肾主骨、生髓、通于脑"的功能，围绕"肾藏精""肾主骨"基本规律研究，开展了骨质疏松症、地中海贫血和老年性痴呆的"异病同治"规律研究。证明"肾精亏虚"是慢性病的主要共同病机，"肾精亏虚型慢性病"表现为共同关键蛋白 NF-κB、APP 等表达异常；补肾填精中药可纠正慢性炎症刺激为主的 NEIC-Me 网络紊乱，恢复干细胞内 Wnt/β-catenin、Notch、Jak/Stat 等共同信号通路平衡，促进干细胞增殖和定向分化，改善相应组织功能，并进行定向修复。系统阐释了"肾精"的现代科学内涵，揭示中医理论中的"肾藏精""补肾填精"与干细胞的状态与调控存在密切的相关性，形成了新的具有系统性的理论认识，产生了广泛而深远的影响，证明了慢性炎症刺激导致的"肾精亏虚"是慢性病的主要共同病机，首次提出"肾精亏虚型慢性病"包含以"肾精亏虚"为主要病因病机的一系列慢性病。利用基因表达芯片数据库关联分析，证明骨质疏松症、地中海贫血和老年性痴呆等慢性病均存在慢性炎症（IL-1β、IL-6 和 PGE2 等）、免疫因子调节 NEIC-Me 网络紊乱的情况，其共同导致各种干细胞内 BMP、Notch、AKT、Jak/Stat 等信号通路中共同关键蛋白 NF-κB、APP 等表达异常，导致干细胞功能和状态紊乱。通过"补肾填精法"治疗上述疾病，均可以有效改善临床"肾精亏虚"表现，发挥"异病同治"的共性规律。"补肾填精"可以纠正慢性炎症、免疫因子为主的 NEIC-Me 网络紊乱，恢复干细胞内 Wnt/β-catenin、Notch、Jak/Stat 等共同信号通路平衡，促进各种干细胞增殖和定向分化，改善相应组织功能与定向修复作用。中医"补肾填精"激活内源性干细胞的独特策略，推动了相关疾病中医诊疗实践的创新和提升，也为优化、改进中医药防治"肾精亏虚型慢性疾病"提供了新的指标体系。提出中医"肾藏精"的现代生物学基础是各种干细胞及其微环境生物功能（沉默与唤醒、增殖与分化）与信息（细胞信号转导）的综合体现，探讨了"肾精"变化与 NEIC-Me、干细胞生物学功能改变的相关性。进一步研究显示，补肾填精中药可能调控干细胞相关基因的表达变化，从而影响干细胞的生物学作用。从肾论治"肾精亏虚型慢性病"具有共性调节规律，在"肾藏精"理论创新方面也取得了实质性进展。

"肾精亏虚"的诸因素（如久病、应激等）和干细胞关系研究已经成为重要的创新研究领域，肾精和干细胞相关性新理念的建立，促进和激发了生命科学和西医学一系列创新研究。研究发现淋巴功能异常、淋巴管结构异常与关节炎症性、退变性疾病密切相关，淋巴结构和功能异常是参与痰瘀型慢性筋骨病病理变化的关键环节，并提出从淋巴回流功能角度理解中医痹证理论的观点。研究"痰瘀"和淋巴系统的相关性，是探讨中医"痰瘀"理论的新思路，研究认为淋巴结构和功能异常是中医"痰瘀"理论的生物学基础之一，初步建立了痰瘀证临床评价和基础研究的技术平台，"从痰瘀论治"研究独活寄生汤、蠲痹汤、防己黄芪汤、牛蒡子汤及其有效组分对淋巴结构和功能的影响，寻找治疗类风湿关节炎和骨关节炎的新靶点，建立并应用对比增强核磁共振（MRI）和实时吲哚菁绿（ICG）、近红外（NIR）淋巴成像技术，发现在关节炎模型小鼠关节局部的淋巴管形成和淋巴回流与关节病变呈正相关，K/BxN 小鼠（一种诱导型类风湿关节炎模型）在关节炎急性期时（诱导 1 个月以内）淋巴回流功能增强，慢性期（诱导 3 个月后）淋巴回流功能则降低。之后给予 TNF-Tg 小鼠（一种慢性炎症性关节炎模型）腹腔注射 VEGFR-3 中和性抗体来抑制淋巴回流功能，结果发现，阻断 VEGFR-3 会加重关节炎症和局部骨与软骨缺损。之后将重组过表达 VEGF-C 腺病毒注射到 TNF-Tg 小鼠的踝关节内，3 个月后发现 TNF-Tg 小鼠踝关节旁淋巴回流功能增强，踝关节内滑膜炎症减少，骨和软骨损伤减少，结果表明，淋巴回流功能和淋巴管生成在慢性关节炎中起到重要的补偿作用，促进淋巴回流功能是治疗炎症性关节炎潜在的手段。此外，还发现 TNF-Tg 小鼠淋巴回流和淋巴波动的频率降低，伴随集合淋巴管上的淋巴管平滑肌细胞（LSMC）覆盖面积减少，淋巴管内皮细胞发生退变，LSMC 形态明显变小；炎症因子可刺激 LEC 产生 NO，损伤 LSMC，最终阻碍淋巴回流，提示淋巴管平滑肌细胞和淋巴管内皮细胞共同参与了炎症性关节炎淋巴回流障碍。

在手术诱导骨性关节炎模型中，发现骨性关节炎也伴随淋巴回流障碍。在骨性关节炎初期，关节周围毛细淋巴管分布和数量增多，而集合淋巴管无明显变化；在骨性关节炎晚期，关节周围毛细淋巴管和集合淋巴管的分布均减少，从而明确了骨性关节炎与淋巴功能的关系。发现慢性炎症下淋巴回流功能下降，关节炎加重，这与中医痹证中"不通则痛"的观点一致。促进关节局部 VEGF-C 表达，或抑制 NO 产生，改善淋巴回流功能，可以减轻关节炎症，与中医治疗痹证中"通则不痛"的观念相符。进一步系统筛选了具有祛瘀作用的中药复方和有效组分，发现独活寄生汤、防己黄芪汤、加味牛蒡子汤和中药有效组分阿魏酸和三七总皂苷等可以促进淋巴回流功能和改善关节炎症。三七总皂苷可通过调控 VEGF-C 的表达起到促进淋巴管生成的作用；阿魏酸可以抑制 TNF-α 诱导的淋巴管内皮细胞表达 iNOS，减少 NO 对 LSMCs 的损伤，改善淋巴回流功能。研究结果提示，具有祛瘀作用的中药可通过促进淋巴回流功能发挥治疗类风湿关节炎的作用，提出了淋巴回流功能障碍参与中医痹证形成关键环节的学术观点。

通过不断发展"调和气血，疏经理筋正骨"手法治疗学思想，提出了"恢复筋骨平衡"预防与治疗学观点。延伸了伤科关于手法和导引的学术理念，发展了"调和气血、动静结合、筋骨并重"防治"慢性筋骨病"的原则，体现了"治未病"的思想，证明了"脊柱动、静力失衡"启动椎间盘、脊柱小关节退变，提出"恢复筋骨平衡"的预防和治疗学思想，为非手术疗法防治"慢性筋骨病"奠定了理论基础。证明了中药、针灸、推拿、导引等疗法恢复筋骨平衡的疗效机制：或调控动力性失衡（肌肉、韧带），或调控静力性失衡（骨关节、椎体、椎间盘），或两者兼顾。"调衡筋骨法"是有目的性、针对性训练核心肌群和骨骼肌；刺激骨膜、增加骨量，达到防治骨丢失、改善骨重塑和骨结构的目的；恢复"四肢关节""脊柱关节"等运动装置、负重装置的"自我恢复稳态""自我恢复平衡"功能状态，类似骨关节手术的"固定"作用。形成了慢性筋骨病"治未病"防治体系。"未病先防"阶段降低慢性筋骨病患病率，达到未病先防的目的；"已病防变"阶段创新慢性筋骨病诊疗技术方法，提供相应循证医学证据，治愈疾病、既病防变；"病愈防复"阶段进一步巩固临床疗效，降低复发率、再手术率，达到瘥后防复的目的。

二、肾与骨的内在联系及"肾主骨"的西医学证据

（一）肾与骨在发育学上的同源性

两者均来自中胚层在哺乳动物胚胎发育过程中，肾脏源于间叶中胚层体节外侧的生肾索，而骨骼的中轴骨和四肢骨也分别由轴旁中胚层、侧板中胚层细胞分化发育而来。因此，从发育学角度来看，二者有着共同的起源。相同的发育来源预示着两者在机体的生长发育及损伤修复过程中可能密切相关。

（二）肾脏与钙磷代谢

肾脏通过对钙磷的排泄和重吸收，维持机体钙磷稳态骨骼的发育和重塑可以大致划分为有机质形成和矿化两个过程。前者是成骨细胞产生细胞外基质的过程，后者是以钙磷为主的矿物质附着于有机质并结晶成为羟基磷灰石的过程，有机质的矿化大大增加了骨的硬度并有利于其形态的维持。此外，钙、磷离子对骨骼也有一定的生物学效应，可通过其受体或 RANKL 通路促进成骨细胞形成同时抑制破骨细胞形成。因此，钙磷代谢的平衡及其在细胞内、外液中浓度的稳定，是维持人体骨骼正常发育和代谢的重要因素。在机体钙磷稳态的维持中，肾脏对钙磷的排泄和重吸收起到了至关重要的作用。超过 98% 的钙和 80% 的磷经肾小球滤过后在肾小管的不同节段被主动或被动重吸收。因此，肾脏功能的正常与否将直接影响机体钙磷稳态，进而影响骨骼的矿化、结构和生物学功能。

肾脏通过产生活性维生素 D3 调节钙磷代谢和骨的生长发育人体内维生素，D3 主要来自日常饮食和皮肤合成。循环中的活性维生素 D3，即 1,25-（OH)$_2$D3，主要在近端小管上皮细胞 1α 羟化酶的作用下形成，并通过小肠、肾脏和骨骼的维生素 D 受体（vitamin D receptor，VDR）调节机体钙磷代谢和骨的生长发育。

在小肠上皮细胞中，1,25-（OH)$_2$D3 可促进钙离子通道（transient receptor

potential vanilloid receptor，TRPV）5/6、Calbindin–D9k 以及 Ⅱ 型 Na/Pi 共转运体表达，同时增强细胞旁途径对钙离子的转运，增加小肠对饮食中钙磷的摄入。在肾脏中，1，25-（OH）₂D3 同样可以增加远端小管上皮细胞 TRPV5 的表达，促进钙离子重吸收。在骨骼发育中，1，25-（OH）₂D3 可以促进软骨细胞中血管内皮细胞生长因子的表达和血管生成，从而保证长骨生长板的正常生长，同时 1，25-（OH）₂D3 还通过 VDR 依赖的途径促进破骨细胞的发生，保证骨骼正常转化。因此，经肾脏活化的维生素 D3 既可以通过调节钙磷代谢维持骨的结构功能，又可以直接作用于骨组织，促进骨的生长发育。

（三）肾脏与 BMP7

肾脏产生骨形成蛋白 7（bone morphogenetic protein，BMP7）在骨骼发育和形成中起重要作用骨形成蛋白首先发现于去矿化的骨组织，属于转化生长因子（transforming growth factor，TGF）β 超家族，现已发现二十余种。其中 BMP2 和 BMP7 已经被批准用于临床，以促进脊柱融合和骨折愈合。BMP7 的表达在胚胎时期非常广泛，但是出生后主要在肾脏中持续表达，其对骨骼的生长发育至关重要。在骨骼发生过程中，BMP 可以促进间充质干细胞的聚集和成软骨细胞的分化，增加成骨细胞关键转录因子 Runx2（runt-related transcription factor 2）的表达进而促进其增殖和分化。在骨骼的损伤修复过程中，BMP7 可以促进骨折愈合，快速增加损伤软骨的骨质，同时对无动力型骨病也有显著的疗效。虽然骨骼亦可产生一定量的 BMP7，但肾脏来源的 BMP7 对骨骼生长发育和功能维持必不可少。研究表明，肾源性 BMP7 可以释放入血，使循环中 BMP7 的浓度维持在 150 ～ 300pg/mL，并作用于肾外器官；另外，由于肾脏体积减少造成的骨病可以通过补充外源性 BMP7 得到缓解。

（四）肾脏与促红细胞生成素

肾脏产生促红细胞生成素（erythropoietin，EPO）可以促进骨的形成和骨折愈合。EPO 属于 Ⅰ 类细胞因子，约 90% 由肾小管周成纤维细胞合成，促进骨髓红细胞的生成，人工合成的 EPO 已广泛应用于临床贫血的治疗。近年来，有研究发现 EPO 在骨的形成以及骨折愈合中均起到了十分重要的作用。首先 EPO 可以作用于骨髓干细胞的 EPO 受体，促进其向破骨细胞分化；其次，EPO 还可以促进骨髓单核细胞中破骨细胞的发生；除此之外，EPO 还可以刺激造血干细胞产生骨形成蛋白，间接促进骨的形成。在骨折小鼠模型中，有研究发现，骨痂周围细胞和软骨细胞均可表达 EPO 受体，而且腹腔注射 EPO 可以显著增加软骨痂向硬骨痂的转变，加快软骨内成骨的速度以及血管生成。因此，鉴于肾脏是 EPO 合成的主要器官，肾脏功能正常与否将严重影响骨骼的生长发育以及损伤的修复。

（五）肾脏与 OPG

肾脏通过其他途径调节骨的生长和重塑除了上述相对明确的机制外，肾脏还可能通过调节骨保护素（osteoprotegerin，OPG）和硬骨素（sclerostin）等其他因子影响骨的生长和重塑。骨保护素由成骨细胞分泌，可以抑制破骨细胞的发生，进而参与维持骨重塑。临床研究证实，OPG 水平在慢性肾脏病（chronic kidney disease，CKD）1～5 期逐渐增加，其血清学水平与血清肌酐水平相关，与肌酐清除率呈负相关，接受肾移植后其水平可恢复正常。由此推测肾脏可能参与了 OPG 的代谢或清除，进而调节骨转化。硬骨素由骨细胞分泌，可以抑制成骨细胞的分化、增生，并促进其凋亡，最终抑制骨的形成。研究发现，在慢性肾脏病中，硬骨素水平与肾小球滤过率呈显著负相关，且肾移植后其水平迅速下降，提示循环中硬骨素水平与肾脏排泄至少存在部分相关性。

三、肾骨相关疾病研究进展

慢性肾脏病可致肾功能下降，导致血液和组织中钙、磷浓度和激素水平异常，体内矿物质稳态被破坏。其中，骨矿物质异常（mineral and bone disorder，MBD）和肾性骨病（renal osteodystrophy，RO）是 CKD 常见的并发症，严重影响 CKD 患者的生存质量，而且增加其死亡率。导致 CKD-MBD 和 RO 的原因主要有：$1, 25-(OH)_2D3$ 生成减少，钙磷代谢紊乱和继发性甲状旁腺功能亢进。其中 $1, 25-(OH)_2D3$ 水平在 CKD 早期即可由于肾脏的损伤而降低，进而导致小肠对钙的吸收减少以及由此引发的 PTH 水平代偿性升高；随着肾小球滤过率进行性下降，肾脏对磷的排泄受阻，升高的血磷进一步抑制了 $1, 25-(OH)_2D3$ 生成，同时使 PTH 水平进一步增加。过度升高的 PTH 可以促进成骨细胞和破骨细胞的形成和功能，使骨转化增强，加之钙磷失衡，骨矿化延迟，最终导致高转化骨病和骨质软化。此外，CKD 可导致 BMP7、EPO 合成减少以及 Klotho 和 FGF23 失衡，各细胞因子间形成多条负反馈通路，共同导致骨骼生长发育和结构功能的异常。

很多西医学的证据表明，肾与骨之间存在着密切的联系，肾脏产生很多物质，如 $1, 25-(OH)_2D3$、BMP7、EPO 和 Klotho 等，在骨的形成、构建、功能维持以及损伤修复过程中发挥着重要的作用，提示中医学提出的"肾主骨"的藏象理论是有科学依据和物质基础的。"肾主骨"等中医藏象理论博大精深，内涵丰富，现在认识的可能只是其中的一部分。利用现代科学技术的手段和方法，深入诠释和挖掘中医藏象理论，指导临床实践，是传承和发展中医经典理论、实现中医理论和应用研究现代化和国际化的重要途径。

四、肾主骨理论的现代理解与补肾法研究

（一）狭义"肾主骨"与补肾法研究

对于狭义的"肾主骨"，强调的是肾脏本身在骨代谢中的重要地位，其本质是 1α- 羟化酶的活性及肾脏对钙磷代谢的调控对骨代谢的影响。笔者在以前的研究中，复制肾损伤动物模型，发现实验动物的肾脏 1α- 羟化酶羟化活性在肾损伤时明显降低，导致骨质疏松的发生，表现为腰椎骨密度降低，股骨的生物力学指标下降，形态计量学观察

发现骨小梁变细、稀疏，间距增宽，骨的矿化沉积率减小。肾脏局部的病理结果显示，模型大鼠的肾近曲小管电镜下可见纤维增生，线粒体肿胀，电子密度降低，甚至空泡变性，而血清中的 1，25-（OH）$_2$D3 水平降低。应用以黄芪、何首乌等为主的补肾益气中药，辅以温补肾阳的治疗原则，可以使模型动物的骨密度提高，腰椎和股骨的最大载荷、最大应力增加，骨小梁体积增大，骨的质量得以改善。补肾中药还可使肾脏线粒体的损伤得到修复，肿胀明显改善，线粒体嵴排列致密等。这些研究结果为临床上补肾法的应用提供了实验依据。狭义的肾主骨实质为肾脏 1α- 羟化酶及肾脏的钙磷调控功能对骨代谢的影响。这样有利于以肾脏 1α- 羟化酶及肾脏的钙磷调控功能为线索进行有关补肾法的研究。

（二）广义"肾主骨"与补肾法研究

对于广义的"肾主骨"，着重点是肾脏以外因素对骨代谢的调节，也包括骨骼组织局部微环境各种调节因子的功能，即把骨组织的变化与整个机体的变化联系起来，强调"肾""精""髓""脑""骨"之间的生理病理的有机联系。该方面的研究主要考察的是补肾法对骨组织与神经系统、内分泌系统、免疫系统关系的影响，探讨补肾中药通过影响内分泌激素、钙磷调节激素以及性激素的途径参与骨代谢的调控。如绝经后妇女由于雌激素水平的下降，出现快速骨丢失阶段，给予补肾中药后，能够明显提高用药者 E2 水平的变化，认为补肾中药可以通过防止围绝经期妇女体内雌激素的下降，也即通过对肾外骨代谢调控机制的影响，达到预防快速骨丢失的目的。此外，补肾中药对骨组织局部调节因子也有正性影响而发挥改善骨骼质量的作用。这些都说明了补肾法范围的广泛性与复杂性。实际上，目前有关补肾法的研究大多是以广义"肾主骨"为理论基础的。

中　篇

中医药特色治疗技术

第三章　慢性筋骨病防治技术

第一节　中医特色治疗技术发展史

一、中医外治法概述

中医外治法历史悠久、源远流长，是指以中医理论为指导，突出"以外治内"为特色的一系列中医外方治法，包括针刺、艾灸、推拿、针刀、贴敷、洗泡、热熨、熏蒸、拔罐、蜡疗、穴位注射等多种疗法，其方法和效果上与内治法殊途同归，有异曲同工之妙，同为中医学之瑰宝。本书对其中部分疗法进行较为详尽地从历史沿革、原理及操作方法等方面进行论述。

在距今 170 万年前，原始人类在觅食、与猛兽搏斗或部族之间争斗时，难免死伤，伤后人们用树叶、草茎、泥灰涂敷并包扎伤口，久而久之，便发现了一些外用药，形成了原始的敷涂法。随着火的出现，人们学会了利用火取暖，并发现局部取暖可以消除病痛，如寒冷引起的腹痛以及寒湿所致关节痛等，便有了原始的热熨。经过反复的实践，人们发明了用点燃树枝或干草对局部进行温热刺激而治愈疾病的情况，灸法在此过程中渐具雏形。在制作工具过程中，又积累了运用工具治病的经验，如砭石，经发展后逐渐演化到骨针、竹针。《礼记》中所称的"三世医学"，即关于"伏羲制九针""针石汤火诸法以治病""神农尝百草"等治病方面的记载，充分反映了原始人自发性地与疾病长期斗争过程中为外治法的形成积累了大量经验。随着中医学的形成与发展，外治法的发展大致经历了五个时期。

（一）先秦至秦汉——形成时期

随着社会生产力的发展，人类开始创造文字，人们用文字记载下外治法的经验，使之流传。《山海经》为最早记载药物的书籍，比如薰草"佩之可已疠"，描述了人们用烟熏、佩带药物来驱病防疫的方法。《周礼·天官·疡医》记载了西周时期即用轻粉、朱砂等进行炼丹的记载，即"凡疗疡以五毒攻之"，郑玄注："止疡曰疗，攻，治也。五毒五药……石胆、丹砂、雄黄、矾石、磁石于其中，烧之三日三夜，其烟上着，以鸡羽扫取之，以注创（疮），恶肉破骨尽出"，描述了运用腐蚀性化学药物外用治疗外科疾病，实为开创先河。马王堆汉墓出土的《五十二病方》是我国现存的最早医方书，书中记载的 52 个疾病中，有 36 种涉及外治法治疗，所载 283 方中，有 147 方用到了外治法。病种涉及外、内、妇、儿、五官各科，包括洗浴、浸渍、熏蒸（包括烟熏、水熏）、热熨、敷涂、砭刺、灸、按摩、刀圭（手术）、角法（拔火罐）等治法。如治儿科"婴儿字痉"（似小儿脐风）用单盐蒸熨，治"婴儿病痫"（包括惊风）用雷丸煮水浴等。书中有关创伤的处理、烧灼结扎术、结扎摘除术等痔疮手术的记载，反映了当时先进的外科技术。《五十二病方》中用水银制剂治疗"干瘙"即芥癣，以及利用负压治疗疾病等，均是世界医学史上最早的记载。书中所记载的"牡痔居窍旁，大者如枣，小者如枣核者方：以小角角之，如轨（熟）二斗米顷，而张角，以小绳，剖以刀"是关于拔罐法的操作工具、操作部位、吸拔方法及吸拔时间的最早记载。

秦汉时期，《黄帝内经》（简称《内经》）问世，书中所载主要外治法除针刺外，还包括砭、灸、按摩、熨、渍、蒸、涂、膏摩等，其中"马膏""豕膏"可以说是现代膏剂的前身，"寒痹熨法"则详细描述子药熨的药物组成、制作方法以及使用方法，并在适应证方面开始进行理论阐述。如熨法，提出主要用于病在筋骨，适用于拘挛、挛缩、痹而不红等证。如《素问·调经论》："病在骨，焠针药熨。"《素问·血气形志》："形苦志乐，病生于筋，治之以熨引。"又指出，在冬寒运用温熨法，《灵枢·刺节真邪》云："寒则地冻水冰，人气在中，皮肤致，腠理闭……善用针者，亦不能取四厥，必先温熨以调其经，待火气已通，血脉乃行，然后视其病，刺而平之。"提出用渍法疏散外邪，助汗出热退，用治外感六淫病证，如《素问·阴阳应象大论》认为"其有邪者，渍形以为汗"。浴法则可预防疫病，如《素问·刺法论》认为"于雨水日后，三浴以药泄汗"。以上均成为外治法之理论基础。另外，《灵枢·寿夭刚柔》《灵枢·经脉》分别记载了用桂心渍酒以熨寒痹，用白酒和（肉）桂以涂风中血脉（口眼㖞斜），被清吴师机称作"用膏药之始"。

东汉张仲景继承《内经》综合治疗思想后著《伤寒论》《金匮要略》，系治疗外感、内伤杂病的临床专书，《金匮要略》中首次提出"摩膏"一词，并将其与针灸、导引等同列为保健养生防病的重要方法，多处描述内治同时又多用外治法相辅，使外治法更加具体化，故吴师机认为《伤寒》《金匮》乃外治之祖。著中记叙的外治法除前人所用针、灸、烙、药摩、熏、浴、浸洗外，增加塞鼻、粉身、坐导、灌肠法等。另外，软膏剂敷涂法中所用基质运用又比《内经》有所发展，增加了豚脂、羊脂、麻油、蜂蜡等。

（二）晋、唐——发展时期

这一时期的主要特点是实践医学和积累大量经验方，故外治法的研究与使用得到进一步发展。晋代葛洪《肘后备急方》收录了大量外用膏药方，如续断膏、丹参膏、雄黄膏、五毒神膏、华佗虎骨膏等，具体制用方法叙述较为翔实，用狂犬脑外敷伤口治疗狂犬病，实为免疫学之先驱。《刘涓子鬼遗方》是晋末出现的我国现存的第一部外科专著，书中外治方 90 余首，包括敷贴、洗溻等，另有 69 首敷膏方，6 首硬膏方，广泛用于金疮外伤、痈疽疮疖、疥癣、瘰疬等病。于方法上，竭力主张早期切排、针烙引流及艾灸的治疗方法，并列有"相痈疽知是非可灸法"专论，可见在外科领域，药物与非药物外治已并驾齐驱，成为后世外科外治发展的重要基础。

唐朝是外治法发展的鼎盛期，孙思邈的《备急千金要方》《千金翼方》就外治法而言，可谓集初唐以前外治法之大成，仅《备急千金要方》的4500多首医方中，外治方就有1200余首，外治法有50多种，涉及内、外、妇、儿、五官、皮肤、骨伤等各科病证。孙氏认为"少小身体壮热，不能服药"，故外治法对儿科病的使用较为广泛。外治法以敷涂最多，有方100余，其次为洗浴、热熨、膏摩、渍溻等，又专列灸法17条。另外，外科病的外治法方更为丰富，其中卷十二"太乙神丹"的炼砒法，卷五"飞水银霜"的炼轻粉法，为宋代普遍运用轻粉、砒霜治疗疮疡奠定了基础。两部著作临床意义颇大，不仅反映在治病上，还体现在预防上。《备急千金要方》共搜集10余首膏摩、涂囟、涂五心方、香囊佩带、香药烧烟熏屋方，现代人们通过实验证实，香囊佩带具有极强的提高人体免疫功能的作用，非常受今人的青睐。总之，以《备急千金要方》《千金翼方》为代表的唐代外治法方浩瀚，在整个中医外治法的发展史上，起着承前启后的重要作用，历史影响深远。

（三）宋、金、元——充实时期

这一时期由于专科医家的产生，金元四大家学派的崛起，中医学的发展步入到理论升华的阶段，强调辨证论治、理法方药俱全的内治法，则成为这一时期治疗疾病的主要方法。但仍有不少医家运用外治法治疗临床病证，或进一步阐述医理，北宋时期钱乙著《小儿药证直诀》，被后世奉之为儿科鼻祖。书中记载外治法有敷涂、热熨、水浴三种，主要用治婴儿发热、发搐、口疮、疝气、牙疳等。用天麻、全蝎、朱砂、乌梢蛇等祛风镇痉之品煎水浴儿，以"治胎肥、胎热、胎怯"。北宋时期陈自明著《妇人大全良方》，书中记载外治法22种，有敷贴、洗熨、涂搽、纳入、搐鼻、掺药、浸洗、灸等。所及病证有妇科、外科、内科，具体使用以涂法、纳入、洗熨为多，颇反映妇科之特点。

宋代医家王怀隐领衔编著的《太平圣惠方》记载了有史以来最多的膏摩方和药摩方，量近百首，其中的"摩腰圆"和"摩腰散"等方，以药物与手法相结合，以芳香助阳药物为主作为药物组成，配合摩法透热，二者同用提高了临床疗效，后世外用的许多摩腰膏方均由此化裁而出。宋金时期张子和著《儒门事亲》，善用汗、吐、下三法治一切外感与内伤病。在外治方面进行了理论性阐述，指出引涎（用药、鸡羽等探引）、流（灌鼻渗下）、嚏气（用药饲鼻取嚏）、追泪（纳药于目中催泪）的治疗方法。张氏对外治法归类、研究及机理探讨，为清代吴师机的系统理论研究启迪了思路。

元代齐德之所著《外科精义》，对外病外治疗法颇有研究，除载有熏洗、膏药、掺药、热熨法等外，还专门分论砭镰法、浸渍疮肿法、针烙疮肿法、灸疗疮肿法等的作用机理以及适应证。

北宋至南宋时期，官方整理汇编的《太平圣惠方》与《圣济总录》中，外治方药亦有所记载，其中以后者居多。《圣济总录》的外治方药，除治内病外，在治疗小儿、成人外病方面较为突出。其中有200多首敷涂方，90首散剂方，38首膏药方，38首熏洗方，4首烟熏方以及1首葱熨方等。在理论上，本书提出："治外者，由外以通内，膏熨蒸浴粉之类，借以气达者，是也……风痹之治，多专于溃酒者如此；散者，取其渐溃而散鲜……膏取其膏润，以祛邪毒，凡皮肤蕴蓄之气，膏能消之，又能摩之也；熨，资火气以熨寒结，凡筋肉挛急，顽痹不仁，熨能通之……"初步探讨了膏等中药外治的机理。外治法在经历唐代的积累下，以上诸家对外治法的作用机理进一步阐述，使得外治法走向理论升华阶段。

（四）明、清——成熟时期

明代是中医学趋向系统全面研究时期，由于临床医学对内病治疗强调辨证论治的完整性，故外治法的应用主要在外科外病方面，民间以单验方流传应用。在外科方面《外科启玄》《仙传外科集验方》《疡医证治准绳》等，均记载不少外治法方，薛己《薛氏医案》对小儿外科病记载外治方药，取法以敷涂、灸熨为多。灸熨包括有隔蒜灸、神效葱熨灸、豆豉饼熨灸等。陈实功《外科正宗》系集明以前外科之大成，书中方药407首，外治方百余，采用灸、敷涂、浸洗、膏贴、烟熏、火针等，其中膏贴方共20余首，包括硬膏药、摊膏、油膏等。由于该著对药物配制、炼制、适应病证等记载翔实，故有许多外治方一直传用至今，如敷药"如意金黄散"，膏药"回阳玉龙膏""冲和膏"，油膏"生肌玉红膏"，掺药"冰硼散"等。李时珍所著《本草纲目》为药学巨著，本书对药物的外治法，特别是敷贴、药摩等疗法进行了广泛探索与总结，多为单味药物的膏摩法外用，既有理论阐述，也有实际操作，既有前人的经验总结，更有自己的临床见解，其中的许多外治法沿用至今，如书中所述"蓖麻仁，甘辛有毒热，气味颇近巴豆，亦能利人，故下水气。其性善走，能开通诸窍经络，故能治偏风、失音口噤、口目㖞斜、头风七窍诸病，不止于出有形之物而已"。此外，在《寿世保元》等著作中也记载了大量的外治方法。

清代，随着中医学日臻成熟完善，外治法不仅治疗范围扩大，方法、制剂完善，更重要的是外治专著开始出现。赵学敏通过搜集整理民间单验方，经多年种药与临床实践，汇编《串雅内编》《串雅外编》两部著作，是书编写方法分门别类，《串雅内编》列"截药外治门"方53首，"单方外治门"方40首，均为治疗皮肤病、外科病、五官病的外治法方。《串雅外编》列"外治门"，有针法门、灸法门、熏法门、贴法门、蒸法门、洗法门、熨法门、吸法门等。在灸法中，除前人所述艾、蒜灸外，尚有黄蜡灸、鸡蛋灸、桑木灸、麻叶灸等。赵氏记载的外治法方，具有简便的特点。《幼科铁镜》《小儿推拿秘诀》等着重发展推拿法，广治小儿外感内伤疾病，明确指出"推拿掐揉，性与药同，用推即是用药"，并提出"以掐代针行血气"的观点。针对具体病证，正确选定小儿特定穴位及推拿方法。同期及后期的《小儿推拿广意》《幼科推拿秘书》《保赤推拿法》等专著的问世，说明清代小儿推拿法已成为一种重要的外治法。

清代吴师机所著《理瀹骈文》为我国第一部专门研究膏药的专著，书中记载了熨、涂、熏、浸、洗、擦、抹、嚏、吹、吸、咂、坐、塞、踏、摊、点、滴、烧、照、刮痧、针刺、艾灸、火罐、按摩、推拿等数十种外治法。吴氏认为只要明阴阳、识脏腑，虽治在外，无殊治在内也，选择"上用嚏、中用填、下用坐，尤捷于内服"，故提出

"膏可统治百病""以膏药为主，附以点、搐、熏、擦、熨、烙、掺、敷之药佐之"的观点，通治内外诸疾，提出"外治之理，即内治之理，外治之药，亦即内治之药，所异者，法耳"的论点，并运用中医理论，对内病外治的作用机理、制方遣药、具体运用等方面作了较全面的论述。其论作用机理，注重整体观，贯穿脏腑经络学说，指出药物经皮肤、五官九窍吸收入腠理，通过经络传导贯于周身发挥作用，并提出外治部位"当分十二经"，药物当置于"经络穴道……与针灸之取穴同一理"之论点，论制方遣药，遵就证论治原则，又结合外治经皮肤、五官九窍给药途径之特异性，提出"膏方取法，不外于汤丸"及"外治药中多奇方""于经验方中选单方"的特点；还提出将众多外治方法统归于"三焦"门类之下的"三焦分治"理论，这种方法是对中医辨证论治的又一创新。吴氏外治理论的建立，标志着几千年的中医外治法发展到清末，已形成理法方药俱备的一门独特学科。在外治法的临床应用中，吴氏也大胆开拓了外治法的治疗病种和用药，并进行广泛实践，将外治法广泛地用于内、妇、儿、外、五官、骨伤科等各科疾病的治疗，因此，《理瀹骈文》被后世称作"外治之宗"。

吴氏之后，如《外治寿世方》等，亦对外治方的搜集应用有一定贡献，但就其内容看，无出《理瀹骈文》之右者，然其选方，较简明扼要而实用。至中华民国时期，外治法应用不乏其人，如孟河名医马培之《医略存真》，巢崇山《千金诊秘》，丁甘仁《喉痧症治概要》等均有外治法记载，各具特色，但总体而言，只是部分临床所及。

（五）中华人民共和国成立以后——新发展时期

中华人民共和国成立以后，中医学得到突飞猛进的发展。《理瀹骈文》作为中医文献中独具一格的外治专著得以影印出版，为继承和发扬中医外治法直接提供了资料。西医学研究表明，内服药物在进入血循环前，由于胃肠道消化酶破坏及肝脏灭活部分有效成分而使疗效降低的这一弊端，致使外治法引起了国内中西医界的关注，人们从医疗、教学、科研等各个领域，本着普及与提高的目的继承发扬中医外治法，或进行文献整理，或针对某种疾病制定方进行临床观察，或结合现代科学实验进行内病外治的机理探讨以揭其本质；更有的利用现代工艺设备，制作外治新剂型，以推广使用等。

随着现代科学技术的发展，这些古老的疗法又与现代仪器和技术相结合，发挥了更好的效果，得到广大医疗人员和患者的认可。

二、中医外治法的机制

中医外治法与内治法的治疗机制相同，且分类多种多样，治疗疾病范围广，主要涉及内、外、妇、儿、骨科、皮肤、五官、肛肠等，治疗过程中，从外而作用于内，通过经络系统传至体内脏腑，起到舒筋通络、祛风除湿、理气活血、恢复人体阴阳平衡的作用。相较于内治法，外治法具有操作简单、作用直接、疗效快，安全性高，毒副作用小，其特点可概括为"简、便、廉、验"。中医外治法在理念上遵循中医学整体观念、辨证论治的理论体系，在中医药理论和中医传统经络理论指导下，发挥其特色治疗作用。吴师机《理瀹骈文》云："外治之理，即内治之理；外治之药，亦即内治之药，所异者法耳。"

（一）整体观念的指导

整体观念，是指人体的统一性、完整性及其与自然界、社会的相互关系，是中医学的两大基本特点之一。其贯穿于中医学生理、病理、辨证治疗的整个过程。中医学认为，在生理上人体是以五脏为中心，并配合六腑，通过经络系统"内属于脏腑、外络于肢节"的作用将人体内外联系在一起，通过精、气、血、津液的作用，来完成人体的各种生理功能，在结构上密不可分，在功能上相互协调，同时又受到所处的自然界和社会等外部环境的影响。因此，内部脏腑的变化可表现于外，通过从外部四诊所搜集的资料，对疾病进行辨证分析后，即可确定相应的治疗原则，内治法通过药物直接进入人体内部发挥作用，而外治法则通过体表、腠理，达到与脏腑相呼应的情况下施术"由外而治内"，即所谓的"内病外治"原则。

（二）经络系统作用

经络系统，是人体运行全身气血、联络脏腑肢节、沟通上下表里，并能调节人各部功能活动的通道。其通过行于人体深部的经脉，纵横交错行的浅表部位络脉，将人体连接成为一个有机的整体，在生理状况下是人体维持正常生理活动的重要系统，在病理状况下又是疾病传变的重要途径，因此在疾病的发生、发展和转归上都具有重要的意义。腧穴是人体脏腑气血输注于体表的特殊部位，它们不是人体表面孤立的点，是与内在脏腑及组织器官有着密切联系、相互疏通的特殊部位，这种"输通"是双向的，即从内通向外反映病痛、又从外通向内，接受刺激，防治疾病，是疾病的反应点和治疗的刺激点。外治法一方面在局部施术，直达病所，产生良好的局部疗效；同时根据经络理论，在体表施术时，通过经络系统十二皮部和重点腧穴，由外而内发挥经络系统整体调节作用，正所谓"不见脏腑恰能直达脏腑"，起到"由外而治内"的作用。

（三）药物的治疗作用

古代医学家认为，人体与外界之间"皮肤隔而毛窍通"，外治法中使用的药物可以通过透皮作用，被机体所吸收，从而在机体内发挥作用，吴尚先曾描述前人治黄，用百部根放脐上，汤和糯米饭盖之，以口中有酒气为度，又有用姜、白芥子敷脐，口辣去之，则知由脐而入，无异于入口中。同时，许多外用剂型如软膏、膏药等，能够使局部形成一种汗水难以蒸发扩散的密闭状态，使人体角质层含水量增加，角经水合作用后，可膨胀成多孔状态，易于药物穿透进入体内。医家徐大椿曾在《医学源流论》中提出："若其病既有定所，在于皮肤筋骨之间，可按而得者，用膏贴之，闭塞其气，使药性从毛孔而入。其读理通经贯络，或提而出之，或攻而散之，较之服药尤有力，此至妙之法也。"

（四）与其他物理因子结合的作用

传统中医外治法经常配合热、冷等物理因子使用，如熏蒸、热熨、冷敷、冷浸，在穴位贴敷时也经常使用在贴敷药物上加热水袋助药力内行的方式。中医学认为，热则腠理疏松、毛窍开放，利于药物入于体内，且热可驱寒，加速气血运行，从而起到祛风散寒除湿、活血通络、消瘀散结的作用；寒能清热解毒、利水消肿、凉血消痈，消除热邪塞滞所致的红、肿、热、痛等症。西医学认为，应用这些比人体温度高或低的物理因子，可以对局部皮肤及组织、血液循环、肌肉等软组织起到一定的改善作用。现代中医外治法以传统为基础，同时结合现代物理因素共同治疗，疗效更为显著。

第二节 针刺疗法

一、针刺疗法的发展史

针刺疗法是以中医理论为指导，运用针具刺络人体相应穴位，对人体腧穴进行刺激，具有增强身体功能、疏通经络、调和阴阳、扶正祛邪、防病治病等作用。针刺疗法作为我国古老的保健疗法，已有两千多年运用经验，因其疗效显著，患者医疗负担低，已在世界各地广为人们所接受。

针灸学起源中国，具有悠久的历史。传说针灸起源于三皇五帝时期，相传伏羲发明了针灸。在《山海经》和《内经》中有用"石箴"刺破痈肿的记载。根据我国现今各地所挖出的历史文物来考证，说明"针灸疗法"起源于石器时代，当时人们发生病痛或不适的时候，不自觉地用手按摩、捶拍，以至用尖锐的石器按压疼痛不适的部位，而使症状减轻或消失，最早的针具砭石由此而生。随着社会生产力的不断发展，古人智慧的增高，针具逐渐发展，从青铜针开始，历经铁针、金针、银针，直到今日的不锈钢针。

针灸治疗方法是在漫长的历史过程中形成的，其学术思想也随着临床医学经验的积累渐渐完善。长沙马王堆汉墓出土的《足臂十一脉灸经》和《阴阳十一脉灸经》，论述了十一条脉的循行分布、病候表现和灸法治疗等，已形成了完整的经络系统。《内经》作为现存最早中医著作，已形成了完整的经络系统，记载了十二经脉、十五络脉、十二经筋、十二经别以及与经脉系统相关的标本、根结、气街、四海等，并对腧穴、针灸方法、针刺适应证和禁忌证等也作了详细的论述，尤其是《灵枢经》所记载的针灸理论更为丰富而系统。继《内经》之后，战国时扁鹊所著《难经》对针灸学说进行了补充和完善。

晋代皇甫谧所撰《针灸甲乙经》书中全面论述了脏腑经络学说，发展并确定穴位349个，对其位置、主治、操作进行了详细论述，同时介绍了针灸方法及常见病的治疗，是针灸学术的第二次总结。唐宋时期，随着经济文化的繁荣昌盛，针灸学术也有很大的发展，唐代孙思邈在《备急千金要方》中绘制了彩色的"明堂三人图"，并提出阿是穴，论述了其取法与应用。宋代王惟一编撰《铜人腧穴针灸图经》中考证了354个腧穴，并将全书刻于石碑上，供学习者参抄拓印，他还铸造了两具铜人模型，外刻经络腧穴，内置脏腑，作为针灸教学的直观教具和考核针灸医生之用，促进了针灸学术的发展。

元代滑伯仁撰《十四经发挥》，首次将十二经脉与任、督二脉合称为十四经脉，对后人研究经脉裨益较大。明代是针灸学术发展的鼎盛时期，针灸理论研究逐渐深化，大量的针灸专著涌现，如《针灸大全》《针灸聚英》《针灸四书》，特别是杨继洲所著的《针灸大成》，汇集了明以前的针灸著作，总结了临床经验，内容丰富，是后世学习针灸的重要参考书，是针灸学术的第三次总结。

清初至民国时期，针灸医学处于发展的低谷。但期间针灸学也在不断发展，吴谦等撰《医宗金鉴》不仅继承了历代前贤针灸要旨，并且加以发扬光大，通篇歌图并茂，李学川著《针灸逢源》强调辨证取穴、针药并重，并完整地列出了 361 个经穴，其仍为今之针灸学教材所取用。

民国时期，政府曾下令废止中医，许多针灸医生成立了针灸学社，编印针灸书刊，目的是为了保存和发展中医学。中华人民共和国成立以来，采取了一系列措施发展中医事业，针灸医学也得以普及和提高。20 世纪 50 年代初期，成立了针灸疗法实验所。随之，全国各地相继成立了针灸的研究、医疗、教学机构，从此以后《针灸学》列入了中医院校学生的必修课。40 多年来在继承的基础上翻印、点校、注释了一大批古代针灸书籍，结合现代医家的临床经验和科研成就，出版了大量的针灸学术专著和论文，还成立了中国针灸学会，学术交流十分活跃，并在针刺镇痛的基础上创立了"针刺麻醉"。

针灸的研究工作不再是单纯文献整理，还对其治病的临床疗效进行了系统观察，并对经络理论、针刺镇痛的机制、穴位特异性、刺法灸法的高速功能等，结合现代生理学、解剖学、组织学、生化学、免疫学、分子生物学，以及声、光、电、磁等边缘学科中的新技术进行了实验研究。临床实践证实了针灸对内、外、妇、儿、骨伤、五官等科多种病证的治疗均有较好的效果。

二、针刺疗法的作用

（一）疏通经络

疏通经络是指使瘀阻的经络通畅，从而发挥其正常的生理作用，是针灸最基本最直接的治疗的作用。经络"内属于脏腑，外络于肢节"，运行气血是其主要的生理功能之一。经络不通，气血运行受阻，临床表现为疼痛、麻木、肿胀、瘀斑等症状。

（二）调和阴阳

针灸调和阴阳的作用就是使阴阳失衡状态的机体向平衡状态转化，是针灸治疗最终要达到的目的。疾病发生的机理是复杂的，但从总体上可归纳为阴阳失衡。针灸调和阴阳的作用是通过经络阴阳属性、经穴配伍和针刺手法完成的。

（三）扶正祛邪

针灸扶正祛邪的作用就是可以扶助机体正气及祛除病邪。疾病的发生发展及转归的过程，实质上就是正邪相争的过程。针灸治病，就是在于能发挥其扶正祛邪的作用。

三、针刺疗法基本分类

针刺疗法根据针具的用途、形制、刺激方式等不同，主要分为以下几种。

（一）毫针疗法

毫针疗法，又称"体针疗法"，是以选取毫针为针具，在人体十二经络、任督二脉的腧穴上，施行一定的操作方法，通过调整经络、气血营卫、脏腑功能从而达到治疗疾病的一种方法。毫针疗法是刺疗法的主体，也是我国传统针刺医术中最主要、最常用的一种疗法。（图 3-1）

（二）皮肤针疗法

皮肤针为丛针浅刺法，是以多支短针浅刺人体一定部位（穴位）的针刺方法。是我国古代"半刺""毛刺"等针法的发展。《灵枢·官针》认为："半刺者，浅内而疾发针，无针伤肉，如拔毛状。""毛刺者，刺浮痹皮肤也。"皮肤针疗法可以"疏筋络""调气血"，使机体恢复正常，从而达到防治疾病的作用。

（三）皮内针疗法

皮内针疗法，又称"埋针疗法"（图 3-2），是用 30 号或 32 号不锈钢丝制成的图钉型和麦粒型的两种针具，将针具刺入皮内，固定后并留置，使其持续刺激针刺部位，用以治疗疾病的一种方法。本法可以给穴位以持续刺激，减少反复针刺的麻烦，患者还可以自己手压埋针以加强刺激，效果较为显著。

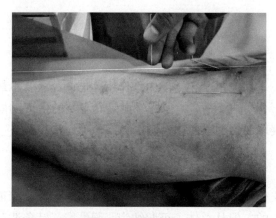

图 3-1　毫针疗法

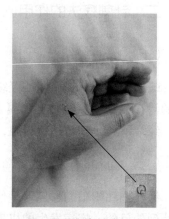

图 3-2　皮内针疗法

（四）火针疗法

火针疗法，古称"焠刺""烧针"等，运用特制针具，将针尖在火上烧红后，快速刺入人体穴位或某一特定部位，以治疗疾病的方法。（图 3-3）

（五）锟针疗法

锟针疗法是用锟针按压经络穴位表面以治疗疾病的一种方法，其为古代九针之一，针长 3～4 寸，现多用粗钢丝、硬木或骨质材料制成，针头钝圆如黍粟，不致刺入皮肤，用于穴位表面的推压。（图 3-4）

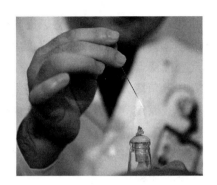

图 3-3 火针疗法

（六）刺络疗法

刺络疗法是以三棱针为针具，根据病情刺破患者身上特定部位的血络（即浅表血管），放出适量的血液以治疗疾病的方法，又称三棱针疗法、放血或刺血疗法。（图 3-5 为所用三棱针）

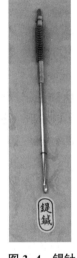

图 3-4 锟针

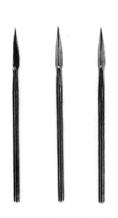

图 3-5 刺络疗法

四、针刺疗法的操作技术

（一）进针法

进针法指将毫针刺进人体腧穴内的操作方法。操作时应双手协同操作，紧密配合。左手按压所刺部位或辅助针身，故左手称"押手"；右手持针操作，主要是以拇、食、中三指夹持针柄，如持毛笔状，右手称"刺手"。刺手的作用，是掌握针具，施行手法操作。

临床常用进针法有以下几种：单手进针法，双手进针法（指切进针法、夹持进针法、舒张进针法、提捏进针法、弹针速刺法），针管进针法等。

（二）针刺的方向、角度和深度

在针刺过程中，针刺操作应准确把握方向、角度和深度，以确保腧穴深层次定位正确性，同时也可增强针感、提高疗效、预防意外发生的关键。

1. 方向　指针刺时针尖的朝向，方向的确定要求依据经脉循行；方向的选择依腧穴部位特点、治疗需要而定。

2. 角度　指进针时针身与人体皮肤表面所成夹角。

3. 深度　指针刺腧穴时针身所刺入的深度。针刺的深度以安全和取得的针感为基准，临床还应结合患者的体制、年龄、病情、部位等因素决定。针刺的角度和深度是相关的，一般深刺多直刺，浅刺多斜刺、平刺。不同季节，也有不同要求，"春夏宜浅刺，秋冬宜深刺"。

（三）行针手法

行针手法包括基本手法和辅助手法。基本手法又分为提插法和捻转法；辅助手法有循法、弹法、刮法、摇法、飞法、震颤法。

五、得气与毫针补泻法

（一）得气

得气，古称"气至"，今呼为"针感"，指针刺腧穴时，达到一定深度后施以行针手法，使针刺部有经气感应，临床变现有酸、麻、胀、痛等反应。得气是施行补泻手法的基础和前提，只有得气后施行补泻手法，才能取得一定预期效果。得气与否受制于医者、患者、环境因素的影响。

（二）毫针补泻手法

补泻法是指针刺腧穴并以一定的手法刺激经气达到补泻作用，使经气振奋，鼓舞正气、疏泄病邪而防治疾病的方法。毫针补泻是实现针刺补泻的最主要的方法，临床可分为单式补泻和复式补泻手法。

单式补泻手法包括："捻转补泻、提插补泻、徐疾补泻、迎随补泻、呼吸补泻、开阖补泻、平补平泻"等，其中又以提插和捻转法为基本补泻手法。复式补泻手法包括烧山火和透天凉。患者的功能状态，腧穴作用的相对特异性，针刺手法的选择和运用是影响针刺补泻效应的因素。

六、留针和出针

（一）留针

以毫针刺入腧穴后施行手法，并将全部针身或部分针身留置腧穴内，称之为留针。其目的是为加强针刺作用，且便于继续行针施术。针下得气继而施以适当的补泻手法，称为动留针；如不施用任何补泻手法，则称为静留针。一般病证，得气后即可出针或留针 15 ～ 30 分钟。但针对某些特殊病证，如急性腹痛、破伤风、顽固性疼痛或痉挛性病证等，可适当将留针时间延长，有时留针可达数小时，可在针刺过程中作间歇性施行手法，用以增强、巩固疗效。临床实践中留针实践长短以及是否留针，应视患者病情而定，不可以偏概全。

（二）出针

出针又叫退针或起针。在行针施术或得气留针达到治疗目的后，即可出针。出针时一般先以左手拇、食指按住针孔周围皮肤，右手持针作轻微捻转，慢慢将针提至皮下，然后将针起出，用消毒干棉球揉按针孔，以防出血。若用除疾，开阖补泻时，则应按各自的具体操作要求，将针起出。出针后嘱患者休息片刻，注意观察是否晕针，询问有无不适后方可活动，为防遗漏，应仔细核对针具数目。

七、针刺疗法准备工作

（一）针具选择

选针具应根据患者的性别、年龄的长幼、形体的肥瘦、体质的强弱、病情的虚实、病变部位的表里浅深和所取腧穴所在的具体部位，选择长短、粗细适宜的针具。如男性、体壮、形肥，且病变部位较深者，可选稍粗稍长的毫针。反之若为女性，体弱、形瘦的患者，病变部位较浅者，就应选用较短、较细的针具。针具应有一定的硬度、弹性和韧性，临床分金质、银质和不锈钢三种。金质、银质的针，弹性较差，价格昂贵，故较少应用。临床应用一般以不锈钢为多。

至于根据腧穴的所在具体部位进行选针，一般是皮薄肉少之处和针刺较浅的腧穴，选针宜短而针身宜细；皮厚肉多而针刺宜深的腧穴宜选用针身稍长、稍粗的毫针。

（二）体位选择

针刺时患者选取适当体位，有利于对腧穴的正确定位，针刺施术操作，持久留针，另外可以防止晕针、滞针、弯针，甚至折针等。如体位选择不当，在针刺施术或留针过程中，患者会因移动体位而造成弯针、滞针，甚至发生折针事故。又如病重体弱或精神紧张的患者，如采用坐位，易使患者感到疲劳，往往易于发生晕针。因此应根据病情以及腧穴所在部位，选取适当体位。临床上针刺时常用的体位，有如下几种。

1. 仰卧位系适宜于取头、面、胸、腹部腧穴，和上、下肢部分腧穴。

2. 侧卧位系适宜于取身体侧面少阳经腧穴和上、下肢的部分腧穴。

3. 伏卧位系适宜于取头、项、脊背、腰尻部腧穴，和下肢背侧及上肢腧穴。

4. 仰靠坐位系适宜于取前头、颜面和颈前等部位的腧穴。

5. 俯伏坐位系适宜于取后头和项、背部的腧穴。

6. 侧伏坐位系适宜于取头部的一侧，面颊及耳前后部位的腧穴。

（三）消毒工作

针刺前必须做好消毒工作，其中包括针具、腧穴部位的消毒，医者手指的消毒。具体方法如下。

1.针具消毒 有条件时，可用汽锅消毒，或用75%酒精消毒。后者将针具置于75%酒精内，浸泡30分钟，取出拭干后使用。放置针具和针具拿取的工具，如镊子等，可用2%来苏溶液与1∶1000的升汞溶液浸泡1～2小时后应用。对某些传染病患者用过的针具，必须另行放置，严格消毒后再用。现临床多采用一次性针具，很大程度上为医者和患者提供了方便。

2.腧穴的消毒 在需要针刺的腧穴部位消毒时，可用75%酒精棉球拭擦即可。在拭擦时应由腧穴部位的中心向四周绕圈擦拭。或先用25%碘酒棉球拭擦，然后再用75%酒精棉球涂擦消毒。当腧穴消毒后，切忌接触污物，以免重新污染。

3.医者手指的消毒 在施术前，医者应先用肥皂水将手洗刷干净，待干后再用75%酒精棉球擦拭即可。施术时医者应尽量避免手指直接接触针体，如必须接触针体时，可用消毒干棉球作间隔物，以保持针身无菌。

八、针刺疗法的适应证和禁忌证

（一）适应证

针刺疗法在骨科疾病尤其是慢性筋骨疾病的预防与治疗过程中，依据中医理论辨证论治、以痛为腧、循经取穴，临床主要适用于腰椎间盘突出、膝骨性关节炎、腰椎椎管狭窄、颈椎病、强直性脊柱炎等症，以及内、外、妇、儿科等病证。

（二）禁忌证

1.患者在过饥、过饱、醉酒、精神过度紧张时，禁止针刺。

2.孕妇的少腹部、腰骶部、会阴部及身体其他部位具有通气行血功效，针刺后会产生较强针感的穴位（如合谷、足三里、风池、环跳、三阴交、血海等），禁止针刺。妇女经期禁针。

3.严重过敏性、感染性皮肤病患者，及出血性疾病患者（如紫癜、血友病等）禁止针刺。

4.小儿囟门未闭时头顶部禁针。

5.重要脏器所在部位，如胁肋部、胸背部、肝肾区等不宜直刺、深刺；大血管走行处及皮下静脉部位的腧穴针刺时，则应避开血管，需斜刺入穴。

6.对于破伤风、癫痫发作期、躁狂型精神分裂症发作期等，针刺时不宜留针。

九、异常情况的处理和预防

在针刺治疗过程中，由于施术者操作不当或患者心理准备不足等多种原因，可能出现如下异常情况。

（一）晕针

晕针是针刺治疗中较常见的异常情况，是指患者因针刺过程中出现晕厥。

1.原因　患者心理准备不足，过度紧张，体质虚弱，或因患者在针刺前处于大汗、大出血、饥饿、劳累等状态，或患者取姿不舒适，术者针刺手法不熟练等。

2.临床表现　患者突发头晕、恶心、心慌、面色苍白、冷汗淋漓等表现，轻微者精神疲倦，四肢发凉，血压下降，严重可致神志不清，倒地不起，唇甲青紫，二便失禁，脉微欲绝等危象。

3.处理方法　此时应立即停止针刺，起出全部留针，令患者平卧，闭目休息，并饮少量糖水或温开水，周围环境应避免嘈杂。若症状较重，则可针刺人中、内关、足三里、素髎等穴，促其恢复。经上法处理后无效并出现心跳无力、呼吸、脉搏微弱等，应采取相应急救措施。

4.预防　对初次接受针刺治疗或易精神紧张患者，为了防止晕针，针刺前应向患者交代针刺疗法的作用，可能出现的针感，消除其恐惧心理。对于过度饥饿，体质过度虚弱者，应先少量饮水后再行针刺；对于刚从事重体力劳动者，应令其休息片刻后再针刺。

（二）滞针

滞针针刺过程中行针及起针时，术者手上对在穴位内的针体有涩滞、牵拉、包裹的感觉称滞针。滞针使针体不易被提插、捻转，导致患者疼痛，皮肤肌肉收缩难以起针。

1.原因　滞针因针刺手法不当，或患者精神紧张，导致针刺处肌肉强直性收缩，肌纤维缠裹针体。针刺或留针过程中，患者如果突然改变体位，亦可引起滞针。

2.临床表现　腧穴内针体捻转、提插滞涩，出针困难，若强行出针或捻转、提插刺激时，则引起患者疼痛不适。

3.处理方法　出现滞针后，不可强行行针、起针。应使患者放松全身，以手按摩针刺部位，使局部肌肉松弛。或适当延长留针时间，取针刺处就近位置再刺入一针，使气血宣散，缓解肌肉紧张；如行针不当，轻缓向初行针相反方向捻转，使针体缠绕的肌纤维得以回缩，此时提动针体，缓慢将针起出。

4.预防　为防滞针，针刺前应向患者做好解释工作，不使患者在针刺时产生紧张情绪，并在针刺前检查针尖有无弯曲倒钩，并将针体擦净，不使用针体不光滑、锈斑或弯曲的毫针。针刺时一旦出现局部肌肉挛缩，造成体位移动时，术者应注意手不能离开针柄，此时以左手按摩针刺部位，使患者缓慢恢复原体位，轻捻针体同时向外起针，不得留针。另外，在行针时应注意不要大幅度向单方向捻转针体，避免在行针时发生滞针。

(三) 弯针

弯针指针刺在腧穴中的针体，于皮下发生弯曲，称弯针。轻者可见弯曲呈钝角，重者弯曲呈直角。临床亦可见部分皮外弯针。

1. 原因 皮外弯针多因留针时其他被物体压弯、扭弯。发生在皮下的弯针，是由于患者留针或行针时变动体位，或肌肉挛缩等情况致使针刺在关节腔内、骨缝中、两组反向收缩的肌群中的针体发生弯曲。另是由于选穴不准确，手法过重、过猛，使针刺在骨组织上也会发生针尖弯曲或针尖弯成钩状。

2. 临床表现 针柄进针或留针时的角度、方向发生改变，无法正常提插、捻转，甚至出现出针困难情况，从而使患者感到疼痛。

3. 处理方法 发生弯针时，不宜再行提插、捻转等手法。若弯曲较轻微，慢慢退出针身即可；若针身或针柄过度弯曲时，退针时应顺着弯曲方向将针起出；若发生多处弯曲，应根据针柄扭转倾斜方向逐段退针；如因体位改变弯曲，则应缓缓恢复原体位，放松局部肌肉，再缓慢出针。切忌强行快速拔针，避免针折于体内。

4. 预防 为防止弯针，针刺前应使患者体位舒适，放松全身。留针时，针柄上方不覆盖过重衣物，不碰撞针柄，不随意变动体位或旋转、屈伸肢体。同时，施术者要具备熟练的手法，进针时，手法不宜过快过猛。

(四) 断针

断针指针身折断于体内，亦称折针。

1. 原因 针具质量问题，或针具根部锈蚀，进针前未对针具进行检查；针刺腧穴时用力过猛，过速度过快，引起肌肉强烈收缩；或滞针、弯针时未及时处理或处理不当。

2. 临床表现 行针或退针时发现针身折断，断端全部没入皮肤或部分显露于皮外。

3. 处理方法 在针刺时折断，术者应安抚好患者，如自针根部折断时，部分针体仍暴露在皮肤外，可立即用手或镊子起出残针；部分针体断在皮下或肌肉组织中，此时令患者肢体放松，固定体位，对于皮下断针，可用左手拇指、食指垂直下压针孔旁的软组织，使皮下断针残端退出针孔外，同时右手持镊子，捏住断针残端起出断针。若针体折断部位较深，则需借助 X 线定位，手术取针。

4. 预防 为了防止断针，应在针刺前仔细检查针具，对于针柄松动、针根部有锈斑、针体曾有硬性弯曲的针，应及时剔弃。针刺时，切忌用力过猛。留针期间嘱患者不随意变动体位，当发生滞针、弯针时，应及时正确处理。

(五) 血肿

血肿指针刺部位皮下出血引起局部肿痛。

1. 原因 针刺时刺破、刺伤血管。

2. 临床表现 针具起出后，针刺部位出现肿胀疼痛，局部皮肤出现青紫瘀斑。

3. 处理方法　若皮下出血较少而局部瘀斑面积小，不做处理亦可自行消退。若出血较多，瘀斑面积大，肿胀疼痛剧烈而影响活动时，可予以局部冷敷，待出血止住，24小时后再行局部热敷轻轻按揉，促进瘀血消散吸收速度。

4. 预防　为了防止血肿的发生，针刺前应仔细检查针具，针尖有钩的不能使用。熟练掌握人体解剖知识，针刺时注意避开血管，出针后用无菌棉签按压针孔，切忌揉动。

（六）刺伤内脏

刺伤内脏指针具过长，进针角度、深度不当，以致内脏损伤的情况。

1. 气胸

（1）原因：胸胁、背腰、腋下、缺盆等部位腧穴针刺过深时，肺脏损伤，导致创伤性气胸。

（2）临床表现：轻者可见心慌、胸闷、呼吸不畅等，严重可见呼吸困难、发绀、大汗、血压下降等症。体检患侧可见胸肋间隙饱满，胸部叩诊呈鼓音，器官移向健侧，听诊呼吸音减弱或消失等情况。部分病例显示，刺破时当即无症状，间隔数小时逐渐出现胸闷等不适。

（3）处理方法：当发生气胸时，应将针立刻起出，让患者取半卧位休息，切忌翻转体位，并安抚患者，消除其恐惧心理。轻者可不做处理，让其自行吸收。术者密切观察患者情况，随时准备对症处理，首先给予患者吸氧，针对气胸的严重程度，嘱休养观察，给予胸腔穿刺抽气及其他治疗。严重患者，如张力性气胸者，需及时抢救。

（4）预防：针刺体位选择得当；此过程中，医者必须高度集中精神，严格把握进针角度、深度，避免伤及肺脏。

2. 刺伤其他内脏

（1）原因：施术者对腧穴部位以及相关脏器部位不熟悉，因针刺过深，或提插幅度过大，导致相应内脏损伤。

（2）临床表现：疼痛和出血。刺伤肝、脾，可引起内出血，肝区、脾区疼痛，或延背部放射；若出血量过大，可引起腹痛、腹肌紧张，并有压痛及反跳痛等急腹症症状。刺伤心脏时，轻者强烈刺痛，重者有撕裂样痛，引起心外射血，导致休克等危重情况。刺伤肾脏，可出现腰痛、血尿，严重时血压下降、休克。刺伤胆囊、膀胱、胃等空腔脏器时，可引起疼痛，甚至急腹症等症状。

（3）处理方法：轻者，应卧床休息，一般即可自愈。损伤较重者，或有持续出血倾向者，应用止血药等对症处理。密切观察病情，监测血压。若出血较多损伤严重者，出现失血性休克时，则必须迅速进行输血等急救或外科手术治疗。

（4）预防：熟练掌握人体解剖部位，明确相关腧穴下脏器组织。针刺胸腹、腰背部的腧穴时，把握好针刺方向和深度，行针幅度宜小。

（七）刺伤脑脊髓

刺伤脑脊髓指由于针刺角度、方向不当或针刺过深，造成脑以及脊髓的损伤。

1. 原因　针刺颈项部腧穴时，方向及深度失准，易伤及延髓或脑组织，严重者可发生脑疝等危险后果；如针刺胸腰段、棘突间腧穴时，若针刺过深，或手法太强，易造成脊髓损伤。

2. 临床表现　误伤延髓可出现头晕头痛、恶心呕吐、呼吸困难、休克和神志混乱等症状。若刺伤脊髓，可有触电样感觉向肢端放射，更甚者可引起暂时性肢体瘫痪，有时可危及生命。

3. 处理方法　及时出针。轻者需安静休息，经一段时间可自行恢复。重者应及时联系神经外科抢救。

4. 预防　对头项部、腰背部腧穴针刺时，应注意针刺方向、角度以及深度，切忌大幅捻转、提插。

（八）刺伤外周神经

刺伤外周神经指针刺过程中操作不规范等导致外周神经损伤。

1. 原因　针刺或使用较粗针具强刺激，出现触电感时仍大幅度捻转、提插。

2. 临床表现　损伤神经后多出现麻木、烧灼样疼痛感等症状，或神经末梢炎症，甚至可见神经分布区域及其所支配脏器的功能障碍。

3. 处理方法　停止捻转、提插等操作，缓慢将针退出并做相应处理，如予以 B 族维生素类药物治疗，或以 B 族维生素类药物进行穴位注射，严重者可依病情轻重采取相应临床救治措施。

4. 预防　穴位附近循行有神经干者，针刺手法宜轻；患者有触电感时，切忌使用强刺激手法。

第三节　艾灸疗法

一、艾灸疗法的发展史

艾灸疗法属中医针灸疗法中的灸法，"灸"有烧灼之意，是指将艾叶制成的艾炷、艾条点燃，借助灸火的热力以及药物的作用，对腧穴和病变部位进行烧灼、温熨，通过激发经气的活动来调整人体紊乱的生理生化功能，达到治疗疾病、保健预防目的的一种自然疗法。

艾灸疗法是一种独立的治疗保健方法，起源于中国原始社会，人们会利用火以后，发现火具有治病、疗伤的效果而逐渐产生的。艾灸疗法的发明来源于北方，起初主要是用于治疗寒症的，以后逐渐发展为治疗全身不同性质的多种疾病，在《素问·异法方宜论》中："北方者，天地所闭藏之域也，其地高陵居，风寒冰冽，其民乐野处而觅食，脏寒生满病，其治宜灸焫。故灸焫者，亦从北方来。"说明灸法的应用同寒冷的生活环境密切相关。《灵枢·禁服》亦云："陷下者，脉血结于中，血寒，故宜灸之。"指出是应用其温热刺激，起到温经通痹的作用。古代医家早就认识到预防疾病的重要性，并提出了"防病于未然""治未病"的学术思想，《内经》提到在"犬所啮之处灸三壮，即以犬伤法灸之"，以预防狂犬病。《灵枢·官能》指出："针所不为，灸之为宜。"说明在临床上灸法具有重要作用，并常与针刺合用，相互补充，相辅相成。

晋代王叔和整理了仲景的《伤寒杂病论》，其中《伤寒论》指出："少阴病吐利，手足逆冷……脉不至者，灸少阴七壮。""下利，手足厥冷，烦躁，灸厥阴，无脉者，灸之。"唐代孙思邈在《备急千金要方》指出灸法对脏腑实热有宣泄的作用，另有艾灸能预防传染病的记载。

宋代《针灸资生经》也提到"凡溺死，一宿尚可救，解死人衣，灸脐中即活"。明代杨继洲《针灸大成》提到灸足三里可以预防中风，民间俗话说"若要身体安，三里常不干"，灸法是随着火的应用而产生的，并在其应用实践中不断发展。清代《医宗金鉴·痈疽灸法篇》指出："痈疽初起七日内，开结拔毒灸最宜，不痛灸至痛方止，疮痛灸至不痛时。"说明灸法能以热引热，使热外出。灸能散寒，又能清热，表明对机体原来的功能状态起双向调节作用。

艾灸疗法在漫长的发展过程中，先辈医家们创制了种类繁多的灸治之法。由于多种原因，其中不少灸疗已湮没不彰。但经过后世学者的努力，依然保持着平稳发展。近几十年来，在灸治方法的发展上做了两方面工作：一方面是继承发掘传统的行之有效的方法，如核桃壳灸和苇管灸，前者载于《理瀹骈文》，后者首见于《备急千金要方》。近年来，通过对上述两法的发掘和改进，发现对眼底疾病及面神经麻痹等有较好的治疗效果。除了对古代灸疗继承外，还对其他民族的灸疗进行验证和推广，如流行于广西壮族民间的药线灸，应用于多种常见或难治杂证，收到了很好的效果。另一方面则是结合现代科技创制新的灸疗，如光灸、冷冻灸、电热灸、铝灸等，在灸疗仪器方面十余年来也有较大进展，如药灸器、中频灸疗仪、固定式艾条熏灸器、近红外灸疗仪、远红外灸疗仪等，已普遍应用于临床。

二、艾灸疗法的作用及特点

（一）艾灸疗法的治疗作用

1. 温经散寒 艾灸时产生的温热力，具有温通经络、驱散寒邪的功用。《素问·异法方宜论》说："脏寒生满病，其治宜灸焫。"说明灸法适合治疗由寒引起的筋骨痛症。

2. 扶阳固脱 扶助阳气、举陷固脱是灸法的又一功效。《扁鹊心书·须识扶阳》记载："真阳元气虚则人病，真阳元气脱则人死，保命之法，灼艾第一。"说明阳气下陷或欲脱之危证，可用灸法。

3. 消瘀散结 灸法尚有行气活血、消瘀散结的作用。《灵枢·刺节真邪》说："脉中之血，凝而留止，弗之火调，弗能取之。"气统帅血，血随气，气得温而行，气行则血亦行。灸能使气机通调，营卫畅达，瘀结自散。

4.防病保健　灸法通过激发人体正气，增强机体抗病能力。未病而施灸，有保健防病、延年益寿的作用，古称"逆灸"，今称"保健灸"。《备急千金要方·灸例》也记载"凡入吴蜀地游宦体上常须三两处灸之，勿令疮暂瘥，则瘴疠瘟疟毒气不能着人也"，更说明常灸强壮要穴，既能强身健体，又可抵御外邪。

5.调节免疫　许多实验证实灸疗能增强免疫功能，其治疗作用也是通过调节人体免疫功能实现的，这种作用具有双向调节的特性，即低者可以使之升高，高者可以使之降低，并且在病理状态下，这种调节作用更明显。

（二）综合作用

灸疗的治疗方式是综合的，如冬病夏治，以白芥子等药物贴敷膻中、肺俞、膏肓治疗哮喘的化脓灸；以隔附子饼灸肾俞等穴的抗衰老疗法等，其方式即包括了局部刺激（局部化脓灸、隔物灸）、经络腧穴（特定选穴）、药物诸因素，他们相互之间不是孤立的，而是有机联系的，缺其一即失去了原来的治疗作用。

治疗的作用是综合的，灸疗热的刺激对局部气血的调整，艾火刺激配合药物，必然增加了药物的功效，芳香药物在温热环境中特别易于吸收，艾灸施于穴位，则首先刺激了穴位本身，激发了经气，调动了经脉的功能使之更好地发挥行气血、和阴阳的整体作用。

人体反应性与治疗作用是综合的，治疗手段（灸疗）外因只能通过内因（人体反应性）起作用，研究人员发现，相同的灸疗对患相同疾病的患者，其感传不一样，疗效也不尽相同，究其原因，就是人体的反应性各有差异。以上诸因素，在中医整体观念和辨证论治思想指导下，临证进行合理选择，灵活运用，方能发挥灸疗最大的效能。

三、艾灸疗法的分类

灸法的种类繁多，根据材料不同，将常用灸法分为艾灸法和其他灸法。艾灸法主要材料为艾绒，包括艾炷灸、艾条灸、温针灸、温灸器灸；其他灸法则使用艾绒以外的材料，包括灯火灸、天灸（如白芥子灸、蒜泥灸、斑蝥灸等）。

（一）艾条灸

艾条是取纯净细软的艾绒平铺在细草纸上，卷成直径约1.5cm圆柱，要求卷紧，再以质地柔软疏松、坚韧的桑皮纸外裹，用胶或糨糊等封口而成。亦可加适量肉桂、干姜、细辛、白芷、雄黄各等份的细末于每条艾绒中，此为药条。艾条灸可分为悬起灸和实按灸。

1.悬起灸　系指点燃艾条的一端，悬于患处或腧穴上方，并固定在适当的高度，使艾条产生的热力较温和地作用于施灸部位，称悬起灸。根据具体操作法不同，可分为温和灸、雀啄灸、回旋灸。

（1）温和灸。系施灸时点燃艾条的一端，对准患处或相应腧穴，距皮肤1.5～3cm，进行熏烤。使患者局部有温热感而无灼痛为宜，一般灸 5～7 分钟皮肤出现红晕即可。对于局部知觉迟钝者，医者可将中、食二指分开，置于施灸部位两侧，可通过医者手指的感觉，来测知患者局部皮肤的受热程度，以便随时调节距离，防止烫伤。

（2）雀啄灸。系施灸时，将点燃的艾条端与施灸部位的皮肤不做距离限制，如鸟雀啄食般，上下来回活动施灸，也可均匀地朝上下左右方向移动，或做反复地旋转施灸。

（3）回旋灸。系距皮肤 1.5～3cm，点燃艾灸条后，在局部做顺时针或逆时针转动。

2. 实按灸　系将艾条点燃后，隔纱布或绵纸数层实按在穴位上，使热力向深部透达，火熄灭后重新点火按灸，称实按灸。如患者出现局部灼痛，应立即移开艾条，并将纱布或绵纸增加层数，如此反复 7～10 次为度。若加药物于艾绒中，卷成艾卷施灸，称为"太乙神针""雷火神针"。

（1）太乙神针。系关于药物配方记载历代医家各有不同，一般处方为参三七、人参、山羊血、千年健、钻地风、川椒、乳香、没药、防风、蕲艾、小茴香、炮山甲（猪蹄甲替代）。加工炮制后研为药末，适量加入每支艾条中。

（2）雷火神针。系药物配方记载各异，一般处方为乳香、沉香、木香、羌活、干姜、茵陈、炮山甲（猪蹄甲代替），以及少许人工麝香。用法同"太乙神针"。

（二）艾炷灸

将艾绒用手工或器具制成圆锥状物，称艾炷。将艾炷置于患处或相应腧穴，再点燃施灸，此法即艾炷灸。艾炷灸又细分为直接灸和间接灸。

1. 直接灸　又称作肤灸，是将大小适宜的艾炷，直接放在皮肤上施灸的方法。若施灸时需将皮肤烧伤化脓，愈后留有瘢痕者，称为瘢痕灸。若不使皮肤烧伤化脓，不留瘢痕者，称为无瘢痕灸。

（1）瘢痕灸，又叫化脓灸。施灸前涂少量的大蒜汁于所灸腧穴部位，以增加黏附和刺激作用，然后于腧穴上放置大小适宜的艾炷，从艾炷上端点燃施灸。必须将每壮艾炷燃尽，除静灰烬后继续易炷再灸，待拟灸壮数灸完为止。施灸部位皮肤由于艾火烧灼，可因此产生剧痛，此时可在施灸部位用手周围轻轻拍打，以缓解患处疼痛。在正常情况下，灸后 1 周左右施灸部位化脓形成灸疮，5～6 周时灸疮可自行痊愈，结痂脱落后会留下瘢痕。化脓期间应保证局部清洁，避免感染。

（2）无瘢痕灸。施灸前涂少量的凡士林于所灸腧穴部位，使艾炷便于黏附，然后将大小适宜的艾炷，置于腧穴上点燃施灸，当灸炷燃剩 2/5 或 1/4 而患者感到微有灼痛时，即可易炷再灸。若用麦粒大的艾炷施灸，当患者感到有灼痛时，医者可用镊子柄将艾炷熄灭，然后继续易位再灸，按规定壮数灸完为止。一般应灸至局部皮肤红晕而不起泡为度。因其皮肤无灼伤，故灸后不化脓，不留瘢痕。

2. 间接灸　也叫隔物灸、间隔灸，指将艾炷与腧穴皮肤之间用药物或其他材料隔开。间接灸使用药物及材料因病情而定，具体有隔姜灸、隔蒜灸、隔盐灸、隔饼灸、黄蜡灸、硫黄灸等。

（1）隔姜灸。取生姜一块，沿生姜纤维纵向切取，切成直径 2～3cm、厚

0.2～0.5cm 的姜片，中间用三棱针穿刺数孔，置于拟施灸腧穴或患处，置大的或中等艾炷放于其上，然后点燃。待患者有局部灼痛感时，略略提起姜片，或更换艾炷再灸。一般每次灸 5～10 壮，艾炷燃尽后再更换，以局部潮红为度。灸毕，以正红花油涂于施灸部位，一是防皮肤灼伤，二是更能增强艾灸活血化瘀、散寒止痛功效。

（2）隔蒜灸，又称蒜钱灸。其分隔蒜片灸和隔蒜泥灸两种。隔蒜片灸：取新鲜独头大蒜，切成厚 0.1～0.3cm 的蒜片，用针在蒜片中间刺数孔。放于穴区，上置艾炷施灸，每灸 3～4 壮后换去蒜片，继续灸治。隔蒜泥灸：以新鲜大蒜适量，捣成泥膏状，制成厚 0.2～0.4cm 的圆饼，大小按病灶而定。置于选定之穴区按上法灸之，中间不必更换。

（3）隔盐灸。令患者仰卧，暴露脐部。取适量干燥细白盐，亦可炒温热，纳入脐中，使与脐平。如患者脐部凹陷不明显者，可预先在脐周围一个圆圈，再填入食盐；如需再隔其他药物施灸，一般宜先填入其他药物（药膏或药末），再放盐，然后上置艾炷施灸，至患者稍感烫热，即更换艾炷。为避免食盐受火爆裂烫伤，可预先在盐上放了一薄姜片再施灸。一般灸 3～9 壮，但对急性病证则可多灸，不拘壮数。

（4）隔附子饼灸。将附子研成粉末，用酒调和做成直径约 3cm、厚约 0.8cm 的附子饼，中间以针刺数孔，放在应灸腧穴或患处，上面再放艾炷施灸，直到灸完所规定壮数为止。

（三）温针灸

针刺与艾灸相结合的一种方法，又称针柄灸。该操作即在留针过程中，将艾绒搓团捻裹于针柄上点燃，通过针体将热力传入穴位。每次燃烧枣核大小的艾团 1～3 团。本法具有温通经脉、行气活血的作用。适用于寒盛湿重，经络壅滞之证，如关节痹痛、肌肤不仁等。

（四）温管艾灸

温管灸，是用苇管（或竹管）作为灸器向耳内施灸的一种方法。因用苇管作为灸具，所以也称苇管灸。首载于孙思邈所撰之《备急千金要方》："以苇筒长五寸，以一头刺耳孔中。四畔以面密塞之，勿令气泄。一头内大豆一颗，并艾烧之令燃，灸七壮。"古代医家主要将此灸法用于中风口喎的治疗，但是现代不仅在灸具的制作上有较大改进，治疗病证亦有所扩展。另外，通过不断改善还出现了一种肛管灸法，亦属温管灸法。

（五）温灸器灸

温筒灸，主要包括铜制灸器、不锈钢灸器、竹制灸器。其是用金属等材质特制的一种圆筒灸具，故又称温筒灸。其筒底有尖有平，筒内套有小筒，小筒四周有孔。施灸时，将艾绒或加掺药物，装入温灸器的小筒，点燃后，将温灸器之盖扣好，即可置于腧穴或应灸部位，进行熨灸，直到所灸部位的皮肤红润为度。有调和气血、温中散寒的作用。

（六）新铺灸

新铺灸是由传统长蛇灸为基础演变而来，同时它又吸取了隔姜灸、隔药灸之精华。将传统的姜片改成用姜泥，加中药十余种，艾绒中又加中药，共同发挥作用，芳香走窜，穿筋透骨，相得益彰。其具有温热舒适不起疱，功效强劲，施灸范围最大，穴位最多，时间最长，效果最佳等特点。

四、艾灸疗法的适应证和禁忌证

（一）适应证

艾灸疗法有温阳补气、温经通络、消瘀散结、补中益气的作用，可以广泛用于治疗内科、外科、妇科、儿科、五官等科的疾病，尤其在慢性筋骨病的防治中，疗效显著，常用于风湿性及类风湿关节炎、强直性脊柱炎、颈椎病、肩周炎、肘关节炎、坐骨神经痛、各种腰腿痛和关节痛、外伤恢复期的辅助治疗等，并可用于各种寒湿痹证、痛症，同时也适应于保健养生等。

（二）禁忌证

1. 颜面等暴露在外的部位，不宜直接灸，以防烫伤形成瘢痕。
2. 皮薄、肌少、筋肉结聚处，妊娠期妇女的腰骶部、下腹部，男女的乳头、阴部、睾丸等不要施灸。
3. 关节部位不要直接灸。
4. 大血管处、心脏部位不要灸，眼球属颜面部，也不要灸。
5. 极度疲劳、过饥、过饱、酒醉、大汗淋漓、情绪不稳，或妇女经期忌灸。
6. 某些传染病、高热、昏迷、抽风期间，或身体极度衰竭、形瘦骨立者忌灸。
7. 无自制能力的人，如精神病患者等忌灸。

五、艾灸疗法操作规程

（一）施灸次序

临床上一般先灸上部，后灸下部，先灸阳部，后灸阴部，壮数是先少后多，艾炷是先小后大。但情况特殊者，可酌情而施。如脱肛时，即可先灸长强以收肛，后灸百会以举陷，因此不可过于拘泥。

（二）最佳时间

相关专家指出，最适合进行中医艾灸疗法的季节就是夏季。夏天天气热，人体对温度就比较敏感，不容易被烫伤。最重要的是夏天施灸符合中医"冬病夏治"的理论。中医学认为，阳虚、气虚人群更适合进行艾灸疗法，生病的人大多属于阳虚体质。艾叶是温性的，属于纯阳之物。艾灸能够温通经络，祛除寒湿，补益人体阳气。夏天正好是自然界阳气最重的时候，两者的阳热合在一起，温补的作用更强。所以在夏季大自然阳气最盛的时候艾灸，补益的效果能够达到最佳。

（三）最佳灸量

艾灸应考虑季节、地理、气候等因素来定灸量，如冬天灸量宜大，才能祛寒通痹，助阳回厥；夏季宜少灸或轻灸，才不会造成燥火伤阴。北方风寒凛冽，灸量宜大；南方气候温暖，灸量宜小。不同的年龄、体质和性别，其阴阳气血的盛衰及对灸的耐受性也是不同的。老年或体弱的人使用保健灸，灸量宜小，但须坚持日久；而壮年者随年龄由小至大而递增壮数。

（四）施灸程度

施灸后应以患者自觉温热舒畅，直达深部，经久不消，停灸多时，尚有余温为宜。《医宗金鉴》认为："凡灸诸病，必火足气到……背腰下皮肉深厚，艾炷宜大，壮数宜多，使火气到，始能去痼冷之疾也。"因此，不管灸治哪个穴位都要"足量"，热力要能够深入体内，直达病所。为了防止施灸时出现的痛苦，提出可以隔日灸，还视病情的深浅轻重、穴位的位置来决定艾炷的大小和壮数。运用补泻方法施灸，以达虚实相安，据《灵枢·背腧》记载："以火补者，毋吹其火，须自灭也。以火泻者，疾吹其火，传其艾，须其火灭也。"临床上应根据患者病情，结合腧穴性能，酌情施补泻之法。

六、注意事项

1. 要专心致志，耐心坚持。施灸时要注意思想集中，不要在施灸时分散注意力，以免艾条移动，不在穴位上，徒伤皮肉，浪费时间。

2. 要注意体位，保证穴位的准确性。体位要适合艾灸的需要，同时要注意体位需要舒适、自然，要根据处方找准部位、穴位，以保证艾灸的效果。

3. 施灸时一定要注意防止落火，尤其是用艾炷灸时更要小心，以防艾炷翻滚脱落。

4. 要注意保暖和防暑。因施灸时要暴露部分体表部位，在冬季要保暖，在夏天高温时要防中暑，同时还要注意室内温度的调节和开换气扇，及时换取新鲜空气。

5. 要防止感染化脓灸，若因施灸不当，局部烫伤可能起疮，产生灸疮，一定不要把疮挑破，如果已经破溃感染，要及时使用消炎药。

6. 要掌握施灸的程序，如果灸的穴位多且分散，应按先背部后胸腹，先头身后四肢的顺序进行。

7. 注意施灸的时间。有些病证必须注意施灸时间，如失眠症要在临睡前施灸，不要在饭前空腹时或饭后立即施灸。

8. 要循序渐进，初次使用灸法要注意掌握好刺激量，先少量、小剂量，如先用小艾炷，或灸的时间短一些，壮数少一些；以后再加大剂量。不要一开始就进行大剂量艾灸。

9.防止晕灸，晕灸虽不多见，但是一旦晕灸则会出现头晕、眼花、恶心、面色苍白、心慌、汗出等，甚至发生晕倒。出现晕灸后，要立即停灸，并躺下静卧，再加灸足三里，温和灸10分钟左右。

10.注意施灸温度的调节。对于皮肤感觉迟钝者或小儿，用食指和中指置于施灸部位两侧，以感知施灸部位的温度，做到既不致烫伤皮肤，又能收到好的效果。

第四节　推拿疗法

一、推拿疗法的发展史

推拿，古称"按摩""按跷"，是我国源远流长的一种治病防病养生术。它以中医脏腑、经络学说为理论基础，并与西医解剖、病理及诊断相结合，运用推、拿、按、摩、揉、捏等形式多样的手法，施术于患者腧穴或病位，通过调节机体生理、病理状况，达到防治疾病的一种治疗方法，属物理疗法的一种。

在远古时代，人类因寒冷或撞击、扭挫、跌损等外伤引起肢体麻木、疼痛时，都会出于本能的搓摩、按揉不适部位的情况，以抵御寒冷、减轻伤痛。经过长时间实践和不断总结，这种自发的本能行为，逐渐发展成自觉的医疗行为，形成了最古老的推拿按摩疗法。

春秋战国时期名医扁鹊，用按摩诸术治愈虢太子暴疾尸厥等。在《内经》中，许多地方记录了按摩疗法，如《素问·血气形志》云："形数惊恐，经络不通，病生于不仁，治之以按摩醪药。"又《素问·异法方宜论》云："中央者，其地平以湿，天地所以生万物也众。其民食杂而不劳，故其病多痿厥寒热，其治宜导引按跷。故导引按跷者，亦从中央出也。"可见古代很早就已掌握用按摩疗法，用以治疗肢体麻木不仁、痿证、厥证和寒湿热等症。

秦汉时期，我国第一部推拿按摩专著《黄帝岐伯按摩经》问世，推拿按摩疗法逐渐成为一门有民族特色的中医学科，其中包含了许多民间推拿按摩的技术和方法。如马王堆汉墓出土的《导引图》中的捶背、抚胸、搓腰、揉膝等手法；《五十二病方》中对木椎、筑、钱币、羽毛、药巾等的运用；《汉书·苏武传》记载的用足踩背救醒昏迷的苏武等。

晋唐时期，是推拿按摩发展的盛世，隋唐时期推拿按摩疗法在医学领域有较高的地位和广泛的临床应用，在民间也得到了快速的发展。《肘后备急方》记载的掐按人中、拇指按胃脘、抓脐上3寸、抄举法、捏脊法、背法、口内复位法等手法治疗昏厥、溺水、卒心痛、颞颌关节脱位等急症。如《备急千金要方》记载的按摩治疗"小儿客忤项强欲死""鼻塞不通有涕出""夜啼""腹胀满""不能哺乳""小儿虽无病，早起常以膏摩囟上及手足心，甚辟风寒"等，以及膏摩小儿心口、脐等民间小儿推拿保健方法。《续神仙传》记述的唐杭州县吏马湘以"竹杖打之"治疗腰、脚曲等病，是器械拍打手法的最早记载。宋金元时期这一时期民间推拿盛行，并有很多创新和发展。一些医学机构比较重视对推拿作用和应用的研究，在一些医学书籍中也记载了许多民间推拿按摩疗法。如《圣济总录》的生铁熨斗摩项治风热冲目及膏摩顶治疗目疾、鼻塞及诸痫证；《宋史》记载庞安时按摩催产；《苏沈良方》载掐法治疗新生儿破伤风；《医说》载搓滚竹管治疗骨折后遗症；《回回药方》的"脚踏法""擀面椎于脱出的骨上"治疗脊柱骨折等。

明代是推拿按摩发展的又一盛世，推拿学得到了较全面的总结、创新和发展，除政府重视设专科外，小儿推拿专著的问世和小儿推拿独特体系的形成是这一时期推拿按摩发展的一个重要标志，而这一体系的产生、成熟和发展又源于民间推拿诊治惊证的技术。在民间，推拿流传于洗浴、理发业和养生群体，使保健推拿更加职业化、规范化和个体化。如罗真人《净发需知》(又名《江湖按摩修养净发需知》)、《按摩修养歌诀》详述了人体各部位保健推拿方法，王廷相《摄生要义》论述了自我养生按摩和全身保健按摩法——大度关法，曹士珩《保生秘要》论述了各种疾病的自我推拿导引法等。此外，民间推拿器械也有了广泛的应用和发展，如《韩氏医通》的"木拐按节法"，《易筋经》的木杵、木槌、石袋拍打法，《古今医源》的木梳梳法和翎扫法，《寿世保元》的铁物压法，《景岳全书》的刮痧法等。

清代，太医院虽未设推拿科，但推拿学在小儿、骨伤、内科、五官推拿及膏（药）摩的应用以及流派形成上取得了很大成就，如一指禅、内功、正骨、腹诊、脏腑经络、捏筋拍打等民间推拿流派，加上明代传承下来的小儿点穴推拿流派，均以分散的形式在民间存在和发展，一直延续到民中华民国时期，并存在地域性特征。如鲁东湘西的儿科推拿、北方的正骨推拿、江浙的一指禅推拿、山东的武功推拿、川蓉的经穴推拿、上海的拥法推拿等。

此后，在历代的发展中不断从民间汲取新的手法和医疗保健经验，经历代医家的不断总结、创新和完善，形成了一门跨学科的中医临床专业。而推拿按摩学的发展，又推动了民间推拿按摩疗法的不断创新和成长，并成为民间推拿按摩疗法坚实的理论基础。由此可见，中医推拿按摩学科与民间推拿按摩疗法的发展，相辅相成，相互为用。

二、推拿疗法的作用特点

中医推拿的作用是疏通经络，行气活血，滑利关节。《素问·血气形志》中说："形数惊恐，经络不通，病生于不仁，治之以按摩醪药。"《素问·举痛论》中说："寒气客于背俞之脉则脉泣，脉泣则血虚，血虚则痛，其俞注于心，故相引而痛。按之则热气至，热气至则痛止矣。"《医宗金鉴·正骨心法要旨》中说："因跌扑闪失，以致骨缝开错，气血郁滞，为肿为痛，宜用按摩法。按其经络，以通郁闭之气，摩其壅聚，以散瘀结之肿，其患可愈。"

经络遍布于全身，内属于脏腑，外络于肢节，沟通和联结人体所有的脏腑、器官、孔窍及皮毛、筋肉、骨骼等组织，再通过气血在经络中运行，组成了整体的联系。推拿手法作用于体表局部，在局部通经络、行气血、濡筋骨，并且由于气血循着经络的分布流注全身，能影响到内脏及其他部位。如按揉背部第 11、12 胸椎旁开 1.5 寸的脾俞、胃俞能健脾和胃，按点合谷穴可止牙痛。由此可知，推拿治病不仅是以痛为输，而且还必须根据经络联系的原则，循经取穴。

西医学认为，推拿手法的物理刺激，使作用区引起生物物理和生物化学的变化，局部组织发生生理反应，这种反应，通过神经反射与体液循环的调节，一方面得到加强，另一方面又引起整体的继发性反应，从而产生一系列病理生理过程的改变，达到治疗效果。

推拿对局部组织的作用，据观察发现可以清除衰亡的上皮细胞，改善皮肤呼吸，有利于汗腺和皮脂腺的分泌，增强皮肤光泽和弹性；强刺激手法，可引起部分细胞蛋白质的分解，产生组织胺和类组织胺物质，加上手法的机械能转化为热能的综合作用，促使毛细血管扩张，增强局部皮肤肌肉的营养供应，使肌萎缩得以改善，损害的组织促进修复；手法的断续挤压，可增快血液循环和淋巴循环。由于病变部位血液循环和淋巴循环的改善，加速了水肿和病变产物的吸收，使肿胀挛缩消除；牵拉、弹拨、整复等一些手法，如运动关节类手法，可解除软组织的痉挛、粘连、嵌顿和错位等情况。

通过神经、体液，局部操作的推拿手法能对整体和其他组织产生作用。推拿能调整神经系统兴奋和抑制的相对平衡。缓和较轻而又节律的手法，反复刺激，对神经有镇静抑制的作用；急速较重、时间较短的手法，对神经有兴奋的作用。有人推拿后对脑电图的变化进行了观察，见 a 波振幅增大，而且振幅增大的时间延续，这个现象可能是推拿后引起内抑制的发展所致。根据脊髓节段反射，推拿颈部，可以调节上肢及脑内血液循环，降低颅内压，并有降低血压的作用；在 1～2 胸椎部，用振动和叩击的手法，能引起心动反射，表现为心肌收缩；振动叩击 1～2 腰椎可使小骨盆充血；捏脊，可引起胃肠蠕动增快，按压缺盆穴处的交感神经星状结节，可发生瞳孔扩大、血管舒张、同侧肢体皮肤温度增高的情况；推拿下腹部及大腿内侧，可引起膀胱收缩而排尿，治疗尿潴留；推拿腹部可促进胃肠蠕动和消化腺分泌。

推拿尚可引起血液成分和代谢的变化。实验证明，推拿后白细胞总数增加，吞噬能力增加，白细胞分类变化中淋巴细胞比例升高，红细胞轻度增加，血清中补体效价、氧的需要量、排氮量、排尿量和二氧化碳的排泄量也都有增加。推拿的作用，主要是改善机体的功能，对功能性疾病及器质性疾病的疾病均有不同的治疗作用。

三、推拿疗法的分类与操作

推拿手法，是通过不同形式的操作方法刺激人体的经络穴位或特定部位。其中有的以按捏为主，如按法、压法、点法、拿法、捏法、掐法等；有的以摩擦为主，如平推法、擦法、摩法、搓法、揉法等；有的以振动肢体为主，如拍击法、抖法、运拉法等；有的以活动肢体关节为主，如摇法、扳法、搀法等。

（一）推法

用指或掌等部分着力于被按摩的部位上，进行单方向的直线推动为推法。轻推法具有镇静止痛、缓和不适感等作用，用于按摩的开始和结束时，以及插用于其他手法之间。重推法具有疏通经络、理筋整复、活血散瘀、缓解痉挛、加速静脉血和淋巴液回流等作用，可用于推拿的不同阶段。

【方法与步骤】

1. 用指或掌等部位着力于被按摩的部位上。

2. 根据推法用力的大小，可分为轻推法和重推法，选定力度后进行单方向的直线推动。一般推 3 ～ 5 次。

【动作要领】

1. 轻推法时用的压力较轻；重推法时用的压力较重。做全掌重推法时，四指并拢，拇指分开，要求掌根着力，虎口稍抬起，必要时可用另一只手掌重叠按压于手背上，双手同时向下加压，沿着淋巴流动的方向向前推动。

2. 指、掌等着力部分要紧贴皮肤，用力要稳，推进的速度要缓慢而均匀，但不要硬用压力，以免损伤皮肤。

（二）擦法

用手的不同部位着力，紧贴在皮肤上，做来回的直线摩动，此为擦法。该手法具有温经通络、行气活血、镇静止痛、提高皮肤温度、增强关节韧带柔韧性等作用。轻擦法多用于按摩开始和结束时，以减轻疼痛或不适感。重擦法多插用于其他手法之间。

【方法与步骤】

1. 用手掌、大鱼际、小鱼际或掌根部位着力于皮肤上。

2. 根据力量大小选择轻重手法做来回直线的摩动。

【动作要领】

1. 操作时腕关节要伸直，使前臂与手接近相平，以肩关节为支点，带动手掌做前后或左右直线往返擦动，不可歪斜。

2. 按摩者手掌向下的压力要均匀适中，在擦动时以不使皮肤褶叠为宜。

3. 擦法的速度一般较快，往返擦动的距离要长，动作要均匀而连贯，但不宜久擦，以局部皮肤充血潮红为度，防止擦损皮肤。

（三）揉法

用手的不同部位，着力于一定的部位上，做圆形或螺旋形的揉动以带动该处的皮下组织随手指或掌的揉动而滑动的手法为揉。该手法具有加速血液循环、改善局部组织的新陈代谢、活血散瘀、缓解痉挛、软化瘢痕、缓和强手法刺激和减轻疼痛的作用。全掌或掌根揉，多用于腰背部和肌肉肥厚部位。拇指揉法多用于关节、肌腱部。拇、中指端揉是穴位按摩常用的手法。

【方法与步骤】

1. 用手掌、掌根、大鱼际、小鱼际、拇指或四指指腹部分着力于皮肤上。

2. 做圆形或螺旋形的揉动，以带动该处的皮下组织随手指或掌的揉动而滑动。

【动作要领】

揉动时手指或掌要紧贴在皮肤上，不要在皮肤上摩动，手腕要放松，以腕关节连同前臂或整个手臂做小幅度的回旋活动，不要过分牵扯周围皮肤。

（四）揉捏法

拇指外展，其余四指并拢，手成钳形，将全掌及各指紧贴于皮肤上，做环形旋转的揉捏动作，边揉边捏边做螺旋形向心方向的推进手法，此为揉捏法。该手法具有促进局部组织的血液循环和新陈代谢，增加肌力，防治肌肉萎缩，缓解肌肉痉挛，消除肌肉疲劳，活血散瘀止痛等作用。多用于四肢、臀部等肌肉肥厚处，常与揉法交替使用。

（五）搓法

用双手夹住被按摩的部位，相对用力，方向相反，做来回快速搓动的手法，此为搓法。该手法具有疏经通络，调和气血，松弛组织，缓解痉挛，加速疲劳消除，提高肌肉工作能力等作用。适用于腰背、胁肋及四肢部，以上肢部和肩、膝关节处最为常用，常在每次按摩的后阶段使用。

【方法与步骤】

1. 双手呈抱物形着力于肢体部位，夹住被按摩的部位。

2. 相对用力、方向相反，做来回快速地搓动，同时做上下往返移动。

【动作要领】

1. 操作时两手用力要对称，动作柔和而均匀，搓动要快，移动要慢。

2. 运动前，若采用压力大、频率快而持续时间短的搓动，能提高肌肉的工作能力；运动后，若采用压力小、频率缓慢而持续时间较长的搓动，能加速消除肌肉的疲劳。

（六）按法

用指、掌、肘或肢体的其他部分着力，由轻到重地逐渐用力按压在被按摩的部位或穴位上，停留一段时间后再由重到轻地按压，手法要缓和。该手法具有舒筋活络，放松肌肉，消除疲劳，活血止痛，整形复位等作用。拇指按法适用于经络穴位，临床上常与拇指揉法相结合，组成"按揉"复合手法，以提高按摩效应及缓解用力按压后的不适感，掌按法多用于腰背部、肩部及四肢肌肉僵硬或发紧，也用于关节处，如腕关节、踝关节等。用指端、肘尖、足跟等点按穴位，是穴位按摩常用的手法。

【方法与步骤】

1. 用指、掌、肘或肢体其他部分着力于皮肤上。

2. 由轻到重地逐渐用力按压在被按摩的部位或穴位上，停留一段时间，再由重到轻地缓缓放松。

3. 按法中以指按法和掌按法两种最为常用。拇指或食、中、环指面着力，按压体表某一部位或穴位，称指按法。用单掌或双掌掌面或掌根或双掌重叠按压体表某一部位，称掌按法。

【动作要领】

1. 按压着力部位要紧贴体表不可移动，操作时用力方向要与体表垂直，由轻逐重，稳而持续，使力达组织深部。

2. 拇指按穴位要准确，用力以患者有酸、胀、热、麻等感觉为度。

（七）摩法

用食、中、环指指面或手掌面着力，附着于被按摩的部位上。以腕部连同前臂，做缓和而有节奏的环形抚摩活动的手法称为摩法。该手法具有和中理气，消积导滞，调节肠胃蠕动，活血散瘀和镇静、解痉、止痛等作用。刺激轻柔缓和舒适，常用于按摩的开始，以减轻疼痛或不适；常配合揉法、推法、按法等手法，治疗脘腹胀痛、消化不良、痛经等病证。

【方法与步骤】

1. 用食、中、环指指面或手掌面省力，附着于被按摩的部位。

2. 肘关节要微屈，腕关节要放松，指掌关节自然伸直，轻轻放在体表上；腕部要连同前臂在皮肤上做缓和协调地环旋移动。

【动作要领】

1. 可沿顺时针或逆时针方向均匀往返的连贯操作。

2. 每分钟频率约为 120 次。

3. 用力不可太重。

（八）拍击法

用手掌或手的尺侧面等拍击体表的手法为拍击法。常用的有拍打法、叩击法和切击法三种手法，均具有促进血液循环，舒展肌筋，消除疲劳和调节神经肌肉兴奋性的作用，多用于肩背、腰臀及四肢等肌肉肥厚处。缓缓地拍打和叩击，常用于运动后加速消除疲劳；用力较大，频率较快，持续时间短的切击，常用于运动前提高神经肌肉兴奋性。单指或多指的叩击是穴位按摩常用的手法。

【方法与步骤】

1. 拍打时，两手半握拳或五指并拢，拇指伸直，其余四指的掌指关节屈曲成空心掌，掌心向下。叩击时，两手握空拳，尺侧面向下。也可用 5 个手指或 3 个手指或 1 个手指指端叩打在一定的部位上。切击时，两手的手指伸直，五指并拢，尺侧面向下。

2. 两手有节奏地进行上下交替拍打。

【动作要领】

1. 拍打时，肩、肘、腕要放松，以手腕发力，着力轻巧而有弹性，动作要协调灵活，频率要均匀。

2. 叩击和切击时，以肘为支点进行发力。叩击时肩、肘、腕要放松；切击时肩、肘、腕较为紧张，力达组织深部。动作要协调、连续、灵活。

（九）抖法

抖法分肢体抖动法和肌肉抖动法两种。肢体抖动法时，用双手或单手握住肢体远端，微用力做连续小幅度的上下快速抖动。肌肉抖动法时，用手轻轻抓住肌肉，进行短时间的左右快速抖动。该手法具有舒筋通络、放松肌肉、滑润关节的作用，多用于肌肉肥厚的部位和四肢关节，常用于消除运动后肌肉疲劳，是一种按摩结束阶段的手法。

【方法与步骤】

1. 用肢体抖动法时，用双手或单手握住肢体远端，微用力做连续小幅度的快速抖动（上肢可做上下左右的抖动，下肢一般可做上下抖动）。

2. 用肌肉抖动法时，用手轻轻抓住肌肉，进行短时间的左右快速抖动。

【动作要领】

动作要连续、均匀，频率由慢到快，再由快到慢；抖动的幅度要小，频率一般较快，用力不要过大。

（十）运拉法

用一只手握住被按摩者关节远端肢体，另一只手握住关节近端肢体，在关节的生理活动范围内做被动性运动的手法，此为运拉法。该手法具有滑润关节，舒筋活血，防止或松解关节粘连，改善关节运动功能和纠正小关节处的微细解剖位置改变等作用，适用于四肢关节及颈腰部。常在按摩的后阶段使用，能增进关节的活动幅度和消除关节屈伸不利等疲劳性酸痛。

【方法与步骤】

1. 按摩者一只手握住关节远端肢体，另一只手握关节近端肢体。

2. 在关节的生理活动范围内做被动性的运动。

3. 常用的有肩、肘、腕、髋、膝、踝等关节的运拉法。

（1）肩关节运拉法。按摩者一只手握住腕部或托住肘部，另一只手按在肩部上方，然后使肩关节做外展、内收、旋内、旋外及环转运动。

（2）肘关节运拉法。按摩者一只手握住前臂远端，另一只手轻轻托住肘后，然后使肘关节屈伸及做旋转运动。

（3）腕关节运拉法。按摩者一只手握住腕关节上方，另一只手握住手掌中部，然后使腕关节做屈伸、内收、外展及旋转运动。

（4）髋关节运拉法。被按摩者取仰卧位，髋、膝屈曲。按摩者一只手握住小腿下部，另一只手扶住膝部上方，然后做髋关节的屈、伸、外展、内收和环转运动。

（5）膝关节运拉法。被按摩者取仰卧位。按摩者一只手握住踝部，另一只手按于膝关节上，然后使膝关节做屈伸与旋内、旋外等运动。

（6）踝关节运拉法。被按摩者取坐位或仰卧位。按摩者一只手握住小腿下部或托住跟部，另一只手握住前足掌，然后做踝关节的屈伸、内收、外展及旋转运动。

【动作要领】

1. 运拉时动作要缓和，用力要稳；动作幅度要在生理活动范围内做到由小到大。

2. 做环转运动时，可沿着顺时针或逆时针方向进行。

（十一）拿法

用单手或双手的拇指与食、中两指，或拇指与其他四指指面着力，相对用力，在一定的穴位或部位上进行有节律的提拿揉捏为拿法。该手法具有疏通经络，解表发汗，镇静止痛，开窍提神，缓解痉挛等作用，主要用于颈项、肩背及四肢部。临床上常拿风池等穴位及颈项两侧部位，以治疗外感头痛；也用于运动过程中振奋精神，是穴位按摩的常用手法。

【方法与步骤】

1. 用单手或双手的拇指与食、中两指，或拇指与其他四指指面着力。

2. 相对用力，在一定的穴位或部位上进行有节律的提拿。

【动作要领】

1. 操作时肩臂要放松，腕要灵活，以腕关节和掌指关节活动为主，用指面相对用力提拿。

2. 用力要由轻到重，再由重到轻。

3. 拿法刺激强度较大，拿捏持续时间宜短，次数宜少，拿后应配合使用轻揉法，以缓解强刺激引起的不适。

（十二）㨰法

用手背近小指侧部分或小指、无名指、中指的掌指关节突起部分着力，附着于一定部位上。通过腕关节伸屈和前臂旋转的复合运动，持续不断地作用于被按摩的部位上，此为㨰法。该手法具有活血散瘀，消肿止痛，缓解肌肉痉挛，增强肌肉的活动能力和韧带的柔韧性，促进血液循环及消除肌肉疲劳等作用。本法压力较大、接触面积较广，适用于肩背部、腰骶部及四肢部等肌肉较肥厚的部位，常用于治疗运动损伤及消除肌肉疲劳。

【方法与步骤】

1. 用手指背侧小指、无名指、中指的掌指关节突起部分着力于皮肤上。

2. 通过腕关节伸屈和前臂旋转的复合运动，持续不断地作用于被按摩的部位上。

【动作要领】

1. 肩臂和手腕要放松，肘关节微屈，即腕关节屈曲、前臂旋后时向外滚动，腕关节伸展，前臂旋前时向内滚动。

2. 着力要均匀，动作要协调而有节律，一般滚动的频率每分钟约 140 次。

（十三）刮法

拇指屈曲，用指甲、硬币、汤匙等在病变部位以匀速刮动的手法，做单向操作即为刮法。可松解粘连，消散瘀结，改善病变部位的营养代谢和促进受伤组织的修复，常用于治疗髌骨张腱末端病。

【方法与步骤】

1.拇指屈曲，用指甲、硬币、汤匙等着力于病变部位上。

2.拇指端屈曲做单方向的匀速刮动。

【动作要领】

1.刮动时用力要均匀。

2.刮时可蘸些水，切勿损伤皮肤。

（十四）掐法

用拇指指端或指甲缘着力，选取一定的部位或穴位，用持续或间断的力垂直向下按压的手法为掐法。该手法具有消肿，防止粘连及开窍醒脑，提神解痉，行气通络的作用，适用于消除局部肿胀。常用于急救，是穴位按摩常用的手法。

【方法与步骤】

1.用拇指指端着力，选取一定的部位或穴位上。

2.用持续或间断的力垂直向下按压。

【动作要领】

1.用于局部消肿时，必须从肿胀部位的远心端开始，以轻巧而密集地手法向下切压皮肤，依次向近心端移动，移动的速度宜缓慢，用力不可过大。

2.用于点掐穴位时，要手握空拳，拇指伸直，紧贴示指桡侧缘，用拇指指端或指甲（以指代针）着力于穴位上，用力逐渐加重，以引起"得气"为度，掐后轻揉局部以缓解不适感。

3.用于急救时，手法宜重、快，但要防止指甲刺破皮肤。

（十五）弹筋法

用拇指与食、中两指或拇指与其他四指指腹将肌肉或肌腱速提速放的手法称为弹筋法。该手法具有舒筋活络，畅通气血，解痉止痛，对局部神经有强刺激的作用。一般用于治疗肌肉酸痛和肌肉痉挛等。

【方法与步骤】

1.用拇指与食、中两指或拇指与其余四指指腹将肌肉或肌腱拿住。

2.像木工弹墨线一样的形式，拿住肌肉速提速放。

【动作要领】

1.用指腹着力，切勿用指端用力内掐。

2.用力要由轻到重，刚中有柔，每处每次可提 1～3 下，然后使用轻揉法，以缓解因提弹而引起的不适感。

（十六）拨法

用双手的拇指指端掐压于一定部位上，适当用力，做与韧带或肌纤维垂直方向来回拨动的手法为拨法。具有分离粘连，消肿散结，解痉止痛等作用，常用于治疗肌肉肌腱和韧带的慢性损伤。拨与揉结合，即拨揉是穴位按摩常用的手法。

【方法与步骤】

1.用双手拇指或单拇指的指端掐压于一定部位上。

2.适当用力做与韧带或肌纤维垂直方向地来回拨动。

【动作要领】

操作时拇指端要深按于韧带或肌肉、肌腱的一侧，然后做与韧带和肌纤维成垂直方向地拨动，好像弹拨琴弦一样。也可沿筋内的一端依次向另一端移动弹拨，使局部有酸胀感，以能耐受为度。

（十七）理筋法

用拇指指腹压迫伤部，顺着肌纤维、韧带或神经走行方向缓慢移动，以顺理其筋的手法为理筋法。该手法具有调和气血，顺筋归位的作用，多用于治疗急性闭合性软组织损伤。

【方法与步骤】

1.用拇指指腹压迫伤部。

2.顺着肌纤维、韧带或神经行走的方向缓慢移动，以顺理其筋。

【动作要领】

1.操作时伤部应尽量放松，用一只手拇指指腹固定伤部的健侧端，另一只手拇指指腹沿着韧带、肌纤维和神经走行的方向向患端顺理，也可以从伤部的上端向下端顺理，反复数遍。

2.用力必须均匀持续，指腹移动必须缓慢。

（十八）捏法

用拇、食两指或拇、食、中三指提捏某一部位称为捏法。用力较轻，适用于浅表的肌肤组织。捏法应用于脊部称为"捏脊"，较常用于幼儿，可治疗消化不良。

（十九）扳法

用双手向同一方向或相反方向用力，使关节伸展或旋转，称为扳法。临床上常用于治疗四肢关节功能障碍及脊椎关节等小关节错缝问题。常见有颈椎扳法、腰椎扳法、肩关节扳法。

（二十）拉法

拉法属于牵拉、拔伸的方法，故也称为牵引法或拔伸法。本法较多应用于中医伤科的正骨方面。应用时动作要稳而持续，不可用突发性的猛力；要根据不同的部位和病情，适当控制牵引拔伸的力量和方向。常见有颈椎拔伸法、肩关节拔伸法、腕关节拔伸法、指间关节拔伸法。

四、推拿疗法的适应证和禁忌证

（一）适应证

推拿疗法主要适应于骨伤、内、妇、儿、五官、神经科疾病，同时亦用于减肥、美容及保健医疗等。

用于治疗常见骨伤科疾病：颈椎病、落枕、颈肩综合征、肩关节周围炎、类风湿关节炎、肋软骨炎、腰椎后关节紊乱、急性腰扭伤、慢性腰肌劳损、腰椎滑脱症（轻度）、第三腰椎横突综合征、骶髂关节半脱位、臀中肌损伤、梨状肌综合征，以及各种常见关节脱位等。

（二）禁忌证

按摩补益适用绝大多数人，但对于某些特定的患者和部位，是不能进行按摩的。

1.凡皮肤病的病变部位及水火烫伤等所致的皮肤损伤部位，严禁按摩。

2.凡患有血液病及有出血倾向者，严禁按摩，以防引起出血。

3.凡久病及严重的心、肺、脑病患者，胃、肠穿孔患者，癌症患者，高龄、体质极度虚弱者不能按摩，以防发生危险。

4.极度疲劳或醉酒的情况下及精神病患者不能配合者，不能按摩。

5.患感染性疾病，如骨髓炎、骨关节结核、严重的骨质疏松症及急、慢性传染病患者的传染期，不能按摩，以防感染扩散，破坏骨质或感染传染病。

6.由结核菌、化脓菌所引起的运动器官病证不宜进行推拿。

7.妇女在怀孕期和月经期，腹部和腰骶部不宜使用推拿手法。

8.患者饥饿时及剧烈运动后，推拿时需防止晕倒。

五、注意事项

1.辩证施补。按摩补益方法甚多，其目的不外乎于调整阴阳、调和气血及调补脏腑的功能。在使用按摩补益时，要辨证施补，分清阴虚还是阳虚，气需还是血虚，要辨清所病脏腑。

2.集中注意力，调匀呼吸，集中注意力。调匀呼吸是按摩补益施术者和使用按摩方法实施自我补益者必须注意的。

3.循序渐进，坚持不懈在养生保健方面，无论是运动养生，还是饮食养生都有个持之以恒的问题。按摩补益健身，则更需长期坚持，持之以恒，有的甚至要终生坚持，才能达到健康长寿的目的。

4.时间适当，早晚尤佳。按摩补益，具有简便、有效的特点，如能选择适当的时间，将会收到更好的效果。

5.因人而异，适度进行。在实施按摩补益时，要按照轻、缓为补的总原则，并要根据自身或被按摩者的体质等情况，确定按摩的手法、力度和持续时间。

6. 使用介质，防止损伤。按摩补益时，对一般人而言，由于手法较轻，不会引起局部皮肤损伤。但对于皮肤干燥的人、老年人和皮肤娇嫩的婴幼儿，则要使用麻油、按摩膏等介质，以防损伤局部皮肤。

7. 避风保暖。无论是自我按摩，还是家庭成员间的相互按摩，都要注意选择温暖无风的舒适环境。若在冬天按摩，更要注意施术时先将双手搓热再进行；夏天按摩，不可将电扇、空调的风直对被按摩者。

第五节　拔罐疗法

一、拔罐疗法的发展史

拔罐法是一种古老的民间医术，又名"火罐气""吸筒疗法"，古称"角法"，是指以罐为工具，运用抽吸、蒸汽、燃烧等方法，使罐内形成负压，吸附于体表患处或腧穴等一定部位，产生刺激，使局部皮肤充血，甚至瘀血，用以调整人体功能，达到治病防病、强壮身体目的的方法。其早期是以兽角为罐具，随着时代的逐步发展，现采用的罐有竹罐、陶瓷罐、抽气罐、玻璃罐、多功能罐等材质不一的罐具，操作方法上也有明显地改进和发展，其治疗范围亦趋于逐渐扩大之势，成为临床常用治疗手段之一。拔火罐与针灸一样，同属于物理疗法，而且拔火罐是物理疗法中最优秀的疗法之一。

先秦时期，马王堆汉墓出土的帛书《五十二病方》中，就已经有关于角法治病的记述："牡痔居窍旁，大者如枣，小者如枣核者，方以小角角之，如孰（熟）二斗米顷，而张角。"其中"以小角角之"，即指用小兽角吸拔。

晋代葛洪在《肘后备急方》中提到用角法治疗脱肿，所用的角为牛角。还特别告诫要慎重地选择适应证候，至隋唐时期，拔罐的工具有了突破性的改进，开始用经过削制加工的竹罐来代替兽角。竹罐取材广泛，价廉易得，有助于这一疗法的普及和推广；同时竹罐质地轻巧，吸拔力强，在一定程度上，提高了治疗的效果。王焘的《外台秘要》中就有关于用竹罐吸拔的详细描述："遂依角法，以意用竹做作小角，留一节长三、四寸，孔经四、五分。若指上，可取细竹作之。才冷搭得螫处，指用大角角之，气漏不嘬，故角不厌大，大即朔急差。速作五、四枚，铛内熟煮，取之角螫处，冷即换。"指出应根据不同的部位，取用不同大小的竹罐。而当时所用的吸拔方法，即为当今还在沿用的煮罐法，或称煮拔筒法，并有详细的论述，"以墨点上记之。取三指大青竹筒，长寸半，一头留节，无节头削令薄似剑。煮此筒数沸，及热出筒，笼墨点处按之"。吸拔工具和吸拔方法的改进，对后世产生了重要的影响。

宋金元时代，竹罐已完全代替了兽角。拔罐疗法的名称，亦由"角法"改成了"吸筒法"。在操作上，则进一步由单纯用水煮的煮拔筒法发展为药筒法，即先将竹罐在一定处方配制的药物中煮过备用，需要时，再将此罐置于沸水中煮后，趁热吸拔于穴位上，以发挥吸拔和药物外治的双重作用。元代萨谦斋所著《瑞竹堂经验方》中曾明确地加以记述："吸筒，以慈竹为之削去青。五倍子（多用），白矾（少用些子），二味和筒煮了收起。用时，再于沸汤煮令热，以筋箕（箸）筒，乘热安于患处。"

明代，拔罐法已经成为中医外科中重要的外治法之一。当时一些主要外科著作多列有此法，主要用于吸拔脓血，治疗痈肿。在吸拔方法上，较之前代也有所改进，较多的是将竹罐直接在多味中药煎熬后的汁液中，煮沸直接吸拔，所以竹罐又被称之为药筒。明代陈实功在《外科正宗·痈疽门》中对此曾有详尽的记载，煮拔筒方："羌活、独活、紫苏、艾叶、鲜菖蒲、甘草、白芷各五钱，连须葱二两。预用径一寸二、三分新鲜嫩竹一段，长七寸，一头留节，用力划去外青，留内白一半，约厚一分许，靠节钻一小孔，以栅木条塞紧。将前药放入筒内，筒口用葱塞之。将筒横放锅内以物压，勿得浮起。用清水十大碗筒煮数滚，约内药浓熟为度候用。再用披针于疮顶上一寸内品字放开三孔，深入浅寸，约筒圈内，将药筒连汤用大磁钵盛贮患者榻前，将筒药倒出，急用筒口乘热对疮合上，以手捺紧其筒，自然吸住。约待片时，药筒已温，拔去塞孔木条，其筒自脱。"这种煮拔药筒的方法，在明清的一些重要外科著作中，如《外科大成》《医宗金鉴》等，都有详略不等的载述，表明此法当时十分流行。除了煮拔筒法，也有一些更为简便的拔罐法，如明代申斗垣的《外科启玄》就载有竹筒拔脓法："疮脓已溃已破，因脓塞阻之不通……如此当用竹筒吸法，自吸其脓，乃泄其毒也。"

至清代，拔罐法获得了更大的发展。首先是拔罐工具的又一次革新，竹罐尽管价廉易得，但吸力较差，且久置干燥后，易产生燥裂漏气的情况。为补此不足，清代出现了陶土烧制成的陶罐，并正式提出了沿用至今的"火罐"一词。对此，清代赵学敏在《本草纲目拾遗》叙述颇详："火罐，江右及闽中皆有之，系窑户烧售，小如人大指，腹大两头微狭，使促口以受火气，凡患一切风寒，皆用此罐。"表明陶罐已作为商品买卖，广为流行。其次拔罐方法也有较大进步，"以小纸烧见焰，投入罐中，即将罐合于患处。如头痛则合在太阳、脑户或颠顶，腹痛合在脐上。罐得火气舍于内，即卒不可脱，须得其自落，肉上起红晕，罐中有气水出"，此类拔罐法即目前仍常用的投火法。同时，改变以病灶区作为拔罐部位，采用吸拔穴位来提高治疗效果。

另外，《医宗金鉴·刺灸心法要诀》中还提到一种治疗疯狗咬伤的特殊拔罐之法，即在咬伤处，"急用大嘴砂酒壶一个，内盛于热酒，烫极热，去酒以酒壶嘴向咬处，如拔火罐样，吸尽恶血为度，击破自落"。

拔罐疗法发展至今，在中国已有两千余年的历史，经各代医家的努力逐步形成了一种特殊的治病方法，且不断在制作方法、治疗方法与操作方法上创新改进，如抽气罐的发明与利用等。拔罐疗法作为一种疗效肯定、操作安全方便的外治方法，在临床应用广泛，并深受广大患者的信赖。

二、拔罐疗法的作用、原理和特点

（一）拔罐疗法的作用

拔罐法具有调节平衡、扶正祛邪、疏通经络、通利关节、吸毒排脓、开泄腠理、祛风散寒、痛经活络、行气活血、祛瘀生新、消肿止痛等功效。拔罐所产生较强的吸拔力作用在经络穴位上，可使体内的病理产物在此吸力下，通过皮肤毛孔排出体外，从而疏通经络气血，使脏腑功能得以调整，达到防治疾病的目的。

1. 调节平衡 拔罐疗法对神经系统的良性刺激，通过末梢感受器，经向心传导至大脑皮质；对皮肤的良性刺激可通过皮肤感受器和血管感受器传到中枢神经系统，从而发生反射性兴奋，调节大脑皮质的兴奋与抑制过程，使之趋于平衡，因而加强了大脑皮质对身体各部分的调节和管制功能，促使病灶部位组织代谢作用增强，促进机体恢复，使疾病痊愈。

拔罐疗法调节人体微循环，促进人体血液与组织间的物质交换；调节毛细血管的舒缩功能，促进局部血液循环；调节新陈代谢，改善局部组织营养；调节淋巴循环功能，使淋巴细胞的吞噬能力加强，增强了机体的抗病能力，从而达到消除疾病、恢复机体正常功能的目的。

2. 扶正祛邪 拔罐疗法可拔出体内的风、寒、湿等邪毒，邪去而正安，扶助了正气。风、寒、湿邪入侵，引起机体麻痹疼痛，可采用刺络拔罐法祛除病邪，气血得以通畅，疼痛随之消除。临床验证，刺络拔罐可以消瘀化滞、解闭通结、祛风散寒。

3. 疏通经络 人体的经络，内属脏腑，外络肢节，纵横交错，网络全身，将人体内外、脏腑、肢节连成一个有机的整体，借以运行气血，濡养脏腑。若人体经络气血功能失调，正常的生理功能就遭到破坏，疾病随之产生。拔罐疗法通过对经络、腧穴产生的负压效应，可以疏通经络中壅滞的气血，振奋脏腑功能。临床采用的循经走罐法、经络拔罐法、刺络拔罐法等，皆有疏通经络的功能。

4. 通利关节 由于拔罐疗法具有祛风散寒、祛湿除邪、通脉行气的功能，因而可使关节通利，镇痛祛痹。临床用拔罐治疗头痛、眩晕、风痹、腰痛、四肢痛等证，无需服药。

5. 吸毒排脓 拔罐疗法所产生的负压吸力很强，用以治疗痈毒疮疡、恶血瘀滞、邪毒郁结等外证有特效。未化脓时，采用针刺拔罐，可使毒邪排出，气血畅通，瘀阻消散；已化脓时，可吸毒排脓，清创解痛，促进疮口愈合。

（二）治病原理

1. 机械刺激 拔罐疗法（图 3-6）通过排气造成罐内负压，罐缘得以紧紧附着于皮肤表面，牵拉了神经、肌肉、血管以及皮下的腺体，可引起一系列神经内分泌反应，调节血管舒、缩功能和血管的通透性，从而改善局部血液循环。

2. 负压效应 拔罐的负压作用使局部迅速充血，小毛细血管甚至破裂，红细胞破坏，发生溶血现象。红细胞中血红蛋白的释放对机体是一种良性刺激，它可通过神经系统对组织器官的功能进行双向调节，同时促进白细胞的吞噬作用，提高皮肤对外界变化的敏感性及耐受力，从而增

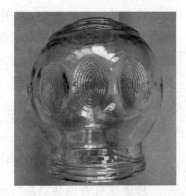

图 3-6 真空玻璃拔罐

强机体的免疫力。其次，负压的强大吸拔力可使汗毛孔充分张开，汗腺和皮脂腺的功能受到刺激而加强，皮肤表层衰老细胞脱落，从而使体内的毒素、废物加速排出。

3.温热作用 拔罐局部的温热作用不仅使血管扩张、血流量增加，而且可增强血管壁的通透性和细胞的吞噬能力。拔罐处血管紧张度及黏膜渗透性发生改变，淋巴循环加速，吞噬作用加强，对感染性病灶，无疑形成了一个抗生物性病因的良好环境。另外，溶血现象的慢性刺激对人体起到了保健功能。

（三）拔罐疗法的特点

1.适应证广泛 拔罐疗法适应证广泛，凡是能够用针灸、按摩、中医、中药等方法治疗的各科疾病都可以使用拔罐治疗，尤其对于各种疼痛性疾病、软组织损伤、急慢性炎症、风寒湿痹证，以及脏腑功能失调，经脉闭阻不通所引起的各种病证有较好的疗效。有些疾病应用西医学手段疗效不佳时，应用拔罐疗法往往可以奏效，即使对器质性病证，也有一定的疗效。

2.疗效好，见效快 拔罐疗法不仅适应证广泛，而且疗效好、见效快。有些疾病往往一次见效或痊愈，如一般的腰背部疼痛，在疼痛部位拔罐之后，立即感觉疼痛减轻或消失；感冒发热在大椎穴刺血拔罐后再在膀胱经走罐一次，多数患者即可治愈。

许多临床经验证明，拔罐疗法具有明显的缓解疼痛的作用，无论内科的头痛、腹痛、风湿痛以及癌症疼痛，还是外科的软组织急慢性损伤，如落枕、急性腰扭伤等通过拔罐均可即时见效。尤其是刺络拔罐法的止痛效果更为突出。疼痛的原因无不由于"气滞血瘀，不通则痛"，而刺络拔罐法，可吸出局部瘀血，从而可使局部气血通畅，疼痛自然缓解。

3.易学、易懂、易推广 拔罐疗法本身来源于民间，许多患者自己在家中亦可进行拔罐治疗。拔罐疗法易于学习和运用，在很短的时间内，即可掌握拔罐的操作技术，并能够临床应用。另外，拔罐疗法治疗疾病，无需特殊器材和设备。患者可在无任何痛苦、不用去医院的情况下康复，避免了服用药物给机体带来的损害和不良反应，所以拔罐疗法是一种易于推广和普及的治疗方法。

4.经济实用 采用拔罐疗法治疗疾病，不仅可以减轻患者的经济负担，也可以节约大量的药品，尤其对于医疗条件比较困难的地区，以及流动性比较大的单位（如野战部队、地质勘探队），拔罐疗法有其特殊作用，能够随时随地进行医疗工作，出门远行携带也十分方便。如果临时没有拔罐所需用品，也可找些杯子、圆口瓶罐等替代。

5.副作用少 采用拔罐疗法，只要按规程操作，就不会引起烫伤，并且无任何毒副作用，有病治病，无病健身。

三、拔罐疗法的基本分类

（一）火罐法

火罐法，是指通过燃烧对管内空气进行加热，利用管内空气冷却时所形成的负压，将罐吸附于体表的方法。临床常见方法有以下三种。

1. 闪火法用卵圆钳或血管钳夹住沾有 95% 乙醇的棉球，点燃后将棉球于罐内旋绕数圈后抽出，并迅速将罐扣于患处。此法相对安全，体位要求不严格，是较常用的拔罐疗法。操作时应注意避免烧灼罐口，以免烫伤皮肤。

2. 投火法将 95% 乙醇棉球或易燃纸片点燃后投入罐内，迅速将罐扣于需要治疗部位。应用此法时要注意罐内燃烧物，易落下烫伤皮肤，故选择体位宜侧面横拔。

3. 贴棉法是用直径 1 ～ 2cm 的 95% 乙醇棉片贴于罐内壁，点燃后迅速将罐扣于应拔部位。此法侧面横拔运用较多，注意乙醇不可过多，以免滴下，烫伤皮肤。

（二）水罐法

水罐法是指通过运用蒸汽、水煮等方法对罐内空气加热，利用罐内空气冷却时形成的负压，使罐吸附于体表的方法。此法多以竹罐为主，将竹罐放入水中加热，煮沸约 2 分钟即可，然后用镊子夹住，罐口朝下取出，迅速用干毛巾捂住罐口，以吸去罐内的水液，降低罐口温度时保持罐内空气温度。待罐口温度冷却至人体所能承受后，迅速将罐拔于应拔部位，固定数分钟后吸牢即可。水罐法温热刺激作用较强，尚可根据病情需要，于水中加入适量的祛风活血等药物，以增强疗效。

（三）抽气罐法

抽气罐法，指通过机械装置将罐内部分空气抽出，形成罐内负压，使罐吸附于体表的方法。操作时，先将抽气罐紧扣在应拔部位，用抽气筒从罐内抽气，使罐吸附于皮肤上。

四、拔罐疗法的操作技术

临床上，可根据病情和病变部位选择不同的方法。常用的有以下几种。

（一）留罐法

留罐法又称坐罐法，是指将罐具留于吸拔部位皮肤上，置 10 ～ 15 分钟，然后将罐起下。此法是拔罐方法中最常用的一种，一般疾病均适用。

（二）走罐法

走罐法又称推罐法，即先以凡士林等润滑剂涂擦于拟操作部位，再用上述方法将罐吸附体表，然后医者手握罐体，均匀用力，沿一定路线将罐往返推动，直至走罐部位皮肤红润、充血甚至瘀血时，将罐起下。脊背、腰臀、大腿等肌肉丰厚、面积较大的部位适用此法。

（三）闪罐法

闪罐法，是指将罐吸拔于所选部位后立即取下，再迅速吸拔、取下，反复操作直至皮肤潮红。闪罐法要求动作迅速、手法准确轻巧，吸附力度适中，多用于治疗局部皮肤麻木、疼痛或功能减退等疾病，尤其适用于不宜留罐的部位以及儿童患者。一罐多次闪罐后，需注意罐口温度升高，并及时更换罐具，避免烫伤患者。

（四）刺络拔罐法

刺络拔罐法，是指在拟操作部位消毒后，以三棱针、粗毫针等点刺出血，或皮肤针扣刺出血，再拔罐、留罐于出血部位，以加强刺血治疗效果的方法。时间一般在 10～15 分钟，此法多用于治疗各种急慢性软组织损伤、坐骨神经痛等。

（五）留针拔罐法

留针拔罐法，是指毫针在留针过程中，加用拔罐于留针部位的方法。操作时，先以毫针刺入相应穴位，得气后留针，再以毫针为中心加用拔罐，并留置 10～15 分钟，然后起罐、起针。

（六）起罐法

起罐时，一只手握住罐体中下部，另一只手拇指或食指按压罐口边缘的皮肤，使空气通过罐口与皮肤之间产生空隙进入罐内，即可将罐起下；抽气罐只需提起其上方的阀门，使空气进入罐内，罐具即可自行脱落。

五、拔罐疗法的适应证和禁忌证

拔罐疗法具有安全有效，操作简便，损伤小，经济适用，适用范围广等优点，临床可用于骨伤科疾病的防治，尤其是慢性筋骨痛症的治疗中，常见的疾病有颈椎病、腰椎间盘突出、类风湿关节炎、腰肌劳损、膝关节疾病等。

（一）适应证

拔罐的适用范围较广，常用于腹痛、颈肩腰腿痛、关节痛、软组织闪挫扭伤等局部病证，也可用于伤风感冒、头痛、面瘫、咳嗽、哮喘、消化不良、泄泻、月经不调、痛经等病证，以及目赤肿痛、睑腺炎、丹毒、疮疡初起未溃等外科病证。随着现在罐具种类的大量涌现，以及对其作用机制不断深入的研究，临床中拔罐法与其他多种治疗法结合使用，使得拔罐法的适用范围越来越广，也成为常用的保健疗法之一。

（二）禁忌证

1. 局部皮肤薄弱或溃烂以及患有皮肤传染病者禁用。

2. 有重度水肿、心肾衰、呼衰等禁用。

3. 妊娠及孕妇的下腹部，有出血倾向的疾病，禁用。

4. 体表有大血管及静脉曲张等皆不宜使用。

5. 心前区、乳头、骨突等处禁用。

6.带有心脏起搏器等金属物体的患者，禁用电磁拔罐器具。

六、注意事项

运用拔罐法时需要注意以下几点。

1.注意保暖。拔罐时需除去衣物方可进行治疗，因此，治疗时应避免有风或者气流吹入，防治受凉，保持室内温度。

2.拔罐时，要选择适当体位以及肌肉相对丰满的部位。如体位不当或发生移动，骨骼凸起处，毛发较多者，罐体容易脱落，均不适用。

3.拔罐手法要熟练，动作要轻、快、稳、准。用于燃火的乙醇棉球，乙醇不可吸过量，以免棉球燃火时滴落乙醇至患者皮肤上形成烫伤；留罐过程中，如遇拔罐处疼痛，可减压放气或立即起罐；起罐时忌硬拉或旋转罐具，以免引起患者疼痛，甚至擦伤皮肤。

4.留针拔罐，选择罐具宜大，毫针针柄宜短，以免吸拔时罐具触碰针柄造成损伤。

5.同一部位切忌每天拔罐，旧痕褪去后方可再次拔罐。

6.拔罐时，应注意观察患者情况，避免发生晕罐等现象，如有发生，应及时处理。

第六节　热敷疗法

一、热敷疗法的概述

热敷疗法是指运用热的物体，如将各种中草药按配方取药后以无纺布包裹，通过加热，热敷在人体某一部位，或用热水袋、热毛巾等放置于患处，用以缓解或消除疼痛，从而达到治疗作用的一种方法。其优点是具有药物和热敷双重作用，利用热敷时所产生的温度，使机体局部皮温升高，来扩张血管、促进血液循环，从而起到抗炎消肿、祛寒除湿、减轻疼痛、消除疲劳的作用。此法简便易行，收效迅速，在《五十二病方》和《内经》均有相关记载，从古沿用至今，并逐渐发展为人们的日常生活中，自我防病治病的常用物理疗法之一。

二、热敷疗法的作用特点

（一）热敷疗法的作用

1.单纯的物理（温热）作用　皮肤层充满血管和毛细血管，当热的物质接触皮肤时，温热作用可使充血扩张，加速机体代谢，促进炎症的消散、吸收。热敷后，肌肉内的废物排泄加快而减少疲劳，缓解僵硬和痉挛，使肌肉松弛。热也可使汗腺分泌增加，促进身体散热。

2.药理和物理的双重作用　由于热敷的作用，增强了局部新陈代谢，可使伤口迅速修复，形成新的皮肤。如用药液敷于患部，因药液与皮肤的直接接触，药物有效成分渗透到组织中去，起到外治给药的作用。热敷法特别是应用中药热敷，适应证十分广泛，比如痹证，风湿性关节炎引起的疼痛；跌打损伤，尤其是软组织损伤；消化系统疾病，如胃痛、胃胀、粘连性肠梗阻、肠胀气以及妇女痛经、乳腺炎等病证有较好的疗效。

（二）热敷疗法的特点

1. 方法简单，易于推广 热敷疗法无需要特殊的仪器和设备，在家中即可操作。使用的药物均可以很方便地得到，而且用药剂量少，易于掌握用法。

2. 毒副作用少，使用安全 热敷疗法所需药量远小于内服药量，而且多用于患病局部和相关穴位，所以在局部容易形成较高的药物浓度，而血中药物浓度则甚微。药物即便通过人体被直接吸收而发挥作用，也会因机体较强的选择性，或药物直接进入大循环，减少并且避免了药物对肝脏及其他器官的毒害作用，所以热敷疗法是一种安全可靠的疗法。

3. 疗效可靠，适应证广 效药治病历史悠久，经过长期的发展和不断验证，疗效可靠。

4. 取效迅速，直达病所 热敷疗法施于局部组织内的药物浓度显著高于其血液浓度，故发挥作用充分。

三、热敷疗法的分类

热敷疗法一般可分为药物热敷疗法（有药饼、药末、药液、药酒等）、黄土热敷疗法、水热敷疗法、盐热敷疗法、沙热敷疗法、砖热敷疗法、蒸饼热敷疗法等。现将药物热敷分类介绍如下。

1. 药包热敷 将选好的药物装入无纺布袋内，用醋或黄酒浸潮后，在砂锅内或不锈钢锅内蒸热，一般20～30分钟即可，取出敷于患病部位或特定穴位，每次热敷时间约为30分钟，每日1～2次。热敷过程中注意药包过热而烫伤皮肤，因此，可在刚取出药包时，用1～2条毛巾进行衬垫，待热度稍降低后再将毛巾去除。

2. 药饼热敷 将药物研细末，加入适量面粉做成饼状，或蒸或烙制成饼，将药物细末散于热饼上，再将药饼敷于患病部位或穴位，凉后即换。

3. 药末热敷 将选定的药物共研细末，或将所用的药物捣烂。用布包好蒸热，直接敷在患病的部位或穴位上。

4. 药液热敷 将药物煎熬后，用纱布蘸取药液，直接敷于患病部位。常用的外涂药水热敷，如舒筋止痛水、麝香正骨酊等，均匀的喷于患病部位，先行手法揉擦1～2分钟，再将电热护颈置于患处，进行加热，加强疗效。

5. 药渣热敷 将选好的药物煎煮，去汁存渣，用其药渣热敷于患部，并施盖纱布等物，以防散热太快。

6. 药酒热敷 将所用的药酒蒸热，用纱布或棉花蘸取药酒，直接敷于患处。

四、常用药物组方及用法

热敷疗法发展至今，经历代医家的总结与实践，创制出了多种热敷方，对临床各科的多种疾病均有显著疗效，现列举常用配方。

1. 热敷散

组成：红花、制川乌、制草乌、制白附子、白矾各 9g，生艾叶、五加皮、透骨草、赤芍各 15g，独活、防风、秦艽、花椒各 12g，伸筋草 30g，黄丹 6g。

用法：将上药装入无纺布袋封口，加入 250mL 食用醋浸潮，放入锅中蒸 20～30 分钟，每次热敷半个小时，每日 1～2 次。注意勿口服，防止烫伤。

功效：祛风除湿，活血化瘀，通络止痛。适用于颈椎、腰椎、膝关节等部位疾病。

注：临床现多为成品制剂，方便患者，省时省力。

2. 舒筋活络洗剂

组成：桑枝、桂枝、花椒、刘寄奴、木瓜、川牛膝、鹿衔草、当归各 15g，透骨草、伸筋草、艾叶、红花各 30g，制川乌、制草乌各 9g，葱若干。

用法：葱花切末与上药一起，加 250mL 食用醋搅拌均匀，分两份装入无纺布袋中，放入锅中蒸 20～30 分钟，每次拿出一个药包热敷，交替使用，每次热敷 30 分钟，每日 1～2 次。注意勿口服，防止烫伤。

功效：舒筋活络，活血化瘀，散寒止痛。适用于颈椎、腰椎、膝关节等部位疾病。

3. 颈康热敷方

组成：羌活、独活、桂枝、秦艽、当归、海风藤、乳香、没药、木香各 15g，桑枝 30g。

用法：山药装入无纺布袋中，炒热布包敷患部，每次 30 分钟，每日 1～2 次。

功效：疏风通络，活血化瘀。适用于颈椎病经络痹阻型。

4. 透骨托敷剂

组成：炮附子 6g，红花、羌活、独活、防风各 10g，透骨草、当归、赤芍、生地黄各 12g，五加皮、五味子、山楂各 15g，花椒 30g。

用法：将各药装入布袋内扎紧，放在盆中，加水煎煮 15 分钟，稍晾凉，敷于颈背部，每次 30 分钟，每日敷两次，每剂药连用 4 次，一般 10 日左右即可有明显好转。

功效：治疗颈椎骨质增生，舒筋展筋，缓解肌肉痉挛，活血化瘀，通络止痛，祛风胜湿。

5. 增生热敷粉

组成：白芥子、冰片各 3g，红花、桃仁、松香各 6g，生川乌、羌活、独活各 9g，当归、生南星、生半夏各 12g，樟脑 15g，细辛、牙皂各 45g。

用法：共为细末，酒炒，热熨患处，凉后继续加热，每次 1～2 小时，每天 1 次。

功效：活血祛瘀，化痰通络，散寒止痛。适用于颈椎骨质增生。

6. 伸筋透骨粉

组成：伸筋草、透骨草、海桐皮、千年健、威灵仙、路路通、荆芥、防风、附子、桂枝、羌活、独活、麻黄、红花各 30g。

用法：上药共研为粗末，装入布袋内，每袋 150g。用时将布袋加入水中煎煮 30 分钟，稍凉后，热敷于颈部，每次 30 分钟，每日 2 次。

功效：适用于各型颈椎病，尤其头痛、颈部疼剧烈者。

7. 威灵仙散

组成：威灵仙、五加皮、苍术、乳香、没药、白芷、三棱、莪术、木瓜、细辛、黄柏、大黄、赤芍、红花、冰片各 20g。

用法：上药研细末，加食盐和黄酒适量，调匀，炒成糊状，装入两个棉布袋中，置锅中热，敷患处。两袋交替使用，每次 30 分钟左右，早晚各 1 次，药袋可使用数次。

功效：适用于寒痹阻型疾病。

8. 防风川芎散

组成：防风、川芎、当归、红花、赤芍、乳香、没药、牛膝、羌活、威灵仙等各 15g。

用法：上药共研末，放入纱布包中扎好包口，将药包放入水中煮 10 分钟，取出药包，用毛巾包好放于患者颈部热敷 20 ～ 30 分钟，每天 1 次，10 次为 1 个疗程。

功效：适用于风寒型颈痛。

9. 透骨五加散

组成：炮附子 6g，红花、羌活、独活各 10g，防风 10g，透骨草、当归、赤芍、生地黄各 12g，五加皮、五味子、山楂各 15g，花椒 30g。

用法：上药装布袋内扎紧袋口，水煎 15 分钟，托敷患处，每次 30 分钟，每日 2 次。

功效：活血通络，散寒止痛。适用于颈椎骨质增生引起的颈、背、腰部疼痛、活动障碍等。

中医观点：正气内存，邪不可干。如果体内的元气充足，不会被周围环境的致病细菌及寒气影响，所以要以中药热疗的温度培养元气，才能"正气内存，邪不可干"。每天早上起床前做中药热疗，以培养体内元气补充身体热能，不致病菌及寒气侵害。

五、热敷疗法的适应证和禁忌证

（一）适应证

热敷疗法适应证十分广泛，主要适用于消化系统疾病，如胃痛、胃胀、粘连性肠梗阻等，以及妇女痛经、乳腺炎等病证，均有较好的疗效。

另外，可用于各种闭合性损伤，尤其是各种风湿、寒湿痹证（类风湿关节炎、强直性脊柱炎）；经脉不通所致的肢体关节筋肉的疼痛、肿胀、麻木、瘫痪、挛缩和僵硬等病变；对各种骨伤科疾病所引起的痛证，如骨质增生、颈椎病、腰椎间盘突出、膝骨性关节炎等。

（二）禁忌证

1.局部皮肤有创伤、出血、溃疡、感染或有较严重的皮肤病者禁用。

2.孕妇腹部、腰骶部以及某些穴位（如合谷、三阴交等）可促进子宫收缩，应禁用；麝香等药物孕妇禁用，桃仁、红花、水蛭、天雄等药物孕妇慎用。

3.高热、神昏、谵语、神经分裂症患者禁用。

4.出血性疾病禁用，如血小板减少性紫癜、过敏性血小板减少性紫癜、月经过多、崩漏等。

5.艾滋病、结核病或其他传染病者慎用。

6.肢体感觉障碍者慎用，如严重糖尿病患者，必须使用时应严格按照操作技术规程进行，随时观察，以免烫伤。

7.颜面五官部位使用热敷法温度不宜过高，时间不宜过长，应慎用。

8.使用热敷疗法过程中，注意避免烫伤。

六、注意事项

1.热敷温度，以患者能耐受、避免烫伤为度。一般将温度控制在 45～50℃ 之间。如温度过高，可于热敷药包表面用 1～2 层毛巾包裹隔热。

2.应用过程中，如感到不适或局部有不良反应，应立即停止使用该疗法。防止患者出汗过多而致虚脱。

3.外用药水一般药性比较猛烈，对皮肤有一定的刺激，热敷时间不应过长，热敷过程中如出现皮肤烧灼、刺痛等感觉应立即停止，以免皮肤起疱。

4.妇女月经期、妊娠期禁用热敷；过敏者、危重疾病患者、严重心脏疾病患者禁用热敷，血液疾病者禁用热敷。血压高时禁用热敷，热证疾病禁用热敷。

5.冬天做完热敷注意保暖，防止受寒着凉。

6.热敷药使用时间不能过长，以免变质，需一天一换。

7.患者做完热敷，要饮足量温开水，以提高药效发挥。

第七节　热熨疗法

一、热熨疗法的发展史

中药热熨疗法是指在辨证论治的基础上，根据所患疾病情况，运用一定中草药或其他传热的物体，经加热处理后用布包好，敷熨于患病部位或腧穴，借助温热之力将药性从表达里，透过皮毛腠理，循经运行，传入脏腑，起到疏经活络、温中散寒、通利气机、镇痛消肿的作用，从而达到治疗疾病目的的一种外治法。

早在《五十二病方》《史记·扁鹊仓公列传》中即有关于熨法的记载，前者中多处论及熨法，如"燔小隋石，淬醯中，以熨"说明古人已较早运用熨法治疗牡痔。后者记载了扁鹊治疗虢国太子暴卒时"乃使子豹为五分之熨，以八减之齐和煮之，以更熨两胁下"，也说明了当时熨法使用的普遍性。所治疾病除了筋伤外，还常用于急症重症的治疗，《内经》中也多处论及，对熨法颇为重视，如《素问·血气形志论》即称"形苦志乐，病生于筋，治之以引。形数惊恐，经络不通，病生于不仁，治之以按摩醪药"。《灵枢·寿夭刚柔》中"刺有三变"记载，不但提出了药熨治法的适用病证，同时认为"刺寒痹内热……刺布衣者，以火淬之，刺大人者以药熨之"。文中详细阐述了药熨的制作和使用方法，强调"每刺必熨""以熨寒痹所刺之处"，强调了熨法在治疗中的作用，并将其与导引行气、乔摩、灸、刺、焫、饮药相并列，视为常用治法之一，其制作方法也已非常成熟，为后世熨法提供了依据。

晋唐时期是熨法发展的又一重要时期，晋代葛洪《肘后备急方》中提出"治卒连时不得眠方。暮以新布火炙以熨目，并蒸大豆，更番囊贮枕，枕冷复更易热，终夜常枕热豆，即立愈也"，即说明运用熨法治疗失眠的疗效显著。唐代孙思邈《备急千金要方》中治疗乳痈用"柳根削取上皮，捣令熟，熬令温，盛练袋中熨乳上，干则易之，一宿即愈"；治疗腹中有物，坚如石，痛如斫刺，昼夜啼呼的卒暴症，"取商陆根，捣碎蒸之，以新布藉腹上，以药铺布上，以衣物覆药上，冷复易之"，此阶段熨法的临床应用得到了进一步扩大与提升。

宋元时期，熨法无论在技术方面，理论总结上都有了很大的进步，如宋代《圣济总录·赤脉冲贯黑睛》有"摩顶明目膏方"，用以治疗风热冲目所致赤脉努肉，此处的熨法不但使用了方药的提取物膏剂，且加入了"生铁熨斗"这样的辅助器具，为后世熨法的进一步发展提供了思路。宋代《苏沈良方·卷第二》中所记载的治疗"气虚阳脱。体冷无脉，气息欲绝，不省人。及伤寒阴厥，百药不效者"的葱熨法中，我们也可以看到"熨斗"这样的器具用于熨法之中，方便了熨法的操作，也提高了疗效。元代罗天益所著《卫生宝鉴·治风杂方》所载治疗肢节疼痛的"拈痛散"用"羌活、独活、防风、细辛、肉桂、白术、良姜、麻黄、天麻、生川乌、葛根、吴茱萸、乳香、小椒、生全蝎、当归、生姜，上十七味为粗末，入乳香研匀，每抄药十钱，痛甚者十五钱，同细盐一升炒令极热，熟绢袋盛，熨烙痛处，不拘时，早晚顿用。药冷再炒一次，用毕甚妙，药不用"。"金元四大家"也都善用熨法，其中张从正将熨法列为汗法之一，朱丹溪则在《丹溪心法·治病必求于本》中记载了治疗"老人虚人腰痛，并妇人白带"的"摩腰膏"，将熨法与按摩结合，用药精当，为后世医家所推崇。

明清时期，熨法在临床中的应用更为广泛，适应证不断扩大，并在用药与器械配合方面更为灵活。《本草纲目》中多处可见用药物与器械结合的熨法治疗杂病的记载，如《本草纲目》曰："产后阴脱：铁炉中紫尘、羊脂，二味和匀，布裹炙热，熨推纳上。"以熨法与手法相结合，熨推治疗产后气虚下陷的子宫脱垂。《急救良方》中记载"治腹中有块如石，痛如刀刺者，用商陆根不拘多少，捣碎蒸之。以新布裹，熨痛处，冷再换"，治疗腰痛"用炒盐及炒茴香二包，不住手更换，热熨"。清代著名外治医家吴师机在《理瀹骈文》中多处论及熨法，认为熨法是由内经治法中的"摩之"发展而来，提出"炒熨即摩也""夫药熨本同乎饮汁，而膏摩何减于燔针"，完善和发展了熨法理论。其熨法应用不仅延续了前人的药物熨、药膏熨、中药汤熨，亦有使用针砂、白矾、硇砂、粉霜制成的自发热的"玉抱肚"熨等。并不断发展了用熨斗、烘鞋底等器械辅助的器物熨，以及配合膏药使用先贴后熨的熨法。治疗的疾病种类涵盖内、外、妇、小儿、五官、皮肤各科，使用方式灵活，用药精妙，为熨法的临床运用和发展提供了更为广阔的思路。

中华人民共和国成立以来，随着中医学的不断发展，中药热熨技术这一种传统的中医疗法不断充实发展，并与现代技术进行结合，展现出其特有的魅力。

二、热熨疗法的作用特点

热熨疗法是中医外治法之一，同其他外治法一样，它同样遵循着"由外而治内"、与内治之"理""药"相同的基本原理。但它又不等同于穴位敷贴、熏洗等外治法，有其独到之处。

（一）热熨疗法的作用

临床研究认为，熨法与熏蒸法一样，同属暴露疗法，因而热力和药力的联合作用也是熨法的主要治疗原理。

首先，其作用表现在药物和温热对局部组织的刺激。局部血管扩张，血流加快而改善周围组织的营养，某些刺激性较强的药物能强烈刺激腧穴，通过神经反射激发机体的调节作用，使机体产生某些抗体，从而提高机体的免疫力；其次是表现在调节经络阴阳的作用方面，利用药物的温热性能和外加热力，刺激局部经络穴位，可达到温通经络、行气活血、祛湿散寒的功效。通过对经络的调整，达到补虚泻实、促进阴阳平衡、防病保健的作用。

此外，根据中医药理论，热熨需要辨证选用的中药可通过皮肤进行吸收，起到抑制渗出、收敛止痒、消肿止痛、控制感染、促进皮肤愈合等作用。药物升温后将加快向肌体透入的效果，因而作用更快，疗效更著。根据所选用的药物和热熨部位不同，可发挥通经活络、温里散寒、祛风除湿、疏利气机、活血化瘀、消肿镇痛等功效。

热熨所使用的药物，常选用辛温性热、芳香透窍之品，如姜、葱、花椒、艾叶、附子、芥子、小茴香、麝香等。这类药物借助火热之力，辛香走窜，由表入里，循经通络，或施效于局部，或贯通至周身，祛邪扶正，恢复机体的正常功能。西医学认为热熨所用药物通过透皮吸收，迅速提高局部血药浓度，不仅消除局部病灶，还可由循环、辐射等途径进入机体，改善体内环境，达到标本同治的目的。如骨性关节炎患者存在高凝血症和血栓前状态等血液循环变化，使用川芎、红花、当归、丹参等活血化瘀中药，可改善血流动力学、降低血黏度、降低骨内压、促进炎症吸收与组织的修复再生。

（二）热熨疗法的特点

热熨疗法同其他外治法相比较，具有如下四大优势。

1. 针对性强，药力集中　热熨技术可以通过体表施术，使热力和药力直接抵达患处发挥作用，特别是对于寒凝于经脉筋骨和胸腹之间的各种痛证，热熨能够直接着力于患处，且实施操作时不但可以在明确痛处后直接施术，也可在痛处附近进行较大范围的热熨。

2. 作用迅速，疗效确切　热熨技术可以在局部迅速发挥作用，尤对阳弱阴盛、寒湿诸痛、窍闭不通诸症收效更捷，常用于治疗急性痛症、气闭不通所致二便不通、暴厥等证。如《本草纲目》治小便闭胀，以"葱白三斤，锉炒，帕盛，二个更互熨小腹，气透即通也"。

3. 方法简便，应用广泛　热熨技术易学易会、操作简便，药包制作好后，患者或其家属在家中即可利用蒸锅、炒锅进行加热，无需专门器械，自行使用加热后的药包进行热熨，无需专门人员进行操作，且适用范围广泛，男女老幼皆宜，热熨技术实施时患者会感到温暖舒适，无抵触心理，乐于接受，特别适合畏痛、畏药的患者。

4. 安全可靠，副作用少　热熨技术经皮给药，只要严格按照操作技术规范执行，避免伤风受寒、烫伤等事故出现，即使药物中含有一些燥烈有毒的药品一般也不会出现毒副作用，是一种非常安全的外治方法。

三、热熨疗法内容及分类

按中药热熨操作方法分类，可分为中药干热熨法和中药湿热熨法。中药干热熨法是使用热水袋熨于中药袋上，或将炒热的固体如盐、米、沙子、花椒、小茴香等趁热放入布袋中在体表等进行热熨。中药湿热熨法是将根据病情配伍的中草药置于布袋内，放入锅中蒸20分钟后拿出，待温度适当后放置于治疗部位上，上面覆盖棉垫或热水袋；或在水中将药袋加热煮沸20分钟后，将小毛巾或多层纱布垫趁热浸在药液内，取出拧至药液不滴下，待温度适当后放在治疗部位后，上面再盖以棉垫或热水袋，以免热气散失，每5分钟更换1次，每次20～30分钟，每天敷3～4次。按中药热熨的材料分类，可分为食熨法、药熨法及其他熨法。

（一）食熨法

食熨法是指热熨所采用的材料既为药物，又是日常生活中的食品，常用的食熨法有六种。

1. 盐熨法　盐味甘性寒，李时珍认为"盐为百病之主，百病无不用之。故服补肾药用盐汤者，咸归肾，引药气入本脏也……治积聚结核用之者，咸能软坚也。诸痛疮眼目及血病用之者，咸走血也。诸风热病用之者，寒胜热也。大小便病用之者，咸能润下也……诸蛊及虫伤用之者，取其解毒也"。因此，盐熨法常用于治疗腹泻、呕吐、腹痛、痛经、输卵管不通、肌肉酸痛、手脚抽筋等病证。使用时，将食盐放入锅中爆炒至适宜温度时，装进布袋，置于手心、足心、背心、脘腹等处进行熨烫。

2. 蛋熨法　将鸡蛋或鸭蛋在水里加热，温度适当时，去壳趁热置于患者腹部、背部、四肢等处，来回快速滚动，或先在治疗部位用刮痧法进行刮拭，然后再在其上用蛋进行滚熨。用于治疗寒湿腹痛、四肢厥冷、伤风感冒、腹泻、虚脱等疾病。

3. 葱熨法 葱，生品辛散，熟者甘温，有发散通气、解毒理血之功。使用此法时，根据受伤部位的大小，取葱白 150 ～ 250g，切碎，然后杵烂，并立即放锅中炒热。热度应以皮肤能够耐受为准，然后取出敷于施治部位上。冷却后，可再炒热继续熨烙，如此反复 2 ～ 3 次。葱熨疗法适用于跌打损伤后的陈旧性外伤疼痛、气滞血瘀，以及因受寒而引起的小便不畅、慢性膀胱炎、产后腰腿痛等疾病。跌打损伤致肿胀疼痛等应用本法时，需在受伤 24 小时以后再行葱熨。新鲜损伤不宜应用此法。跌打损伤后瘀积不散或血瘀化热，出现脓肿、全身发热明显的患者，也不适用葱熨。

4. 醋熨法 醋味酸性温，可消痈肿，散水气，杀邪毒，除癥结痞块，用于治疗四肢厥冷、寒湿冷痛、瘀血肿块、发热惊风、吐泻转筋等病证。如古人治疗足上转筋，以丝绵浸醋中，甑蒸热裹之，冷即易，勿停，取瘥止。使用醋熨法时，可将 500g 食盐炒热后，加入事先已研细成粉末状的 30g 香附，然后洒陈醋炒匀，装入布袋热敷手心、足心、腹部等处，或喷洒在中药包上进行使用。

5. 生姜熨法 生姜辛微温，有解表散寒、温中止呕之效，可治疗心胸痞满，胃气虚寒、痰饮积滞、消化不良、呕吐腹泻等疾病。使用生姜熨时，可将生姜 500g 捣烂放入锅中炒热，装入布袋内，置病变部位，上放热水袋保温。

6. 麸皮熨法 麸皮甘平，有通肠开胃、下气消痞的功效，可治疗胸胁痞痛、肠鸣腹泻等病证。使用时，用麦麸或棉籽壳 500g 炒热，炒时可加适量水，使锅内产生热气，以充分发挥药力。炒好后用适量酒或醋拌调，装入布袋中，熨烙患处。亦可加入苍术 50g，木香 50g，乳香 25g，没药 25g，再炒 1 ～ 2 分钟。此法常用于治疗各种因寒而引起的腹痛。《理瀹骈文》中治疗痹证有"麦麸之熨"，用麦麸与葱、姜、盐、酒、醋拌炒，摊于席上，使人卧于其上，可起到和荣卫、通经络的作用。

另外，常用的食熨法还有椒姜熨、茴香熨、肉桂熨等，可依上法使用，或多种材料结合使用。

（二）药熨法

药熨法中所采用的中草药是根据病情配伍，进行蒸、煮加热后，趁热拿出，温度合适时在患处进行热熨的方法，具体药根据所用药物的剂型分为药散熨法、药饼熨法、药膏熨法。

1. 药散熨法 将选定的药物碾成粗末，鲜品捣烂。放入锅内文火煸炒至烫手取出，装入布袋熨烫局部；或先装入布袋，旺火蒸热取出，趁热把药包放在治疗部位上熨烫；或将药物研成细末，用布包裹或直接将药末撒于穴位或患处，用熨斗、热水袋、烫壶或炒热的盐、沙、麦麸等加热物体热熨。

2. 药饼熨法 将药研为细末，根据病情选取糊、水、酒、醋、涎等制成大小厚薄不等的药饼放于治疗部位，其上覆布，用熨斗、热水袋水壶、玻璃瓶，或将盐、沙、麦麸等炒热布包后置于药饼上面热熨。

3. 药膏熨法 将药物研成细末，加入饴糖、黄蜡等赋形剂调成厚薄适度的药膏，于火上烘热，趁热贴于治疗部位；或将药膏涂于治疗部位，再以熨斗、热水袋或炒热的盐、沙、麦麸布包后置于上面进行烫熨。药熨法在临床中最常用。药物可以是治疗该病的内服药，也可以是服剩的药渣。多选用气味辛香雄烈之品，加热后较易透入皮肤而发挥温热和药物的双重作用。

根据所用药物的不同，可有单味药物法如吴茱萸熨、生姜熨、葱白熨、菊花熨等，复方药熨法如平胃散熨等。药熨法多用于因风、寒、湿、痰浊、瘀血、脏腑气血亏虚、经络痹阻不通导致的各种病证。

（三）其他熨法

1. 蚕沙熨法 取蚕沙 500g，黄酒 200mL 搅拌均匀，分装在 2 个布袋内，放入开水锅内的竹笼上蒸 10 分钟，然后取出，趁热熨烙患处或四肢关节；也可应用炒法，将蚕沙炒热后，再加黄酒拌炒，装袋熨烙。本法活血止痛，对风湿性关节酸痛有显著疗效。

2. 坎离砂热熨法 用净铁末 50kg，米醋 3kg，防风 400g，当归 300g，川芎 400g，透骨草 400g，加清水 3kg 配制而成。本法与铁屑加醋热熨法相比，更进一步，坎离砂热熨法里面加有中草药，通过发热，可充分发挥其药物效能，具有良好的镇痛解痉作用和活血化瘀、祛风散寒、止痛消肿等功效。用治慢性风湿性关节炎、慢性肺炎、肥大性脊椎炎、肌肉纤维组织炎、腰肌劳损、关节扭挫伤、关节手术后功能障碍、神经痛、慢性腰痛等。

3. 铁屑加醋热熨法 取工厂机床刨下的纯生铁屑，用醋或 5% 稀盐酸，按 10 : 1 的比例渗入，即 5kg 的铁屑加入 250mL 的食醋或 5% 的稀盐酸溶液，充分搅拌均匀。配好后，放置 15 分钟，便可装入布袋内。每袋装 750g。布袋大小应以药量多少决定，最好用粗布或帆布制成，以防磨破。然后将装好的药袋重叠地放在一起，用棉垫保温，待发热至 50℃时即可用于治疗。铁屑加醋热熨疗，用治肚腹冷痛、关节酸痛、妇女痛经、夜间小腿抽筋、坐骨神经痛等症，有缓解的作用。使用铁屑加醋热熨疗法时，需注意以下几点。

（1）醋的浓度必须适宜，过浓或过稀都会影响铁屑发热。在使用自醋时，最好先做试验，以确定哪一种浓度接近合适。一般陈醋含醋酸浓度高，因此加入醋量应该少些；反之，如果醋的质量差、醋酸浓度较低，则加入的醋量应该多些。

（2）应用铁屑加醋熟熨法的铁屑，可以重复应用。但使用 3～4 次后，需用铁筛除去已受氧化的铁粉。一般情况下，铁屑可重复使用 10 次左右，但每次都应加进适量的新铁屑，以确保治疗效果。

（3）每次治疗结束后，都需及时清洗布袋，防止布袋被醋酸侵蚀腐坏。

4. 砖熨法 取青砖两块，放于炉口烧红，待砖不烫手时，即用布包好。先在患处垫上 4～5 层旧布，然后把垫砖放上，随着砖热减弱，逐渐抽掉垫布。也可在热砖下放葱白、姜片，或扎上一条浸透陈醋的毛巾，醋浸毛巾上放热砖熨烙，可以充分发挥陈醋的作用。

5. 瓶熨法 用 500mL 的医用盐水空瓶装满热开水，先在患处放上一个装满葱白切成丝的布袋，布袋上再放一块厚布，然后放上热水瓶作局部熨烙。开始时瓶的热度较高，可用手垫上干布或戴上绒手套拿热水瓶做上下反复熨烙，瓶内热度降低后，可将瓶放于患处不动，进行固定熨烙。瓶熨常用于治疗跟骨刺引起的疼痛，或适用于一般性腹痛。

6. 电熨法　电熨疗法，常用于过敏性耳炎。采用局部电熨，操作简便，每次只需2～3分钟，患者无痛苦，施治后不影响鼻腔的正常功能。一般经过2～3次电熨，鼻炎即可痊愈或明显减轻。

四、热熨药物制作与操作技术

（一）热熨药物制作

热熨疗法药物制作时，需根据病情辨证对药物进行选择。中医传统热熨法中有一种独特的"自发热"热熨法，即"铁屑加醋热熨法"，经过历代医家的改良，逐渐发展为"坎离砂"热熨，制作中加入各种药物，在制作工艺上也更为精良。制作时，选用净铁末50kg，米醋3kg，清水3kg，先用醋水各半，将药（如防风400g，当归300g，川芎400g，透骨草400g，或可根据情况自行配伍）煎成浓汁，再将铁砂加热后搅拌后放置，使用时加醋少许拌匀，放置于布袋中，数分钟后就会自然发热，然后放置于患处进行热熨。通过发热，可充分发挥所配伍药物的效能，具有良好的祛风散寒、活血化瘀、镇痛解痉、消肿止痛的功效。热熨药物制作时应注意以下两方面：

1. 药物选择时，在辨证选药的基础之上，还应考虑所选药物的性状、质地，使制作成的药包的大小、厚度符合需求，药包过大过小都难以操作，药包过薄不易保温，药包过厚则和局部贴合度差，这些都会影响疗效。通常来说，热熨药包的大小为25cm×15cm，厚度为1.5～2cm，部分特殊需求的药包可根据热熨部位不同进行制作，如专门用于乳腺增生的热熨包就应略小，药包的主体药物应是草质茎叶类饮片，配合切片或打碎的块根类、花类及矿石贝壳类药物。

2. 药物应根据需要选择加热和进一步加工的方式，如治疗中焦病证的药物适宜选用拌炒加热的方式，取其味香走窜、透皮醒脾之效；痹痛类病证适宜选用蒸热的方式，取其加热后可温润患处，有舒筋通络之效；鲜药需要用杵臼粗捣，不宜过碎使汁液丧失；厚片类药物可适当掰碎，部分大块和种子类的药物要打成粗末，以帮助有效成分的溶出；易挥发的拌炒液体，如白酒、黄酒和醋，宜在加热即将结束时加入。

（二）热熨疗法的操作技术

1. 操作方法　根据操作方法不同可分为直接熨和间接熨。

（1）直接熨。将已加热的物体或药物直接放置穴位或患处进行熨烫。如盐熨、生姜熨等。

（2）间接熨。先将药物置于穴位或患处，再取加热物体放上面熨烫。如部分药熨法。

2. 热熨疗法操作规程　可按照以下四个步骤进行。

（1）部位及体位选择。根据患者病情，选取热熨部位，如外感类病证主要热熨颈部、背部，脾胃病证主要热熨上腹部、脐周和背部，肾膀胱病证主要热熨下腹部、腰骶部，妇科病证主要热熨脐部、下腹部，痹痛类病证主要热熨各关节及患处，根据需要可采用坐位、俯卧位、仰卧位、侧卧位等体位，便于操作者进行操作也保证患者热熨过程中的舒适。

（2）加热热熨药物。热熨加热方式通常使用炒热、蒸热、煎煮和现代的微波加热法。炒热时火不宜过大，并应随时观察，避免将药物炒焦；微波加热法通常用于盐包、砂石包，加热时要往布包上适量洒水至湿润，以免加热过程中起火。

（3）热熨患处。取出加热好的热熨包，待温度合适后趁热热熨患处，通常准备两个及以上的热熨包，以保证热熨过程连续不间断，最后将热熨包放在患处或症状最明显处，上覆盖棉垫或热水袋，继续热熨一段时间，促进药力入内。

（4）清洁保温。热熨操作结束后，可用干净毛巾擦拭热熨部位，保证局部干燥，然后覆盖衣物，注意局部保暖。

五、热熨疗法的适应证和禁忌证

（一）适应证

常用于各种风湿、寒湿痹证，如类风湿关节炎、强直性脊柱炎（寒湿阻络证）；用于治疗一切因经脉不通所致的肢体关节筋肉的疼痛、肿胀、麻木、瘫痪、挛缩和僵硬等病变；对各种骨伤科痛证如颈椎病、腰椎间盘突出、膝骨性关节炎等引起的疼痛均有显著疗效；也可用于风寒感冒之头痛、身痛、咳喘以及各种伤寒及外感发热等疾病；也常用于小便不利的癃闭、各种厥证的急救、一切下焦虚冷、元阳衰惫之证；同时也适应于保健养生。

（二）禁忌证

1.局部皮肤有大面积创伤、溃疡、感染或有较严重的皮肤病者禁用。

2.孕妇腹部、腰骶部以及某些穴位（如合谷、三阴交等）可促进子宫收缩，应禁用，麝香等药物孕妇禁用，桃仁、红花、水蛭、天雄等药物孕妇慎用。

3.高热、神昏、谵语、神经分裂症患者禁用。

4.出血性疾病，如血小板减少性紫癜、过敏性血小板减少性紫癜、月经过多、崩漏等，禁用。

5.艾滋病、结核病或其他传染病者慎用。

6.肢体感觉障碍者慎用热熨法，如严重糖尿病患者，必须使用时应严格按照操作技术规程进行，随时观察，以免烫伤。

7.颜面五官部位使用热熨法温度不宜过高，时间不宜过长，应慎用。

六、注意事项

热熨操作时应注意以下方面。

1. 包裹热熨药品的布宜使用纯棉布，避免使用有孔或容易破损的材料，如诊布、无纺布、茶袋纸等，包扎时要扎紧，以免热熨时内容物漏出。

2. 药熨包应准备 2 个及以上，以便热熨时轮流交替使用，使热熨能连续进行。

3. 药熨包温度以患者能耐受而又觉温热舒适且不烫伤皮肤为度，为了避免过她热烫伤皮肤，热熨前，操作者应先用自己手腕内侧部测试药熨包的热度，温度合适再进行热熨。

4. 药熨初始时热熨包温度较高、热熨手法应轻、快，待热度降低后，则应熨得重、慢。

5. 用中药液体湿热熨时，纱布或毛巾垫的更换时间要注意掌握，以保持一定的湿度、清洁度与温度，特别是用于有渗出液的皮肤疾病时，通常将中药液体分次倒出进行热熨，避免药液中含有渗处液而造成感染，部分疾病湿热熨的次数应根据症状的轻重而适当增减。

6. 中药液体湿热熨的药垫必须与患处密切贴附，方能达到治疗目的，颜面、耳后、肛周、外阴及指、趾间等部位，因形态不规则，应特别注意要敷贴紧密。

7. 热熨的面积不可过大，应随着季节、室温而定，一般不超过全身面积的 1/3，以免过度的体表蒸发造成脱水，对老人、幼儿以及病在颈、胸等部位的患者应特别注意。

8. 热熨过程中应密切观察患者情况，若在热熨过程中出现头晕、头痛、恶心、心悸等不适反应，应立即停止治疗，使患者平卧休息；使用生姜、葱白一类的鲜药要密切观察皮肤情况，一旦出现皮肤过敏现象应及时中止。

9. 热熨时应注意室内温度，宜保持在 20～25℃，熨后腠理疏松开泄，注意避风保暖，以防风寒邪气内侵，最好热熨结束后，让患者暂时不离开室内，待汗消失、腠理闭合后再行离开。

10. 热熨药袋可反复多次使用，使用后应及时晾干，于干燥阴凉处保存，或放入冰箱保存，以防霉变；药液湿热熨的液体应新鲜配制；用后的纱布或毛巾垫应洗净消毒后再行使用，各患者之间不可交叉使用，如用于有渗出液的皮肤疾病，布垫应煮沸消毒。

第八节　熏蒸疗法

一、熏蒸疗法的发展史

熏蒸疗法，是以中医辨证论治为指导原则，依据疾病治疗的需要，选配一定的中药组成熏蒸方剂，在患处局部皮肤上进行熏蒸，借助中药药力和热力通过透皮作用于机体，从而达到治病效果的一种治疗方法。是中医学最常用的传统外治方法之一。

早在马王堆汉墓出土的《五十二病方》中就明确提出，用中药煎煮时产生的热药蒸汽熏蒸局部以治疗疾病，其中有熏蒸洗浴八方，如用骆阮熏治痔疮；用韭和酒煮沸熏治伤科病证等。《史记·仓公列传》记载仓公淳于意用熏蒸技术治疗月经不调的病例，"济北王侍者韩女病腰背痛，寒热，众医皆以为寒热也。臣意诊脉，曰：'内寒，月事不下也。'即窜以药，旋下，病已。"其中的"窜"即为熏蒸技术。东汉末年张仲景善用熏法，太阳病脉篇中即有"设面色缘缘正赤者，阳气怫郁在表，当解之熏之"的论点，在《金匮要略》记载有用苦参汤熏洗治疗"狐惑病"的详细使用方法，"蚀于肛者，雄黄熏之（上一味为末，筒瓦两枚合之，烧向肛熏之）"。

晋唐时期，熏蒸疗法进一步发展，晋代葛洪《肘后备急方》中记述了用煮黄柏、黄芩熏洗治疗创伤与疡痈症；唐代医籍《备急千金要方》《外台秘要》中还记载了关于熏蒸疗法治疗咳嗽、痔疽、瘾疹、烫伤、冻疮以及眼科等疾病。如《备急千金要方》中治疗脱肛，以"女萎一斤，以器中烧，坐上熏之，实时入"。《外台秘要》熏咳法一节中以熏法治疗咳嗽的方法就有六种之多，既有"艾叶硫黄"药卷熏，也有"钟乳雄黄"药纸熏，还有款冬花药筒熏法。此时，古代医家还将熏蒸技术用于危重症的急救，起到了非常好的疗效，如唐代许胤宗曾用药物熏蒸法用于皇宫深院救治皇太后的中风重症，足见中药熏蒸疗法在当时的作用和影响。另外，还有用熏蒸疗法治愈产后血晕闷绝症的记载，以"烧秤锤红令赤，置器中，向产母床前帐里，投醋淬之，得醋气，可除血晕之法也。"

宋金元时期，熏蒸疗法在临床上应用更加广泛。《宋史·王克明传》载："卢州守王安道风禁（噤）不语旬天，他医莫知所为。克明令炽炭烧地，洒药，置安道于上，须臾而苏。"可见熏蒸疗法对治疗中风失语确有疗效。金元四大家之一的张从正，把熏、蒸列为汗法的一种，指出"亦有熏渍而为汗者"，并做"玲珑灶法"进行熏蒸施术。元代危亦林《世医得效方》中治疗脚气拘挛酸痛，以"香苏散、香薷散加苍术、木瓜、大蓼、橘叶、葱白煎水，熏一时取汗，再淋洗，不可频用"。

明清时期是外治疗法发展较为迅速的阶段，许多医家都非常重视熏蒸技术，明代李时珍《本草纲目》中记载用熏蒸法治疗多种疾病，张景岳则用"嗽烟筒""灵宝烟筒"通过药烟熏治疗寒嗽，用"熏疥方"治疗芥癣。陈实功在《外科正宗》痔疮治疗中明确提出"外宜熏洗"的方法，并制"洗痔枳壳汤""洗痔肿痛方"等熏洗方。清代赵学敏《串雅内外编》中专列"熏法门""蒸法门"，如治疗手汗，用"黄芪一两、葛根一两，荆芥三钱，水煎汤熏而温洗三次即无汗。"治患风冷气痹及瘫痪，用"醇酒三升拌原蚕沙五斗，甑蒸于暖室中，铺油单上，令患者就患处一边卧沙上，厚盖取汗。若虚人须防大热昏闷，令露顶面一次，不愈间天再蒸。"清代吴师机《理瀹骈文》中记载有使用熏法者达50多处，有药汤熏、药烟熏、药纸熏等多种熏法，治疗疾病包含内、外、妇、伤科等，如"四物汤熏房法"用熟地黄、当归、川芎、酒芍煎汤，令药气满房，口鼻吸受以滋益之，对产妇进行催生；熏药法治风气痛，用"川乌、草乌、千年健、降香、闹羊花、钻地风、陈艾、麝香，卷纸筒，糊紧，乌金纸包，燃熏病处"等。将熏与熨、按摩相结合。吴氏所用熏法形式多样，根据病情灵活使用，实为外治之大家，他认为熏蒸法有内治之效而无内治之弊，安全效佳。清代陈复正《幼幼集成·卷四·小便不利证治》治疗"小便数天不通，遍身手足肿满，诸药不应者"，用"苏叶一斤煎浓汤，入脚盆内，令患者坐盆上熏之，冷则又添热汤；外用炒盐熨脐上，及遍身肿处。良久，便通肿消而愈"。

中华人民共和国建立后，随着科技的进步，亦有一批很有影响的专著如《自然疗法大全》《实用中医独特疗法大全》《当代中药外治临床大全》《中国医学疗法大全》等十余种有关中药熏蒸洗浴疗法的单行本相继出版，师承前人，推陈出新，为中药外治和中药熏蒸疗法的不断发展推波助澜。使熏蒸技术在操作上更简单化，并能与其他理疗技术配合应用，疗效也更为显著。

二、熏蒸疗法的作用特点

熏蒸疗法是常用的中医外治法之一，与其他外治法相比较其有独特优势。

（一）熏蒸疗法的作用

中医学认为温热可祛除寒邪，开阖孔窍，鼓舞阳气，推动气血运行。熏蒸中药的药力得热力之助，通过腠理孔窍进入人体，经机体经络通达脏腑。从而起到祛风散寒、温阳除痹、舒筋通络、活血化瘀、健脾和胃、解毒避秽、防疫保健、杀虫止痒等作用，尤善治风、寒、湿三邪所致之痹证，以及气血失荣所致痰浊、气血瘀滞所致痛证等。西医学认为熏蒸的作用原理主要体现在以下几个方面：

1. **药物作用**　药物在燃烧、煎煮时所产生的药烟气和蒸汽，其中有效的中药成分可呈现离子状态渗透皮肤，经口鼻吸收进入体内，在局部保持较高的血药浓度，起到较长时间的治疗作用。

2. **温热刺激作用**　温热刺激可影响上皮组织的再生过程，改善皮肤营养，刺激上皮生长；热力作用于体表创口时，浆液性渗出物增多，能协助清除病理产物及清洗创口，并可防止细菌繁殖，促进创面的愈合；热刺激能使皮肤、体温及深部组织温度升高，从而增加组织摄氧量，改善组织营养，促进组织代谢和愈合；温热刺激可降低神经兴奋性，降低肌张力，从而减轻因肌肉紧张而致的疼痛。缓解痉挛及僵直，提高痛阈；热刺激配合牵拉可使结缔组织弹性、可塑性增加，如在局部组织温度升高到 $40 \sim 45\,^{\circ}\!\mathrm{C}$ 时，进行按摩和适当的牵拉，可改善挛缩关节的活动度，促进关节功能恢复。

3. **局部性药理效应**　在患部的直接熏蒸，药蒸汽通过皮肤的渗透、转运、吸收，直达病灶，药效高度聚集，在病灶处清热解毒，散寒消肿；祛风燥湿，杀虫止痒；舒筋活络，行气止痛。通过患部皮肤吸收，高浓度的药物直达病灶，这是中药熏蒸相对内服药最为突出的优势，因为人体的有些组织如肌性组织、结缔组织、筋骨膜类组织，由于本身的结构，导致血液中的药物穿越脂膜的透过率很低，从而使得治疗效果不理想。

4. **整体性药理效应**　整体性药理效应分为穴位经络效应和血液循环效应。

（1）穴位经络效应。中药雾化气体中所含的辛香走窜的药物离子作用于皮肤、腧穴后，在穴位经络效应和穴位的信息效应影响下，通过神经体液装置和经络系统，调节高级神经中枢、内分泌、免疫系统，从而达到迅速调整人体脏腑气血和免疫功能。

（2）血液循环效应。药物通过皮肤吸收后，一部分药物进入毛细血管，药物通过血液循环稳态扩散至全身，使血管通透性增强，微循环加快，外周血管扩张，除心、肾血管以外的内脏血管收缩，心率增快，全身血液循环加速，有利于药物在体内的吸收，但对血压影响不明显；活化细胞可使全身细胞活跃，有效改善体质，增强免疫能力；同时局部血液及淋巴循环增快，可促进机体新陈代谢，帮助排除体内废物及肝肾毒素，加速组织修复，起到抑制炎症发展、减少炎症产物堆积、促进组织愈合的作用，有利于炎症和水肿的消退。

（二）熏蒸疗法的特点

1.直达病灶，疗效显著　熏蒸疗法将经过辨证配伍的中药组方作用于病灶，通过皮肤和口鼻吸入，可直接进入机体并迅速发挥作用。对于皮肤、肌肉以及口鼻处病证可直达患处，改善局部症状。在温热刺激的作用下，也可迅速缓解因寒所致的各种疼痛。熏蒸技术多用饮片药物，方便根据患者的不同情况进行调整，针对性更强，临床疗效更为可靠。

2.适应证广泛，定向施治　熏蒸疗法可用于内、伤、妇、儿、故伤、皮肤、五官各科病证的治疗，适应证广泛。熏蒸疗法一方面药气可随处流窜、遍及面广泛，如对于全身各种皮肤病的治疗，药气可直作用于病灶上，且治疗面积广泛，在不影响良好疗效的情况下，同时也可以节省药物的用量；另一方面药气又可深达内部，定向施治，特别适合口服药等所难及之处，如风寒痼疾深藏于筋骨关节之间，口鼻咽之深处，口服药力慢而少，针推又所难及，熏蒸技术可直达病灶，见效迅速。

3.操作简便，安全舒适　熏蒸疗法操作简便，既可在专门仪器的辅助下实施，患者也可在家中利用药锅、盆、杯等日常器具操作，无须专门购置仪器设备。熏蒸疗法是一种安全性比较高的外治方法，药物通过皮肤进入体内很少会出现毒副作用，只要按照技术操作程序进行。对于全身性熏蒸和专门用于口鼻熏蒸时的药物配伍应谨慎，避免熏蒸时间过长、温度过高导致烫伤或晕蒸等意外，做到有效预防措施一般不会出现危险。同时，熏蒸时在适度热力刺激下，患者的肌肉和精神都会处于轻松的状态下，感到舒适。

三、熏蒸疗法的内容及分类

熏蒸疗法主要包括熏蒸疗法分类、熏蒸药物制作、熏蒸技术操作规程等。

（一）熏蒸疗法分类

熏蒸疗法可根据熏蒸部位不同，分为全身熏蒸法和局部熏蒸法；根据熏蒸药物制作不同，可分为药汤熏、药纸熏、药卷熏、药粉熏；根据给药途径的不同分为烟气熏法、蒸汽熏法。

1.烟气熏法　选取熏蒸所需药物研为粗末后置于火盆或火桶中，将其点燃后形成烟气；或用棉纸夹住药粉，以蜡封口制成药垫，裁成小块进行燃烧；或用棉纸将药末摊于纸上，卷成纸筒，点燃后进行熏疗。烟气熏法可产生烟气，既可大量使用以用于室内的消毒灭菌、预防疾病，也可对准人体特定部位进行施治，以达到治疗作用。烟气熏法会产生烟霭，对于有过敏性哮喘、咳嗽等呼吸系统疾病的患者要慎用；也可能引发烟感报警系统，在公共场所不宜使用；燃烧后的药物要妥善处理，不可随意丢弃，以免复燃造成火灾。

2. 蒸汽熏法　是将熏蒸药物加清水煎煮后，用蒸煮所产生的蒸汽进行熏蒸，也可将药物打成粗粉或制成提取液，然后放入熏蒸仪器中进行使用。可先煎煮药物，将药液倒入容器内趁热熏蒸，药液凉后可次加热，如此反复即可，是家庭熏蒸最常用的方法。也可持续加热容器进行使用，将所用药物置于其中加清水煎煮后对准患处，在煎煮药物的同时进行熏蒸，此法可持续熏蒸给药，但需要购置设备（简易型）；还可以应用现代技术生产出的气雾透皮设备，加入药物后进行气雾给药，此法操作简便有效，能够保证药物浓度和熏蒸温度的稳定。

（二）药物选取与制作

熏蒸药物的配伍需遵循方剂配伍的基本原则，辨证施治，制作时可根据治疗目的和设备的不同，应用饮片，或将药物打成粗粉装袋，或制成提取液使用。此外，在熏蒸药物选择时，有以下特点：

1. 根据不同部位选用药物　熏蒸疗法常用于伤科疾病的康复，这些病证多为风寒湿邪流注于肌肉筋骨之间，阻遏经络气血，导致肌肉痹痛和痿弱。因此，常以祛风通络、散寒除湿的药物应用为主，并可根据受损部位不同选择适当药物。如上肢及颈肩疾病可选用上行性药物，如羌活、防风、伸筋草、葛根、透骨草、秦艽等；下肢疾病可选用性善下行的药物，如牛膝、桑寄生、木瓜、薏苡仁、五加皮、海桐皮等；腰部疾病则选用鹿衔草、狗脊、杜仲、千年健、续断、牛膝、桑寄生等补肝肾强筋骨类药物。

熏蒸疗法常用于官窍疾病的治疗，用于眼部的药物可选用有川芎、蔓荆子、防风、荆芥等；用于鼻部的药物可选用白芷、苍耳子、细辛、辛夷、薄荷等；用于耳部的药物可选用细辛、艾叶、磁石、胆南星等；用于前后二阴的药物常用蛇床子、吴茱萸、枳壳、升麻等。

2. 散寒止痛药物的应用　寒湿入络、血脉瘀阻导致痹痛明显者，宜选用性温热，可散寒除湿、温通经络、祛风止痛的药物，如川乌、草乌、马钱子、路路通、海风藤、附子、细辛、麻黄、桂枝等，这些药物性燥烈、热力猛、善走窜，部分还具有毒性，其用量不置过大，不宜头面官窍熏蒸。如川乌、草乌大辛大热，散寒止痛，对于寒湿痹证疗效好，《长沙药解》中曾描述乌头"温燥下行，其性疏利迅速，开通关膝，驱逐寒湿之力甚捷"，与细辛同用可增强止痛之功。细辛毒性虽小，但通窍止痛的功用迅速、疗效确切，不仅用于肢节疼痛，还常用于鼻部熏蒸以治疗风寒所致鼻塞、鼻鼽、头痛。马钱子虽有大毒，但通络止痛效果尤佳，张锡纯《医学衷中参西录》称其"开通经络、透达关节之力，实远胜他药"，马钱子所含的有害成分虽能被皮肤吸收，但不至于中毒，且有非常好的镇痛作用，但熏蒸时不可用于口鼻部。

3. 使用活血、藤类、辛味、虫类药物 熏蒸疗法常用药物包括川芎、红花、桃仁、丹参、延胡索、乳香、没药、苏木等，此类药物活血化瘀效果显著；用各种藤类药物如海风藤、络石藤、雷公藤鸡血藤等以舒筋活络；用味辛性走窜药物独活、辛夷、防风、鹅不食草、羌活、五加皮、透骨草、冰片、麝香等，增加药物的渗透力；久病疼痛明显者可酌情配伍虫类药物，如全蝎、蜈蚣、地龙、乌梢蛇、土鳖虫等。

（三）熏蒸疗法操作规程

1. 制作熏蒸药物 将辨证配伍的药物按照所使用的操作法进行制作。如使用药液可将药物放入大小适合的无纺布袋中，将袋口扎紧，按照煎煮的方法加入适量清水，经浸泡煎煮后趁热进行熏蒸；使用药粉熏可将药物粉碎混合均匀，过目筛多次，然后装入无纺布袋或茶袋纸袋中，装入仪器进行熏蒸；使用药纸熏和药卷熏，需将按比例配伍的药物打成粗粉后进行制作。

2. 选择部位和体位 根据熏蒸部位需要选择合适的体位，暴露局部，调整好熏蒸器具和熏蒸部位之间的距离，首先要保证熏蒸时局部的温度适合，既能达到规定温度，又不至过烫损伤皮肤，又要保证熏蒸时患者能放松、感到舒适，避免在熏蒸过程中因无意识调整体位而影响治疗。如使用烟气熏法更要注意点燃的药纸药卷与患者距离，对于局部感觉不甚敏感者，操作者可将自己的手指放在熏蒸局部，进行测试后再施术。

3. 给药温度、时间及疗程 全身熏蒸时多使用熏蒸室、熏蒸舱、简易熏蒸包等设备；局部熏蒸可使用熏蒸治疗仪、熏蒸床、熏蒸桶、盆、杯等设备。以上操作气温调控、每次熏蒸时间应依患者耐受为度。熏蒸时还可根据熏蒸部位的敏感程度适当调整温度和时间，如敏感部位（口鼻等）、不耐高温处、皮肤薄弱处，此时可适当降低时间和蒸汽温度，因此，临床应用时，应视具体情况而定时间和熏蒸温度。熏蒸疗法可每天进行，通常每天 1 次，部分急性病证可每天 2 ～ 3 次，慢性病证可以 10 ～ 15 天为 1 个疗程，每个疗程之间休息 3 ～ 5 天，然后再进行下个疗程的治疗。

4. 熏蒸后的清洁与保暖 熏蒸结束后，可使用干净温热毛巾将局部的蒸汽和药灰进行清理干净，然后加盖衣物，注意熏蒸部位的保暖。

四、熏蒸疗法的适应证和禁忌证

（一）适应证

熏蒸疗法可广泛用于各科疾病的治疗，如内科神经衰弱、慢性肾炎、各种水肿、腹胀、消化不良、慢性肠炎、重症肌无力、面神经麻痹等；妇科月经不调，闭经、带下病等；五官科感冒鼻塞、过敏性鼻炎、耳鸣耳聋、齿痛等；皮肤科痤疮、荨麻疹、风疹、湿疹等；儿科小儿感冒、消化不良等。

在骨伤科临床应用中疗效尤为突出，如常用于治疗类风湿关节炎、风湿性关节炎、腰椎间盘突出症、颈椎病、肩周炎、腰肌劳损、骨性关节炎等。

（二）禁忌证

1. 急性传染病、严重心脏病、严重高血压等，禁用全身熏蒸疗法。

2. 危重外科疾病、严重化脓感染疾病、大面积的开放性伤口等禁用。

3. 慢性肢体动脉闭塞性疾病、严重肢体缺血、发生肢体干性坏疽者，禁止使用中高温（超过 38℃）熏蒸。

4. 妇女妊娠或女性经禁用。

5. 饱食、饥饿、醉酒、过度兴奋以及过度疲劳时禁用。

6. 饭前、饭后 30 分钟内禁用。

7. 过敏性哮喘患者慎用熏蒸法熏蒸口、鼻、眼等处，慎用烟气熏蒸疗法。

五、注意事项

1. 熏蒸使用的药物应在专业人员指导下制作，对于眼、口、鼻的用药应谨慎，不可采用有毒和具有腐蚀性的药物。

2. 熏蒸操作时的温度要适宜，不可盲目追求热感，以免烫伤皮肤。可逐渐加温到规定温度，给予患者皮肤适应的过程。

3. 使用烟气熏法可产生大量烟雾，应视操作环境和患者情况许可而用，避免引发其他病证。

4. 熏蒸时应注意保暖，夏季应注意避风，宜在熏蒸部位放置避风罩或毛巾，在保温的同时避免了药雾药气外泄，影响疗效。熏蒸后拭干身体，避免汗出当风。

5. 全身熏蒸前可饮用淡盐水 200mL，避免出汗过多而引起脱水，随时观察患者情况，如患者感到头晕不适，应停止熏蒸，嘱卧床休息并密切观察。

6. 熏蒸结束后应适当休息、饮水，待体力恢复、毛孔闭合后再离开。

7. 患者每次使用过的熏蒸器具和物品要注意清洁、消毒，可使用 84 消毒液进行擦拭，熏蒸室每晚紫外线照射 1 小时，防止交叉感染。患者所用被单或毛巾应独立使用，每天更换。

8. 如熏蒸无效或病情反而加重者，则应停止熏蒸，改用其他疗法。

第九节 洗泡疗法

一、洗泡疗法的发展史

洗泡疗法，是指用药物煎汤或浸液对患处进行洗泡，用以治疗疾病的一类外治方法。

早在殷商时期，宫廷中就盛行在浴水中放入药物进行沐浴，在马王堆汉墓出土的《五十二病方》中收载了多种洗泡方法，如"浴之道头上始，下尽身，四支（肢）毋濡"熏浴法治疗婴儿病痫；对犬噬人伤者的创口用酒"沃其伤"。《素问·阴阳应象大论》记载"其有邪者，渍形以为汗"，《素问·玉机真脏论》也有"肝传之脾，病名曰脾风，发瘅，腹中热，烦心出黄，当此之时，可按可药可浴"，虽缺乏系统性的论述和具体操作方法，但使用洗泡疗法进行治疗的思想已初步形成，为后世应用洗泡疗法防治疾病奠定了基础。

洗泡疗法在《金匮要略》中亦有多处记载，并详细描述了其适用证和应用方法。如治疗狐惑病用苦参汤熏洗"蚀于下部则咽干，苦参汤洗之。苦参一升，以水一斗，煎取七升，去滓，熏洗，日三服"；治疗脚气冲心用矾石汤浸脚，"矾石二两，上一味，以浆水一斗五升，煎三五沸，浸脚良"；治阴中蚀疮烂则以狼牙汤洗阴中，"阴中蚀疮烂者，狼牙汤洗之。狼牙三两，以水四升，煮取半升，以绵缠著如茧，浸汤沥阴中，日四遍"；治疗筋骨损伤，"先锉蒲席半领，煎汤浴衣被盖覆，斯须通利数行，痛楚立瘥"。具体方法依不同病情而随证使用，包括熏洗、坐浴、浸渍、沐浴等法。

晋代葛洪《肘后备急方》中记载了对不同原因造成的创伤或脓肿创口的清洗方法，常见采用酒、醋、水洗，煮黄柏、葛根水洗等，根据病情辨证选药，"若是热，即取黄柏一两，黄芩一两，切，作汤洗之""若有息肉脱出，以苦酒三升，渍乌喙（附子）五枚，三日，以洗之"，以"黄连浸浓汁渍拭，治泪出不止"等，后治目方中多用黄连。《刘涓子鬼遗方》记载了多种治疗痈疽疮毒的洗方，如治疗痈疽肿坏多汁用猪蹄汤方，治头白秃疮以桑灰洗头，涂敷前用大黄汤洗，伤瘢以甘草汤洗等。唐代孙思邈进一步推动了洗泡疗法的发展，拓展了洗泡疗法的种类和应用范围，不但用于治疗内、外、妇、儿等科的多种疾病，还可用于救急、预防等，如治疗小儿湿疮，"浓煮地榆汁洗浴，日两度"；治热上出攻，目生障翳、目热痛汁出的洗眼汤方；治疗肺痨热所致头生白屑瘙痒不堪的沐头汤；治疗外伤"肠出不断者，作大麦粥取汁，洗肠内之"等。唐代蔺道人《仙授理伤续断秘方》中将洗药作为敷药前准备，"凡伤重者，用此方煎汤洗之，然后敷药。生葱、荆芥、土当归，上三味煎汤，温热淋洗"。

宋元时期是洗泡疗法迅速发展的时期，此时论及洗泡疗法的著作大量涌现，并记载了多种形式的洗泡疗法，其形式有淋、洗、熏洗、淋蘸、淋洗、淋熨等，所用洗泡液体有甘草水、热浆水、沿浆水、桃皮汁、药汁等，同时注重洗泡与内服方药的配合使用，广泛地应用于临床各类病证，如《太平圣惠方》"治风毒攻，手足疼痛"，即五枝淋蘸方，是以槐枝、柳枝、桑枝、椒枝、吴茱萸枝各一斤，细锉，以水五斗，煎至三斗，去滓，稍热避风，淋蘸三五度，病愈；《太平惠民和剂局方》中"治外障，退翳膜，疗风毒上攻"所用"明睛散"，以"赤芍、当归、黄连、滑石各五两，锉碎碾为细末，入研滑石拌匀。每用半钱，沸汤点，澄清去渣，热洗"；《圣济总录》治跌仆伤折筋骨所用"桂附散"，是"桂、生附子、白矾、细辛、白芷、五加皮、桑枝，七味捣筛为散，每剂用三两，入葱连根十茎，以水一斗煎沸，遂旋淋渫、立效"。说明洗泡疗法不仅应用广泛，而且疗效确定。

明清时期洗泡疗法收到多数医家的重视，如明代龚廷贤《寿世保元》中对于初生儿为"免邪风侵入，不使发热成痫疾，用五根汤洗。以免疮疥之患"即为五根汤洗；《串雅内外编》专门列有"洗法门"，用治麻风、肿疡、风寒等病；吴师机《理瀹骈文》中关于洗泡方的记载有数十处，用途广泛，使用精妙，涉及内、妇、儿等多种疾病，并认为治水肿，用麻黄、羌活、苍术、荆芥、防风、葱白等药煎浴取汗，此开鬼门之法；治疗水肿可煮赤豆渍膝；妇科疾病则认为血瘀浴以益母草，产后胞衣不下，子肠不收，芪水温浸；儿科痘不出则隐浴水杨蝉蜕之煎，麻疹不出则以河柳之汤足浴；陈复正《幼幼集成》也常用洗泡之法。《外治寿世方》中也有多处使用洗泡法治疗疾病的记载，比如治疗风痹、瘾疹、中风、泻痢、脱肛等病证。

中华人民共和国成立以来，洗泡疗法越来越广泛地应用在医疗、康复、预防保健中，成为休闲保健的重要组成部分，以它独特的魅力为人们所认可，在临床实践中发挥着越来越大的作用。

二、洗泡疗法的作用特点

洗泡疗法同其他外治法一样，其技术同样遵循着以外而治内的作用原理，但又有其独特之处。

（一）洗泡疗法的作用

洗泡疗法所用介质由药物和水组成，在中医学辨证论治和中药方剂学理论指导下，选取药物进行配伍。水在洗泡疗法中具有其不可取代的地位，一方面它具有良好的溶解性，能将药物有效成分溶出，另一方面它自身的物理特性也是洗泡技术中不可忽视的内容，如密度接近于人体，非常适合用作介质来进行治疗。另外，水相对于其他物质来说，所吸收热量是乙醇或石蜡的两倍，铜或铁的10倍以上，说明水有很好的热量吸附与释放作用，这对于洗泡时的温度需求有着重要意义。洗泡疗法的作用原理主要是以下两个方面。

1. 药效作用　洗泡时皮肤接触药液的面积比较大，时间也较长，有利于充分吸收药物。药物的有效成分溶于水，经透皮吸收产生一定的局部和全身的血药浓度，从而起到治疗作用，从而起到发汗解热、清热解毒、消痈散结、祛腐生肌、活血化瘀、补益升提等作用。

2. 刺激作用　洗泡时，水能对体表和穴位施加冷热、化学、物理等刺激，这些刺激通过经络腧穴将信息传至病所，发挥调节或治疗效应。加速血液循环，促进药物渗透吸收和传播，以增强药物的治疗作用。

（1）温热的水温可使血管扩张、充血，促进血液循环和新陈代谢，降低神经的兴奋性，缓解痉挛，减轻疼痛，38℃以上的热水有明显的发汗作用，同时可先使人兴奋，继而出现疲劳、软弱、困倦欲睡的症状。短时间的温热刺激可增强胃肠道平滑肌的蠕动；长时间使用则会使蠕动减弱、肌张力下降，有缓解和消除痉挛的作用。凉水则可收缩血管，增强神经兴奋性，提高肌张力。

（2）通过水的浸泡、冲洗、摩擦碰撞身体表面，产生机械效应。静水的压力作用可加强患者呼吸运动和气体代谢，有利于减轻水肿，加快创面的血液循环，促进愈合。水流的冲洗作用则能引起周围神经兴奋，并有扩张周围血管的作用。

（3）温热刺激能引起肾脏血管扩张，有助于利尿，冷刺激则使尿量减少。长时间温水浴，能使一昼夜的尿量、钠盐和尿素的排出量增加。

（二）洗泡疗法的特点

1. 适用范围广，疗效显著 洗泡疗法广泛应用于临床预防保健、术后康复和治疗内、外、妇、儿、五官、皮肤等各科病证，适用范围广泛，特别对于痹证、痰证、肛肠、五官以及皮肤病证的疗效显著。

2. 安全有效，毒副作用少 洗泡技术使用的药物经过煎煮后经皮肤吸收进入体内，在局部可迅速达到较高的血药浓度，起到治疗作用，极少经过消化道和肝脏代谢，其中部分外用药物虽有毒性，但在体内浓度较低，不易产生毒副作用。

3. 简便易行 洗泡技术一般无需特殊的仪器设备，患者可在医师指导下，将药物按照技术操作规范煎煮制作好后，即可在家中自行使用，过程简便易行，且洗泡的过程非常舒适，患者易于接受。

三、洗泡疗法的内容及分类

洗泡技术内容包括洗泡疗法分类、洗泡疗法操作规程。

（一）洗泡疗法分类

1. 按照洗泡的部位分类 可分为全身洗泡和局部洗泡。

（1）全身洗泡是指选取足量的中草药煎汤制成水剂，然后将其注入浴缸、浴桶或专门洗泡设备中，待药液降温后，用来淋浴或泡洗的方法。这种方法洗浴范围大，浸泡时间长，用药量比较大，适合于患病面积较大的病证及小儿。

（2）局部洗泡是指用药液浸洗身体的某一部位（多为患部），以达到治疗局部或全身疾病的目的。这种方法洗泡时间长，药液直接浸于体表，可使药液中的有效成分，有足够的时间进入体内以发挥治疗作用，是临床中最常用的、治疗范围最广的洗泡技术。根据洗泡部位不同，可包括头浴、面浴、眼浴、手浴、足浴、坐浴、肢体浴等。

2. 按照操作方法将洗泡疗法进行分类 可分为沐浴法、浸泡法、熏洗法、坐浴法、冲（淋）洗法和擦洗法。

（1）沐浴法是指用药物煎汤（可加入适量热水）来沐浴治疗疾病的方法，洗浴的范围大，浸浴的时间长。沐浴法借沐浴时浴水的温热之力及药物本身的功效，使周身腠理疏通，毛窍开放，起到发汗退热、祛风除湿、温经散寒、疏通经络、调和气血、消肿止痛、祛瘀生新等作用，适用于全身性病证，如伤风感冒、痹证、泄泻、咳喘、小儿麻疹等。

（2）浸泡法是用药物煎成汤汁，浸泡身体某一局部，以达到治疗目的的方法。这种方法可以使药液较长时间地作用于病变部位，借助药液的荡涤之力，发挥药物的直接作用，起到清热解毒、祛风除湿、杀虫止痒、祛腐生肌、舒筋活络等作用。适用于多数疾病，根据病证不同，浸泡时温度有冷浸或热浸之分。顽固性皮肤病可以将药物浸泡于酒或醋中进行取浸取液，以提高疗效。

（3）熏洗法指用药物煎汤，先以热气熏蒸患处后淋洗的方法。熏洗法依靠药物和热力的作用，疏通腠理，使气血流畅，调整全身功能，改善局部营养，从而达到解毒消肿、止痛、止痒、祛风等目的。适用于治疗外科、伤科、皮肤冷科、眼科、妇科等疾病。

（4）坐浴法是指用药物煮汤置于盆中，嘱患者趁热坐浴，至药液凉后进行更换。此法可使药液直接浸入前后二阴，以治疗疾病的洗泡方法。这种方法可以使药液较长时间地直接作用于患处，既能充分发挥皮肤黏膜的吸收能力，又对局部不形成刺激，从而发挥清热除湿、活血行气、收涩固脱、补益升提等功效。

（5）冲（淋）洗法指用药物煎成汤汁后不断喷洒和冲洗患处的一种方法，这种方法可以利用药液本身的治疗作用，促使局部经络疏通、气血流畅，具有解毒消肿、散瘀止痛、清除脓液、清净疮口等作用。适用于痈疽疮疖，跌打损伤所致的局部肿痛，外科疮疡后期脓肿已溃、脓水较多、创口不敛之症。应用时，根据具体不同病证选择不同的药物，将药物煎汤去滓滤渣后，加入适量的凉或温开水，用以冲洗患处和疮口，用于疮痛溃疡的冲洗液忌反复使用。

（6）擦洗法是用药物煎汁后擦洗患处的一种方法。此法借助药力和摩擦力作用于患处，可加强药物清热解毒、活血祛瘀、通经活络等作用。适用于治疗疼痛、痹证等病证。使用时将药物加水浓煎去渣、待药汁温热时擦洗患处。擦洗时用力不宜过猛，但如用于治疗疣，可稍稍擦破表皮，以局部微红为度。

（二）洗泡疗法操作规程

1. 洗泡药物制作 根据患者的情况将辨证选用的药物装入无纺布袋，或打成粗粉装袋，根据洗泡操作方法不同进行煎煮。一般用于浸泡的药液量宜多，可加水煎煮至 2000～3000mL，用于擦洗的药液量较少，200～300mL 即可，久煎取较高浓度药液。煎煮后，去除药渣滤出干净药液备用。

2. 洗泡操作 根据洗泡操作方法的不同进行操作，沐浴法在专门浴室内进行，注意保证室内的温度，药液中可加入适量的热水；浸泡法要首先将需要浸泡的位置暴露并清洁，选择合适体位后进行浸泡，通常每天 1～2 次，每次 20～30 分钟为宜；熏洗法要趁热进行，先对施术局部进行熏蒸后进行浸泡；坐浴法使用时一定要先将局部清洁，药渣滤净，保证澄清药液，温度可略高，40℃左右，但不可过热，以免烫伤；冲（淋）洗法使用时可将药液中加入适量的凉（温）开水，将冲洗液倒入针筒、量杯等容器中以便于冲洗，取好患者体位，并在其施术部位下放置容器，以便处理冲洗后的药液；擦洗法使用的药物浓度宜高，将局部擦洗清洁显露，之后使用干净消毒的毛巾或纱布垫蘸取适量药液，每天擦洗 2～3 次，痛证、痹证可配合浸泡法使用。

3. 洗泡后的清洁处理 洗泡后可用温水冲洗清理局部，不宜使用香皂、沐浴液等刺激性洗浴用品清洗，洗泡后加衣物覆盖，避风保暖。

三、洗泡疗法的适应证和禁忌证

洗泡技术广泛地应用于骨伤科、内科、皮肤科、五官科、妇科、儿科等领域的多种疾病治疗中。

(一) 适应证

本疗法骨伤科较为常用，如泡脚治疗类风湿关节炎、膝骨性关节炎等，另外还可用于治疗跌打损伤所致的局部肿痛、肩周炎、颈椎病、跟痛症等病证。

本疗法还可用治内科疾病，如感冒、咳喘、脱肛、眩晕、胁痛、中风、痹证等；皮肤科疾病，如丹毒、疥癣、湿疹、烧伤、烫伤、扁平疣、皮肤瘙痒、疮口不敛等；五官科疾病，如急性结膜炎、眼干、眼痒、视物不清、口腔溃疡、牙周炎、齿龈出血等；妇科带下、子宫脱垂、阴道炎、盆腔炎等；儿科麻疹、水痘、消化不良等。

(二) 禁忌证

1. 急性传染病、严重心力衰竭、呼吸衰竭、肾衰竭等患者，禁用全身泡洗。
2. 危重外科疾病，患处有大的开放性伤口及严重化脓感染疾病，需要进行抢救者、严重骨性病变（如骨结核等），忌用泡洗。
3. 饱食、饥饿、醉酒以及过度兴奋、过度疲劳时，禁用。
4. 饭前、饭后 30 分钟内，禁用。
5. 妊娠期的妇女禁用全身泡洗法。

四、注意事项

1. 洗泡疗法操作过程中，患者可适当饮用适量温开水，以补充体液及增加血容量，以利于排出代谢废物。
2. 洗泡时应特别注意药液的温度，并根据不同操作方法以适当调节，切忌盲目增加温度，避免烫伤，特别是糖尿病等局部感觉不敏锐的患者。虚寒性疾病，洗泡时药液温度不宜过低，以免影响疗效或导致虚寒加重，可在洗泡过程中加入适量加热后的药液或热水。
3. 洗泡时以微微出汗为宜，切忌大汗淋漓，以防患者脱水，全身浴后不宜猛然起身，避免晕倒。
4. 局部浴时注意非洗泡部位的避风保暖，并保证室内温度适合，以防感冒或继发风湿等疾病。
5. 妇女月经和妊娠期间慎用活血通经类中药进行洗泡，防止血液循环加快，导致月经失调。
6. 专门用于洗泡的外用方药，特别是其中含有腐蚀、刺激性强的药物绝对不可内服。

第十节 蜡疗

一、蜡疗的概述

蜡疗，是将蜡块加热后敷于患部，或将患部浸入蜡液中的一种理疗方法。具有消除肿胀、加深温热作用、松解粘连、软化瘢痕等作用。

蜡疗有着悠久的历史，早在《本草纲目》中曾有记载："用蜡二斤，于悉罗中熔，捏作一兜鍪，势可合脑大小，搭头致额，其病立止也。于破伤风湿、暴风身冷、脚上冻疮……均有奇效。"

中药蜡疗得益于中医传统文化，近代中医界将中药配方颗粒加入石蜡中，运用现代蜡疗技术，是把中药与蜡疗有机地结合起来，用于治疗各种肌肉和关节疾病，并取得了较好的效果，一直沿用至今。

二、蜡疗的作用特点

蜡疗可加强细胞膜通透性，减轻组织水肿，产生柔和的机械压迫作用，使皮肤柔软并富有弹性，能改善皮肤营养，加速上皮的生长，有利于创面溃疡和骨折的愈合，还具有镇痛解痉作用。

蜂蜡热容量大，导热率低，能阻止热的传导；散热慢，气体和水分不易消失。蜡疗时，其保温时间长达 1 小时以上。蜡具有可塑性，能密贴于体表，还可加入一些其他药物协同进行治疗。此外蜡中的有效成分，还有促进创面的上皮再生的作用。

（一）温热作用

蜡疗的热作用较深，热透入可达皮下 1 ～ 5cm，且作用较强而持久，治疗时，局部皮肤血管扩张，促进血液循环，提高新陈代谢，使细胞膜通透性加强，有利于淋巴液和血液渗出物的吸收，减轻组织水肿，具有良好的消炎作用。

（二）机械压迫作用

石蜡有良好的可塑性和黏滞性，治疗时与皮肤紧密接触，随着石蜡温度的逐渐冷却，石蜡的体积缩小，加压皮肤及皮下组织，因而产生柔和的机械压迫作用，能有效促进渗出物的吸收。

（三）化学作用

蜂蜡中的化学成分能刺激上皮组织生长，有利于皮肤表浅溃疡和创伤的愈合。特别注意此处是蜂蜡而不是石蜡，因为石蜡是化学提炼出来的，用的久了对人体是有伤害性，易造成皮肤过敏、红肿、黑色素沉淀等。

（四）生理作用

于患部施行蜡疗后，在其作用下，由于交感神经兴奋性降低，毛细血管扩张，皮肤充血，局部血液及淋巴循环得到改善。泥中之磷酸类具有促进组织的渗水，增加盐、汗腺及皮脂腺分泌的作用。经蜡疗后皮肤表层细胞蛋白分解，产生组织之类氨基物质，这些物质随血液、淋巴循环作用于全身，使之引起反应。蜡疗施疗过程中，身体吸收相当大的热量，钙、镁、钠、硫化氢等化学物质附着于皮肤表层影响散热。因而改变体温调节，影响体温之平衡，使之增高。

如身体所起的反应与上述情况符合，则为病情好转的表现，否则提示病情加重。蜡疗对神经系统、循环系统、新陈代谢、内分泌以及消化系统，均有良好的医疗作用。

（五）其他作用

医用蜡对皮肤有润滑作用，可使皮肤柔软并富有弹性，对瘢痕组织及肌腱挛缩等，可起到软化松解的作用。另外，蜡疗能改善皮肤营养，加速上皮的生长，促进再生和骨痂的形成，有得利于创面溃疡和骨折愈合。此外，蜡疗还具有解痉镇痛的作用。

（六）特点

蜡具有很强柔韧性，可随意贴敷身体的任何部位。疗效好，见效快，具有活血、抗炎、祛风除湿的多重功效，能迅速进入人体经络，将人体内的风寒湿邪逼出体外，达到快速治愈顽疾的目的。并且此疗法安全，对皮肤无任何副作用，标本兼治，对一些病情严重、病程长的疑难症有专用内服药物，可达标本同治之功效。

三、操作方法

进行蜡疗前应做好准备工作，备治疗盘、蜡液或蜡块、棉垫、治疗巾、毛巾等物品。体位舒适合理，暴露蜡疗部位，并注意保暖。

（一）备蜡

将洗净的蜡放入蜡疗机熔蜡槽中，打开蜡疗机，将设置温度调至80℃，蜡疗机开始工作，待熔蜡槽中蜡全部融化后，根据需要加入适量中药粉末，调匀备用。

（二）选择体位

蜡疗前应选择适当体位，以免治疗过程中患者感到不适，导致蜡块脱落影响疗效。如治疗膝骨性关节炎时，患者可采取仰卧位；治疗颈椎病可采取坐位或俯卧位；治疗腰椎间盘突出、腰肌劳损时可采用俯卧位等。

（三）具体操作方法

1. 蜡饼法　适用于腰背及躯干等部位。

（1）将加热后完全熔化的蜡液倒入木盘或搪瓷盘、铝盘中，使蜡液厚 1 ～ 2cm，自然冷却至石蜡初步凝结成块（表面 45 ～ 50℃）。

（2）患者取舒适体位，暴露治疗部位。

（3）用小铲刀将蜡块从盘中取出，敷于治疗部位，外包塑料布或棉垫保温。

（4）每次治疗 20 ～ 30 分钟。治疗完毕，打开棉垫、塑料布，取出冷却的蜡块并擦去患者皮肤上的汗和蜡块上所沾的汗，把蜡块放入回收桶内。

（5）每 1 ～ 2 天治疗 1 次，15 ～ 20 次为一个疗程。

2. 浸蜡法　适用于四肢末梢等部位。

（1）将加热后完全熔化的蜡液冷却到 55 ～ 60℃，留置于熔蜡槽或倒入治疗盆（筒）中。

（2）患者取舒适体位，暴露治疗部位。

（3）患者将需治疗的手（足）涂上一层凡士林后，浸入蜡液后立即提出，蜡液在手（足）浸入部分的表面冷却形成一薄层蜡膜，如此反复浸入、提出多次，再次浸蜡时蜡的边缘不可超过第一层蜡膜边缘，直到体表的蜡层厚达 0.5 ～ 1cm，成为手套（袜套）样，并用塑料布、棉垫保温。

（4）每次治疗 20 ～ 30 分钟。治疗完毕，患者将手（足）从蜡液中提出，将蜡膜层剥下，擦去患者皮肤上的汗，把蜡放入回收桶内。

（5）每 1 ～ 2 天治疗 1 次，15 ～ 20 次为 1 个疗程。

3. 刷蜡法

（1）将加热后完全熔化的蜡液冷却到 55 ～ 60℃，留置于熔蜡槽或倒入治疗盆（筒）中。

（2）患者取舒适体位，暴露治疗部位。

（3）操作者用刷笔浸蘸蜡液后在治疗部位皮肤上涂刷，使蜡液在皮肤表面冷却凝成一薄层蜡膜，如此反复涂刷，直到蜡厚 0.5 ～ 1cm，用塑料布、棉垫包裹保温。

（4）每次治疗 20 ～ 30 分钟。治疗完毕，将蜡块取下，将蜡膜层剥下，用毛巾擦去患者皮肤上的汗和蜡块上所沾的汗，把蜡块放入回收桶。

（5）每 1 ～ 2 天治疗 1 次，15 ～ 20 次为 1 个疗程。

（四）蜡的清洁

1. 将回收桶中的蜡烛取出，放入煮蜡器中，加入一定量的水（目的在于当蜡烛熔化时，可以把杂质沉淀于水中）。

2. 加热至蜡液全部融化后，停止加热，待蜡液稍凝固，用小铲取出表面纯净的蜡，注意蜡与水液接触的部分会有很多杂质，应该铲掉，放入蜡疗机的熔蜡槽内。

3. 将底层带杂质的水丢掉。

4. 对于盛蜡盘及刷子的清洗可以直接放入沸水中。

5. 一般重复使用 4 次后，需在冷却后刮去旧药，重新熔化加入新药物。

四、蜡疗的适应证和禁忌证

(一) 适应证

临床可用于治疗糖尿病血管、神经并发症、糖尿病性骨关节病；关节肌肉疼痛类疾病，如腰椎间盘突出、骨质增生、风湿病、颈椎病、肩周炎、肌肉劳损等；各种慢性炎症，如关节炎、神经炎、神经痛、胆囊炎、伤口或溃疡面愈合不良及营养性溃疡等；肌肉、韧带、肌腱的扭挫伤；长期伏案工作引起的颈肩腰腿疲劳疼痛、皮肤粗糙、精神萎靡等慢性疲劳综合征等。

(二) 禁忌证

在使用蜡疗的时候，需要明确禁忌证，如恶性肿瘤、虚弱高热、急性化脓性炎症、急性损伤、活动性肺结核等有出血倾向的疾病，甲状腺功能亢进症、重症糖尿病、慢性肾功能不全、感染性皮肤病、开放性伤口、感觉障碍以及孕产妇、婴儿禁用蜡疗法。

五、注意事项

1. 治疗前选择适应证。

2. 加温石蜡勿超过 100℃，否则石蜡氧化变质，刺激皮肤，产生石蜡性皮炎。蜡加温时，不应混入水分，以免引起烫伤。

3. 小孩进行治疗时，温度应稍低于成人。

4. 治疗部位皮肤如有破裂，可盖一层凡士林纱布，如局部有溃疡或伤口，应事先用高锰酸钾冲洗，并盖一层蜡膜。

5. 准确掌握蜡的温度，涂抹要均匀，动作要迅速，若患者有疼痛感，应立即检查，治疗部位出现皮疹则要立即停止治疗。

6. 高热、化脓性炎症、重症糖尿病、甲亢、肾功能不全，结核、出血倾向、恶性肿瘤、温热感觉障碍者以及 1 岁以下小儿禁用。

7. 不可直接加热溶蜡，以免引起石蜡变质或燃烧。

8. 蜡药在使用过程中如蜡较少，可按比例适量加入一定新蜡。

9. 注意防止水进入蜡液，以免因水导热性强烫伤皮肤。

10. 治疗结束后，穿衣休息 15 ～ 30 分钟再出门，以免感受风寒。

六、其他

1. 中药蜡疗与中草药 中药蜡疗中经常加入的中药有川芎、威灵仙、透骨草、防风、牛膝、黄芪、丹参、乳香、没药、姜黄、莪术、鸡血藤、木瓜、羌活、伸筋草等。

2. 中药蜡疗与现代物理治疗 中药蜡疗与专业理疗密切结合，如微波治疗、短波治疗、磁疗以及直流电治疗等，均有着紧密联系。

3. 中药蜡疗与背脊疗法 中药蜡疗是背脊疗法内容中的一项，能够促进、增强背脊疗法的疗效，改善背部的血液循环，疏通脏腑经络气血，调整机体平衡，二者有机结合，提高脊背疗法效率。

第十一节 穴位贴敷疗法

一、穴位贴敷疗法的发展史

穴位贴敷疗法，指在一定穴位上运用药物进行贴敷，通过药物与穴位对机体的共同作用，从而起到治疗和预防疾病的一种外治方法。

穴位贴敷疗法历史悠久，其中"祝药"即敷药，在我国现存最早的临床医学文献《五十二病方》中，便载有疮口外敷的"傅""涂""封安"之法，书中记载傅法的方剂约占全书方剂的1/4，达七十多种方子，其中"蚖⋯⋯以蓟印其中颠"的记载，即用芥子泥贴敷百会穴，用治毒蛇咬伤。春秋战国时期，在《内经》中，还有"桂心渍酒，以熨寒痹"，用白酒和桂心涂治风中血脉等记载，被后世誉为膏药之始。《灵枢·经筋》记载："足阳明之筋⋯⋯颊筋有寒，则急，引颊移口，有热则筋弛纵，缓不胜收，故僻。治之以马膏，膏其急者，以白酒和桂，以涂其缓者⋯⋯"说明对口眼㖞斜患者的治疗方面，膏剂和散剂已被当时医者所运用。

晋唐时期，临床已广泛应用穴位贴敷疗法，晋代医家葛洪在《肘后备急方》中首次记载了用生地黄或栝楼根捣烂外敷治伤；用软膏剂贴敷疗金疮，并收录了大量外用膏药，如续断膏、丹参膏、雄黄膏、五毒神膏等，其药物组成、制作方法、使用方法均有详细记载。其用狂犬脑外敷伤口治疗狂犬病的方法，实为免疫学之先驱。随着中药外治方法的不断改进和创新，晋、唐之后已出现贴敷疗法和其他学科相互渗透与结合的运用研究，如把敷药法和经络腧穴的特殊功能结合起来，创立了穴位敷药法，大大提高了疗效。唐代孙思邈在《备急千金要方》记录了利用穴位贴敷治疗一系列疾病，并与按摩相配合，如五物甘草生摩膏方等。

宋明时期，穴位贴敷技术不断对用药、制剂形式等进行改进和创新，同时对其作用机制进行了较为详尽地探讨，一定程度上丰富了穴位贴敷疗法的内容。其中《太平圣惠方》中记载："治疗腰腿脚风痹冷痛有风，川乌头三个去皮脐，为散，涂帛贴，须臾即止。"《圣济总录》认为："膏取其膏润，以祛邪毒，凡皮肤蕴蓄之气，膏能消之，又能摩之也。"初步探讨了中药敷贴药膏能消除"皮肤蕴蓄之气"的治病机制。《普济方》《本草纲目》等著作均收录了大量的贴敷方药，《普济方》所载"鼻渊脑泻，生附子末，葱涎和如泥，罨涌泉穴"，以及《本草纲目》所记载不少穴位贴敷疗法，均为人们所熟知和广泛采用，如"治大腹水肿，以赤根捣烂，入元寸，贴于脐心，以帛束定，得小便利，则肿消"，另外吴茱萸研末和泥贴敷足心疗口舌生疮；黄连末调敷脚心治疗小儿赤眼等沿用至今。

清代涌现出了大量中药外治法专著，可以说是中药外治方法较为成熟的阶段。其中以《急救广生集》《理瀹骈文》等中药外治专著为代表，以较为完整的理论体系为贴敷疗法成熟的标志。在此阶段无论是对机制的研究，还是临床应用方面均有长足进展，其中许多贴敷药物对现代中医药临床发展有着深远的影响，如"三伏贴"现在广泛使用于临床，在清代张璐所著的《张氏医通·诸气门下·喘》中已经有记载："冷哮灸肺俞、膏肓、天突、有应有不应。夏月三伏中用白芥子涂法往往获效。方用白芥子净末一两、延胡索一两，甘遂、细辛各半两，共为细末。入麝香半钱，杵匀，姜汁调涂肺俞、膏肓、百劳等穴。涂后麻瞀疼痛，切勿便去。候三炷香足方可去之。十天后涂一次，如此三次，病根去矣。"清代徐大椿在《医学源流论》记载"薄贴论"，明确提出外治法可表里兼治，阐述穴位贴敷之优势所在，即"若其病既有定所，在于皮肤筋骨之间，可按而得者，用膏贴之，闭塞其气，使药性从毛孔而入其腠理，通经贯络，或提而出之，或攻而散之，较之服药尤有力"。清代吴师机《理瀹骈文》有"外治之宗"之谓，其结合自身临床经验对外治法进行了系统整理，并对外治理论进行了探索，对内病外治的作用机制、遣方制药及具体运用等方面，论述详尽，并依据中医基本理论，对膏药的制作方法进一步创新和发展。遣方用药应"一审阴阳，二察四时五行，三求病机，四度病势，五辨病形"，即可"凡汤丸之有效者，皆可熬膏"，非古法以治病，亦可自创，不必拘泥。治疗时，以膏药薄贴为主，以"熏、擦、熨、烙、糁、敷之药佐之"，提出"以膏统治百病"的论点，认为"凡病所结聚之处，拔之则病自出，而无深入内陷之患；病所经之处，截之则邪自断，而无变行传变之虞"，将膏药的作用归纳为拔与截。

中华人民共和国成立以来，由于社会的发展和科学进步，专家学者们对历代的文献进行考证、研究和整理，大大提高了贴敷疗法在临床应用上的实用价值。据近10年来粗略统计发现，关于贴敷等中药外治的专著及文章2000余篇，在传统方法基础上，对贴敷的外治疗效和推广应用，起到了较大的促进作用。特别是由于贴敷疗法主要是运用中药通过体表皮肤、黏膜等的吸收发挥作用的，所以改变了西医学对吸收机制的认识，也对提高外治疗法有着重要作用。

发展至今，穴位贴敷疗法以其适应证广、安全、有效、简便等特点，已广泛应用于临床诸多科室中，其治疗范围包括内、外、妇、儿、骨科、皮肤、五官等科。

二、穴位贴敷疗法的作用特点

（一）穴位贴敷疗法的作用

穴位贴敷一方面是贴敷药物所起的药效作用，再者就是贴敷所在穴位对机体产生的刺激与调节，通过这两方面的共同作用，从而对机体起到治疗调理的效果。

1. 药效作用　药物贴敷于皮肤上，经透皮吸收后进入机体发挥作用，局部贴敷时经气处于闭藏状态，皮温升高使得局部血液循环加快，同时贴敷方中的芳香类药物使用较多，且具有一定的穿透性、走窜性，治疗时有引药入经之功，使贴敷药物易于进入血液循环，为机体充分吸收发挥相应作用。如清代徐大椿《医学源流论·薄贴论》云："若其病既有定所，在于皮肤筋骨之间，可按而得者，用膏贴之，闭塞其气，使药性从毛孔而入其腠理，通经贯络，或提而出之，或攻而散之，较之服药尤有力，此至妙之法也。故凡病之气聚血结而有形者，薄贴之法为良。"

西医学研究认为，药物经透皮吸收后，不经过消化道与肝脏代谢，从而直接进入血液循环，使局部血药浓度在较短时间内达到最高，对局部病变治疗中避免了口服时消化酶对药物成分的破坏，使药物较完整的保持有效成分，以在体内充分发挥治疗作用。也避免了口服药物对胃肠产生刺激，减少不良反应。

2. 刺激与调节作用　贴敷穴位的选择一般遵循针刺选穴规律，《理瀹骈文》中提出穴位贴敷部位"当分十二经""与针灸之取穴同一理"，即贴敷所选经络与穴位同其他外治法相同。通过辨证选穴后施以贴敷疗法，可以达到刺激体表腧穴及相应皮部的作用，由经络传导功能传达于体内，从而纠正机体脏腑阴阳之盛衰偏颇，调节经络气血运行及阴阳盛衰，"以通郁闭之气……以散瘀结之肿"，从而对脏腑功能产生良好的调治作用。

穴位贴敷治疗疾病时，药物与穴位相互配合，两者的协同作用使效果得到发挥，能更为有效地对疾病进行治疗。穴位贴敷相比较内服药物而言，对于肢节痹痛、局部损伤类等疾病，以及畏针畏药患者尤为适用。

（二）穴位贴敷疗法的特点

穴位贴敷疗法具有使用简便、途径直接；药原广泛，量少价廉；用药安全，副作用少；疗效肯定，适用广泛等特点。

1. 药源广泛，量少价廉　穴位贴敷技术的药物取材范围广，除去一部分高价格药物（如穿山甲、麝香）外，常用中草药多价格低廉，且绝大多数药物取材于身边食材和植物，穴位贴敷的用药量较少，每 3 ～ 5g 药量即可贴敷一个穴位，其药量远低于内服药物，在减轻患者的经济负担的同时，也节省大量的药材成本。

2. 用药安全，副作用少　穴位贴敷技术不经胃肠道吸收，对脾胃损伤很小，也减少了分解酶对药效的损害，而且于人体表面贴敷施术，贴敷局部反应能随时观察到，如有不适，即可迅速去除敷贴，一些贴敷药物虽然具有毒性，但也不会对人体造成强烈毒副作用。贴敷过程中如果皮肤出现过敏反应，在及时中止贴敷并对症治疗后，症状会很快消失，也不会对今后在该处贴敷技术的继续使用造成影响。

3. 使用简便、途径直接　穴位贴敷技术操作方法简单，无需借助特殊医疗设备或仪器，即便非专业人员，在学习后也可以很快掌握其操作技术和方法。通常在医护人员提供贴敷用药后，患者可根据自身病情，自行进行贴敷操作，不需要每次前往医院治疗，医患双方都能节省精力和时间。尤其一些药物，配伍简单、制作简易、取穴精简、患者经过一定学习培训后即可有效掌握，随学随用。

4. 疗效肯定，适用广泛　穴位贴敷技术通过药物接触体表穴位而产生直接刺激，药物透皮吸收后在穴位处或局部很快达到一定的血药浓度，直接产生作用，对于表现为局部症状的一些主要疾病，如跌打损伤、风湿痹痛尤为适用。无论急性病证还是慢性病证均能有起到确切疗效，且临床适应范围广泛。特别是此疗法无创无痛，对于惧针畏药的患者、脾胃虚弱不宜服药患者尤为适合。

三、穴位贴敷的内容及分类

穴位贴敷疗法主要包括贴敷药物制作技术、贴敷选穴方法、贴敷操作方法。

（一）贴敷药物制作

1. 常用药物的选择 凡临床上行之有效的汤剂、方剂一般均可研末或熬膏，用以制作敷贴来治疗相应临床疾病，即吴师机所谓"凡汤丸之有效者，皆可熬膏"。除此之外，与内服药物相比，贴敷用药又有以下特点。

（1）性味走窜、开窍、通经活络类药物。此类药物性味芳香，能通经络、活气血，如麝香、冰片、乳香、没药、薄荷、细辛、白芷、花椒、胡椒、穿山甲、姜、葱、蒜、韭等。这些药物多为辛味，有寒热之分，但在贴敷用药中，这种寒热区分与疾病本身的寒热之间的关系并不明显，可见此处用这些辛味药主要取其能够率群药开结行滞、直达病所、开窍透骨、拔病外出的功效。这些药物在贴敷方中不可缺少，但往往易耗伤人体气血，不宜过量使用。

（2）气味俱厚类药物。此类药物气味俱厚，性燥烈、药力峻猛，是贴敷用药中的致胜之品。常用有生半夏、附子、川乌、草乌、生天南星、京大戟、甘遂、牵牛、巴豆、木鳖子等，临床应用此类药物时，以生品为佳，但因其药力过猛且有毒，常在制膏的过程中进行处理，可使其毒性、燥烈之性得以缓和。临床制作中一定要注意此类药物的用量，以及把握在整体用药比例，药物制作过程中要做好防护工作，贴敷使用药量不宜过大，贴敷时间不宜过久。

（3）刺激发疱类药物。此类药物贴敷皮肤时有一定刺激作用，可引起局部皮肤充血或起疱，治疗中能较好地发挥其对腧穴的刺激作用，起到拔病外出的效果，是"发疱疗法"中的主要部分，不可或缺。常用的此类药物有斑蝥、轻粉、生白芥子、生甘遂、毛茛、蒜泥、生姜、蓖麻子等。使用此类药物所制成的贴敷制剂时，需密切观察使用者的局部皮肤变化，去除药物的时间视患者的实际情况而定。

（4）现代透皮剂。透皮剂是近年来在外用制剂特别是外用膏剂中经常使用的一种成分，可起到增加皮肤通透性、促进药物透皮吸收、增强贴敷药物的作用。目前临床常以氮酮作为透皮剂，氮酮性质稳定、无毒、无味、无刺激性，常见为粉状或无色至微黄透明油状液体，有油溶性、水溶性两种，其具有较高促透效率，是透皮剂理想的选择。

2. 赋形剂 在药物制剂中除主药以外的附加物为赋形剂，也叫辅料。赋形剂要求与主药应无特殊配伍禁忌，且性质稳定，不与主药产生反应，不影响药物疗效，常温下不易变形、干裂、霉变、虫蛀，对人体无害。赋形剂在中药外用制剂中使用时，不但能起到上述作用，还需辅助药物附着在人体表面，促进药物渗透吸收。另外，有些赋形剂本身即具有一定的治疗效果，可与主药相辅相成。现代穴位贴敷中常用赋形剂为水、盐水、酒、醋、生姜汁、蒜泥、蜂蜜、凡士林、麻油、蜂蜡、黑膏药基质等。因此，赋形剂需恰当选用，其关系到穴位贴敷对疾病的防治效果。

3. 剂型分类 目前临床常见的穴位贴敷剂型有糊剂、泥剂、丸剂、散剂、软膏剂、硬膏剂、涂膜剂、药袋、磁片等。

（1）糊剂：将酒、醋、生姜汁、蜂蜜、水等赋形剂加入药末中，调为糊状，贴敷于穴位上。糊剂可使药物缓慢释放，延长药效，缓和药物毒性。

（2）泥剂：其指将新鲜药物捣烂成泥，用以外治的一种剂型。此剂型常用于发疱疗法，常见有生姜、蒜泥、威灵仙等。

（3）丸剂：将药物粉碎过细筛后拌入适量黏合剂制成，以便于应用，亦可根据辨证选用中成药物中的蜜丸、水丸等使用。

（4）散剂：将药物研为极细粉末，反复过筛，混合均匀后用水等赋形剂调和成具体的稀稠度，而后贴敷穴位。此法制作简便，可随时根据病情变化增减药味、药量，储存方便，临床应用较广泛，也是其他剂型制作的基础。

（5）软膏剂：将药物粉碎过细筛后加入适宜的基质，调匀并熬成膏状，使用时摊贴于穴位上。这种剂型的渗透性较强，药物释放得慢，具有较强的黏着性和扩展性。

（6）硬膏剂：其包括黑膏药、松香膏、巴布膏、橡胶膏、湿敷膏等剂型，部分剂型需加热后才可贴于穴位或患处使用，如黑膏药。其他剂型可直接于患处贴敷，硬膏剂载药量大，药物作用持久稳定，易保存且使用方便，是临床贴敷中常用的剂型。

（7）涂膜剂：该剂型使用方便，涂抹后与皮肤贴合紧密，即使活动频繁的关节附近也不易脱落，风干后可轻易去除，是一种新兴的贴敷剂型。

（8）药袋剂型药物：药袋将应用药物粉碎过细筛后放入布袋，于特定穴位上贴敷，可在贴敷部位上放置热水袋辅助，或混以水、醋、酒或其他赋形剂，放笼上蒸热后，乘热放于贴敷穴位，冷后更换。药袋剂型药物吸收较为缓慢，药力长久，可长期循环使用，特别适合于治疗慢性、虚性疾病。

（9）磁片：将磁片制成不同大小，面积应根据保健目的和穴位的部位而定，使用时根据需要贴敷的相应穴位或反应点选择磁片的大小，也可与其他剂型如硬膏剂配合使用，以加强疗效。

（二）贴敷选穴

穴位贴敷疗法的穴位选择原理同针灸选穴一致，是以脏腑经络学说为理论基础，根据病证、穴位需求的不同特性，合理选取相关穴位，组成处方进行应用。实际操作时，可单选，亦可合用，需要灵活掌握，力求少而精当。

1. 局部取穴 贴敷选穴时首先考虑采用临近病变器官、组织局部的穴位，如膝关节骨性关节炎选用膝眼、鹤顶；胃部疾病选择中脘、天枢；也要特别注意选择病变附近的阿是穴，特别是骨伤、筋伤和皮肤疾病，一定要在病变部位及周围反复仔细探求，要求选择反应点是最为敏感处，切忌无目的大范围的进行贴敷，如急性腰扭伤痛患者通常在受伤棘突附近找到痛处阳性反应点，网球肘则在肱骨外上髁附近找到痛点，找到反应点后即可在局部进行贴敷，而不是对所有患者感到不适的部位进行贴敷。

2. 循经远取 根据经络分布走形，即循行线路，选取远离病变部位的穴位进行贴敷，主要以背俞穴、任督二脉和十二经脉分布在肘、膝关节以下的穴位为主。远部取穴运用广泛，在具体应用时，既可取所病脏腑经脉的本经腧穴（本经取穴），也可取与病变脏腑经脉相表里的经脉上的腧穴（表里经取穴），或取名称相同的经脉上的腧穴（同名经取穴）进行治疗，如胃痛可选取足阳明胃经的足三里，同时可选与其相表里的足太阴脾经上的公孙；面部疾病选取合谷；久病脱肛取百会；急性腰扭伤取委中、水沟等。分析疾病所属脏腑，治疗应选取对应及相关经络腧穴，如呼吸系统疾病常取用肺经、膀胱经和任脉腧穴，消化系统疾病常取用胃经、任脉和膀胱经腧穴。

3. 经验选穴 根据临床经验选取经验穴位，如吴茱萸贴敷涌泉穴调理小儿流涎；威灵仙贴敷身柱穴调治百日咳等。穴位贴敷取穴宜少而精，选取单一穴位的情况比较常见，如百会、涌泉等穴位都是经常选用的穴位。

四、穴位贴敷疗法的操作规程

1. 明确诊断，询问过敏史 明确诊断患者疾病，是否属穴位贴敷疗法的适应证，根据疾病的实际情况选择贴敷的药物和剂型。注意要详细询问过敏史，尤其是中药过敏史、胶布及乙醇过敏史，从而确定是否适合使用穴位贴敷法，明确在贴敷时需规避的部分。

2. 辨证用药，合理选穴 根据辨证结果，选择药物组成、剂型及赋形剂，并正确合理地贴敷穴位，综合评价患者年龄、性别、体质、皮肤情况等多方面因素，以便于确定药物的用量和贴敷的时间。

3. 体位选择 穴位贴敷治疗时，首先要根据所选穴位采取适当体位，便于术者进行操作，并保证药物能贴敷稳妥。常用的体位有仰卧位、仰靠坐位、俯伏坐位、俯卧位、侧卧位。如贴敷穴位为中脘穴，需要贴敷者取仰卧位，大椎穴需要贴敷者俯伏坐位，肾俞穴则需要贴敷者取俯卧位。

4. 局部清洁 贴敷穴位要按照常规消毒，贴药前定准穴位后，用温水将局部擦洗干净，然后用棉球蘸取 75% 乙醇或 0.5%～1% 的聚维酮碘进行局部消毒，再进行敷药。因皮肤受到药物刺激后可能会出现发红、发痒等症状，使用发疱疗法时可能会在局部产生水疱，如果局部未经消毒，被污染后容易发生感染。术者则需要用肥皂将双手清洁，必要时可戴一次性无菌手套进行操作。

5. 贴敷药物的固定 为了保证药物疗效的发挥，对于所敷之药，无论是散剂、糊剂、膏剂或捣烂的鲜品，均应很好地固定于贴敷部位，以防药物移动或脱落而影响疗效。一般可直接用胶布固定，也可先将纱布或油纸覆盖其上，再用胶布固定，目前专供穴位贴敷使用的各种膏药贴，使用固定都非常方便，且具有较好的防渗性。部分对胶布过敏患者需要注意，应使用低敏胶布或用纱布、绷带予以固定。

6. 穴位贴敷时间 穴位贴敷时应根据所选药物及患者体质情况来确定药物贴敷时间，还应考虑背贴敷者的耐受程度。一般贴敷药物可使用 24 小时或以上，发疱类贴敷药物通常为 6～12 小时，对于老年、小儿、体质偏虚者，应适当缩短贴敷时间，不可过于强求达到规定时间。不需溶剂调和的药物如膏药类，可适当延长贴敷时间，或贴敷一天后将膏药取下休息一段时间后再将膏药贴上，一般一贴膏药可使用 5～7 天。贴敷期间出现皮肤过敏，如难以耐受的瘙痒、疼痛等感觉者，应立即终止贴敷。

7. 更换标准 对贴敷药物更换时，如无水疱、破溃者，可用消毒干棉球蘸温水或液状石蜡轻轻揩去皮肤上遗留的部分干燥药物，擦干皮肤并消毒后再行敷药。贴敷部位起水疱或破溃、发红、瘙痒者，应等破损皮肤愈合后再行贴敷。

五、穴位贴敷疗法的适应证和禁忌证

（一）适应证

穴位贴敷法适应范围广，既可防病保健，也可治疗疾病，既可治疗外感表证，也可治疗各种内脏病，既可治疗慢性病，也可治疗急性病证，其适应证涵盖内、外、妇、儿及伤科疾病，伤科疾病风湿痹痛、跌打损伤等。

尤其在临床骨伤科防治慢性筋骨疾病中疗效显著，主要适用于膝骨性关节炎、类风湿关节炎、颈椎病、滑膜炎、腰椎间盘突出等。

（二）禁忌证

1. 贴敷局部皮肤有创伤、溃疡、感染或有较严重的皮肤病者，应禁止贴敷。

2. 防止发疱疗法使用的药物进入口腔、鼻腔和眼内，眼部、乳头、肚脐、阴部等处禁用发疱疗法。颜面部不宜用刺激性太强的药物进行发疱，避免发疱遗留瘢痕影响容貌。大血管处和皮下组织薄弱处慎用发疱，避免造成损伤。

3. 孕妇腹部、腰骶部以及某些可促进子宫收缩的穴位，如合谷、三阴交等，应禁止贴敷。贴敷药物中如含有麝香、桃仁、虫等药物孕妇禁用，以免引起流产。

4. 重度糖尿病，血液病，严重心、肝、肾功能障碍者慎用。

5. 艾滋病、结核病或其他传染病者慎用。

六、注意事项

1. 贴敷期间，特别是在进行三伏贴治疗时，禁食生冷、海鲜、辛辣刺激性食物，在忌口的同时还需注意避风保暖。使用发疱疗法时当天不宜洗澡，贴敷局部尽量避免蘸水，更不可使用沐浴液，以免对局部皮肤造成刺激。

2. 贴敷药物后应注意局部防水，且应尽量避免出汗，以免固定物出现移动或滑落。

3. 凡用溶剂调敷药物时，需随用随调配，以防蒸发，影响药效。

4. 使用黑膏药贴敷在温化时，应掌握好温度，以免烫伤。

5. 贴敷药物中含有刺激性强、毒性大的成分时，贴敷穴位宜少不宜多，贴敷面积宜小不宜大，贴敷时间宜短不宜久，以免发疱过大或发生药物中毒。

6. 对久病体弱消瘦者，严重心脏、肝脏及肾脏疾病的患者，贴敷使用药量不宜过大，贴敷时间不宜过久，并在贴敷期间注意病情变化和有无不良反应。

7. 孕妇、幼儿及体弱人群，应避免贴敷刺激性强、毒性大的药物。

8. 对于寒性病证，可在敷药后，在贴敷药物上使用热水袋等辅助热熨或配合艾灸使用。

9. 对胶布过敏者，可选用低敏胶带或用绷带固定贴敷药物。

10. 贴敷时因多数时间医者难以及时观察到，因此应加强医嘱，使贴敷者掌握一定的贴敷常识，特别对于年老、年幼、体弱等特殊人群，以及使用发疱疗法的人群，要随时自行观察贴敷部位的情况，如遇皮肤过敏等不良反应，均应及时去除贴敷药物。

七、异常情况的处理

穴位贴敷是外治方法中比较安全的一种疗法，但因使用不当、个人体质、皮肤敏感程度不同等情况，进行穴位贴敷时，部分使用者可能出现不同反应，属于正常反应者无需特殊处理，部分属于异常情况者需要进行对症处理。

1. **中毒**　穴位贴敷药物中可能含有一些毒性药物，不可内服使用，因此配制好的药物应妥善保管，贴敷时也要告知被贴敷者，对于儿童应切记避免误服含有毒性成分的贴敷药物。对于含有斑蝥、马钱子、雄黄等成分的贴敷药物，必须在具备医师资格的专业人员指导下使用，且不宜长期、大面积使用，有创面者亦不可使用，以免造成中毒。

2. **疼痛**　贴敷时局部出现热、凉、麻、痒、烧灼感或轻度疼痛等，皮肤出现潮红、轻微红肿、小水疱、色素沉着等情况的，为药物的正常刺激作用，不需要特殊处理，但应注意保持局部干燥，不要搓、抓局部，也不要使用洗浴用品及涂抹清凉止痒药品，防止对局部皮肤的进一步刺激。但如贴敷处出现剧烈的烧灼感、针刺样疼痛或瘙痒难以忍受时，可及时揭去药物，特别是在使用发疱疗法时应密切观察使用者的情况，如出现上述情况，应及时终止贴敷，但疼痛可能仍然持续一段时间，需密切观察。

3. **水疱**　水疱常见于过敏或发疱疗法，出现水疱后应首先去除贴敷药物，如仅为小的水疱一般局部无需处理，保持干燥并避免摩擦即可。大的水疱可以用消毒针具挑破其底部排尽水疱液，或以注射针吸出水疱液，再进行消毒。破溃的水疱应对局部进行消毒处理，外用无菌纱布包扎以防感染。

4. **过敏**　过敏是穴位贴敷过程中常见现象，往往贴敷处皮肤出现发红、瘙痒、丘疹和小水疱的现象，与贴敷物外形吻合或相近，重者可出现局部溃烂。出现过敏现象后应首先去除贴敷物，轻者无需处理，切记不可随意涂抹清凉药物或用洗浴液外洗。瘙痒严重者可外涂抗过敏药膏，若出现范围较大、程度较重的皮肤红斑、水疱、瘙痒或出现全身性皮肤过敏现象，应及时到医院就诊处理。

第十二节　针刀疗法

一、针刀疗法的发展史

针刀疗法，是一种以针刀为主要治疗手段，介于手术与非手术疗法之间的闭合性松解术。其是以西医学外科切开性手术方法为基础，结合针刺，通过大量临床实践及实验研究逐步发展而来的。

针刀是由金属材料做成，形状似针又似刀，属针灸用具的一种。在古代九针中的镵（音"缠"）针、锋针等基础上，结合西医学外科用手术刀而发展形成的，是与软组织松解手术有机结合的产物，发展至今已有数十年，处在不断进步和完善中的，并逐渐被西医学所重视。

在理论方面，小针刀医学以中医理论为指导，吸收了中医针灸学的精髓，结合西医解剖学、病理学以及生物力学知识，借鉴外科手术原理并加以创新，形成了闭合性手术的理论、慢性软组织损伤病因病理学的新理论、骨质增生新的病因学理论等，对临床治疗有重要指导意义。由于针刀医学在病因学基础研究方面有所突破，所以在内、妇、儿、皮等科方面也得到了广泛应用。

二、针刀疗法的作用特点

（一）针刀疗法的作用

1. 调节力平衡 人体内部类似一个力学平衡系统，当其中某一部分遭到破坏时，人体就产生相应的疾病，针刀疗法能有效调节人体内部的力学系统失衡，比如关节囊、韧带、筋膜和肌腱等软组织器官构成的人体关节，当某种原因使某些软组织受到损伤而引起病变时，即产生挛缩、瘢痕、粘连等，关节的力学平衡系统就会被破坏，内部的力平衡会失调，导致各种骨关节疾病，如骨质增生、创伤性关节炎等，临床上用针刀松解、剥离变性的软组织，再配合适当的针刀医学所特有的手法，即可使关节内的力平衡系统得到恢复，疾病也就得到了根本性的治疗。针刀疗法还可以调节其他组织器官、内脏器官的力学平衡。

2. 恢复动态平衡 平衡是正常生理状态的一大属性，针刀疗法基本都是在围绕此观点进行理论发展和技术创新，其目的旨在恢复人体生理状态平衡，比如治疗慢性软组织损伤是恢复它的动态平衡，治疗骨质增生是恢复它的力学平衡，治疗一些内科疾病是恢复它的代谢平衡、体液平衡、电生理平衡等。这也是针刀医学治病往往能达到根治的原因。

3. 调整机体循环 人体的许多疾病病机复杂，究其实质原因发现，是体液潴留和体液循环障碍，用针刀疗法可以迅速而准确地解决关键问题。比如类风湿关节炎、关节肿痛，患者常用止痛药来进行止痛治疗，但药效一过而疼痛依旧。用针刀疗法则是将关节囊切开，使囊内渗出液迅速排到关节囊外，症状可立即缓解。有许多慢性软组织损伤疾病的急性发作期情况也是如此。比如某种原因引起的体液回流障碍的疾病，如由于劳损所致的腱鞘炎、筋膜炎、关节炎等，由于腱鞘分泌滑液失常，筋膜所分泌的体液不能正常排放，关节囊分泌的关节滑液不能正常供应，引起肌肉和腱鞘之间、筋膜和相邻肌肉之间的相对运动受到影响，产生关节活动受限等临床症状，药物或者其他方法很难解除症状，但用针刀对腱鞘、筋膜、关节囊的有关部位进行适当的疏通、剥离，就会使腱鞘、筋膜、关节囊的体液回流得到迅速恢复，临床症状也会随之消失。

4.促进局部微循环 有些疾病是由于局部微循环障碍所致。局部微循环障碍，如组织结构内部有广泛的粘连、瘢痕、结节、堵塞等，使局部的营养和能量不能有效供应，用药物促进微循环恢复较困难，而用针刀在局部进行纵向疏通剥离或通透剥离，可以使血流立即得到恢复，使病变组织得到营养和能量，此种疾病也就会治愈。

（二）针刀疗法的特点

1.操作特点 针刀疗法操作简单，不受环境等条件的限制，对患者造成的创伤小。首先，切口小，对人体组织造成的损伤小，且不易发生感染，无特殊不良反应，治疗时间短，疗程短，患者易于接受。一般是指在治疗部位刺入深部到病变处，再进行轻松切割，剥离有害的组织，以达到止痛祛病的目的。其适应证主要是软组织损伤性病变和骨关节病变。

2.理论特点 针刀疗法是以中医理论指导，融合针灸学、解剖学等知识，吸收现代西医及自然科学成果，再加以创造改进，具有疗效好、见效快、疗程短、无毒副作用、适应范围广等优点，是一种深受广大患者欢迎的治疗方法。

三、针刀疗法的操作技术

（一）针刀器械

针刀是由金属材料制成，形状似针似刀的类似针灸用具的一种闭合性手术器械。针刀由针刃、针体及针柄三部分构成。针体前端的平刃即针刃，是刺入人体进行施术的关键部分；针刃与针柄之间的部分为针体，是针刀主要部分，其长度取决于拟操作刺入人体内的深度；针体尾端的扁平结构即针柄。由于闭合性手术适用广泛，根据治疗要求及标准不同，就已获得系列专利的针刀有 14 种模型，共 39 枚不同尺寸、不同功用的针刀。

（二）针刀疗法术前准备

针刀疗法作为闭合性手术，临床要做到安全有效，必须保证针具选择完好无损、保证体位适当、保证选点准确无误，并严格无菌操作，按手术室消毒流程进行，才能使手术顺利有效。

1.针具选择 选择针刀应根据具体操作部位不同，选择相应针刀型号。现针刀大多为一次性器具，选择时，应仔细检查针刃是否锐利端正，针柄是否牢固，确认针体是否光滑，要保证圆正匀称、坚韧、无锈迹、凸痕凹痕无任何损坏。

2.体位选择 针刀疗法的体位选择得当，对正确选操作点、安全操作、避免意外有重要意义。对于体弱、病重、精神紧张的患者，一定要采取合适体位，以免影响手术操作。患者可因体位不当而发生移动，导致弯针、折针，甚至造成脏器的损伤。因此，体位的选择应有利于手术操作，患者感到舒适，且能长时间保持体位为宜。临床常用体位有仰卧位、俯卧位、侧卧位、坐位等。

3.针刀定点操作 针刀疗法治疗疾病，主要通过针刀刺入患处或某些部位，通过施以相应的方法来完成的，因此进针点的选择是否准确是取得疗效的关键。患者选择好合适的体位后，对疾病明确诊断，并对病变局部解剖熟悉的前提下，以针刀医学基本原理为依据，选择相应的进针部位进行施术，一般多在肌肉起止点、肌腹、肌腱附着点、脊柱区和某些腧穴等。然后在已定部位用手指进行按压触诊，探求患者的感觉反应，寻找到明显的压痛点、结节、条索等，用定点笔做记号，进行精确定位。

4.消毒与无菌操作 针刀疗法是闭合性手术，一般多在组织深部进行切割松解，有时甚至要深入关节腔、骨髓腔进行操作，且针体较粗，摆动幅度较大，产生的刺激量也较强，对病变部位局部内环境的破坏或影响比针灸针要大，所以对针刀操作的无菌要求比对针刺操作的要求严格。一旦感染，会造成深部脓肿、关节腔脓肿、骨膜发炎等。因此，在施术过程中，必须符合外科手术的无菌要求。达关节腔内、骨髓腔内治疗时，须符合骨科手术的无菌要求。

（三）具体操作规程

1.准备针具 临床现多为一次性针刀（图3-7），其形状和长短各有不同，一般为10～15cm，直径为0.4～1.2mm，分针柄、针身、针刀三部分。针刀宽度一般与针体直径相等，刃口锋利。针刀在应用前必须高压灭菌或经酒精浸泡消毒。

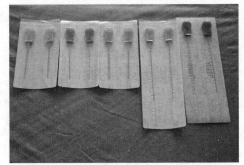

图3-7 小针刀

2.操作方法

（1）体位的选择以医生操作时方便，患者被治疗时自我感觉体位舒适为原则。如在颈部治疗，多采用坐位；头部可根据病位选择仰头位或低头位。

（2）在选好体位及选好治疗点后，进行局部无菌消毒，即先用酒精消毒，再用碘酒消毒，酒精脱碘。（图3-8）

医生戴无菌手套，最后确认进针部位，并做以标记。对于身体大关节部位或操作较复杂的部位可敷无菌洞巾，以防止操作过程中的污染。（图3-9）

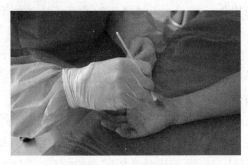

图3-8 针刀术前消毒

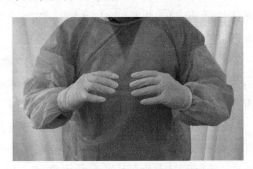

图3-9 针刀术前穿无菌衣及无菌手套

为减轻局部操作时引起的疼痛，可进行局部浸润麻醉，阻断神经痛觉传导。常用的注射药物如 0.25% ～ 0.5% 利多卡因，剂量为400mL；每次注药前都应回抽，未见回血才能将药物缓慢注入。麻醉起效后，即可开始针刀操作。（图 3-10）

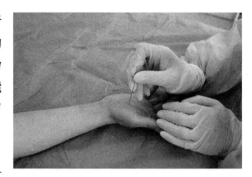

图 3-10　针刀术

（3）常用的剥离方式以下几种。

①顺肌纤维或肌腱分布方向做铲剥，即针刀尖端紧贴着欲剥的组织，做进退推进动作（不是上下提插），使横向粘连的组织纤维断离、松解。

②做横向或扇形的针刀尖端的摆动动作，使纵向粘连的组织纤维断离、松解。

③做斜向或不定向的针刀尖端划摆动作，使无一定规律的粘连组织纤维断离松解。

剥离动作视病情有无粘连而采纳，注意各种剥离动作，切不可幅度过大，以免划伤重要组织如血管、神经等。

（4）每次每穴切割剥离 2 ～ 5 次即可出针，一般治疗 1 ～ 5 次即可治愈，两次相隔时间可视情况而定，5 ～ 7 天不等。

（5）小针刀的应用指征包含以下几种。

①患者自觉某处有疼痛症状。

②医生在病变部位可触到敏感性压痛。

③触诊可摸到皮下有条索状或片状或球状硬物、结节。

④用指弹拨病变处有响声。

四、针刀疗法的适应证和禁忌证

（一）适应证

针刀疗法适应范围较广，经过大量临床应用与研究，对其疗效、安全可靠性进行了评估，形成了系统的治疗体系，临床治疗涉及内、外、妇、儿各科，以及诸多疑难杂病。尤其在骨伤科慢性筋骨疾病的治疗中更具优势与特色，常见于治疗肩周炎、颈椎病、腰椎间盘突出、腰肌劳损、骨质增生、膝骨性关节炎等。

（二）禁忌证

针刀禁忌包括以下几个方面，需牢记。

1. 严重的内脏疾病发作期，禁止施术。

2. 局部皮肤感染或肌肉坏死者，禁止施术。

3. 局部红肿灼热或深部组织有浓重者，禁止施术。

4. 患处有重要神经、血管循行或者存在重要脏器，无法规避者禁止施术。

5. 患血友病或出血倾向性疾病者禁止施术。

6. 极度虚弱患者，身体恢复前禁止施术。

7. 高血压患者及情绪紧张者，禁止施术。

如出现以上几种情况，即使有针刀治疗的指征，亦不可予以施术治疗。

五、异常情况的处理和预防

(一) 晕针

晕针，指在针刀治疗过程中，或治疗后 30 分钟左右，患者出现头昏、心慌、恶心、肢冷、汗出等症状的现象。由于针刀的强烈刺激，导致迷走神经兴奋，周围血管扩张、心率减慢、血压下降，从而引起脑部一过性供血不足，而出现的缺血反应。晕针本身不会造成机体带来器质性损害，如晕针出现早期，及时采取应对措施，一般可避免严重的晕针现象。

1. 原因

（1）体质因素。部分患者属于过敏性体质，神经、血管功能不稳，多有晕厥史。饥饿、过度劳累、大汗、泄泻、大出血后，患者正气明显不足，此时接受治疗易导致晕针。

（2）心理因素。患者精神恐惧、过于紧张是不可忽视的原因，特别是不了解针刀、畏针的患者。对针刀治疗过程中出现的正常针感和发出的响声，如针刀在骨面剥离时发出的"嚓嚓"声，以及切割硬结、筋膜等发出的声音，往往会加剧患者紧张情绪。

（3）体位因素。一般采取正坐位、俯伏坐位、仰靠坐位等体位进行针刀治疗时，晕针发生率较高；采取卧位治疗时发生率较低。

（4）强度因素。在肩背部、四肢末端部位治疗时，针刀剥离刺激量大，针感强，如刺激强度较大，易出现晕针。

（5）气候、环境因素。如严冬酷暑、天气变化、气压明显降低时，针刀治疗易致晕针。

2. 临床表现 轻者可见轻微头痛、头晕、胸闷、精神疲倦、站起时有摇晃或有短暂意识丧失、上腹及全身不适等症状；重度晕针可见突然昏厥，摔倒在地，面色苍白，大汗淋漓，四肢厥冷，口唇乌紫，双目上视，大小便失禁，脉细微。

3. 处理方法

（1）立即停止治疗，将针刀迅速拔出，贴输液贴保护针孔。

（2）扶患者去枕平卧，抬高双下肢，松开衣带，盖上薄被，打开门窗。症轻者静卧片刻，引用温开水或糖水即可恢复；症重者，在上述处理的基础上，点按或针刺人中、合谷、内关等穴。必要时，温灸关元、气海。

（3）如果上述处理后患者仍不能使苏醒，可考虑吸氧或做人工呼吸、静脉推注 50% 葡萄糖 10mL 或采取其他急救措施。

4. 预防

（1）初次接受针刀治疗的患者，要先行做好解释安抚工作，使消除顾虑。

（2）体位选择宜舒适持久，一般采取卧位，可根据患处不同采取仰卧位、俯卧位、侧卧位等治疗。

（3）治疗前应询问病史、既往史（如晕针史），心脏病、高血压病患者，治疗时应格外注意。

（4）选择治疗点要少而精，操作手法要稳、准、轻、巧。

（5）患者在过饥、过饱、醉酒、大汗、大渴、疲劳、过度紧张、大病初愈或天气恶劣时，均不予针刀治疗。

（6）对痛觉敏感部位，如患处操作较复杂、较费时间，可根据情况以 0.5%～1% 利多卡因进行局部麻醉。必要时也可配合全麻、硬膜外麻醉等。

（7）对体质较弱、术中反应强烈、术后又感疲乏者，应让患者在候诊室休息 15～30 分钟，待恢复正常后再行离开，以免在外面突然晕倒而发生危险。

（二）断针

断针，是指在针刀手术操作过程中针刀突然折断，没入皮下或深部组织中的情况，是较常见的针刀意外之一。

1. 发生原因

（1）针具质量问题。

（2）在应力集中处也易发生疲劳性断裂，针刀操作中借用杠杆原理，以手指作为支点，若用力过猛也容易造成弯针，甚至断针。

（3）针身有腐蚀锈损，或因长期放置而发生氧化反应，致使针体生锈，术者操作前又疏于检查。

（4）患者精神过于紧张，肌内强烈收缩，或针刀松解时针感过于强烈，患者不能耐受而突然大幅度改变体位。

（5）发生滞针，针刀插入骨间隙或较硬较大的变性软组织中，治疗部位肌肉紧张痉挛时，仍强行大幅度摆动针体或猛拔强抽动作。

2. 临床现象 针体折断后残端留在患者体内，或部分针体露在皮肤外面，或残端全部陷没在皮下或深层肌肉组织之内。

3. 处理方法

（1）术者要保持冷静，切勿惊慌失措。对患者进行安抚，勿使患者紧张，嘱其切勿乱动，保持原来体位，不要告诉患者针断体内，以免患者体位改变而残端向肌肉深层陷入。

（2）若断端在皮肤之外，应迅速用手指捏紧，缓慢拔出。

（3）若残端与皮肤相平或稍低，但仍能看到残端时，可用左手拇、食指下压针孔两侧皮肤，使断端露于皮外，用镊子夹持断端拔出体外；断端完全没入皮下，若断端下为坚硬骨面，可从针孔两侧用力下压，借骨面做底将断端顶出。或断端下为软组织，可用手指将该部捏住，将断端向上托出。如难以取出，必要时采用外科手术探查取出。

（4）若断针部分很短且在人体深部，在体表无法触及和感知时，必须采用外科手术探查取出，手术宜就地进行，不宜搬动移位。必要时可借助 X 线透视定位。

4. 预防

（1）术前认真检查针具，有无锈蚀、裂纹，左手垫小纱布包裹擦拭针体，并捏住针体摆动一下试验其刚性和韧性。

（2）术前体位选择适当，并嘱患者操作过程中绝不可随意改变体位，采取体位尽量舒适耐久。

（3）针刀刺入深部或骨关节内治疗时，应避免用力过猛，如操作时阻力过大，绝不可强力摆动。

（4）滞针、弯针时，不可强行拔针。

（5）医者应熟练手法，常练指力，掌握用针技巧，做到稳、准、轻、巧。

（三）出血

针刀刺入体内寻找病变部位，切割、剥离病变组织，刺破细小的毛组血管或大血管会导致出血，严重者可见出血量多，面积大，并形成血肿，临床操作中要特别注意。

1. 发生原因

（1）解剖知识欠缺，对施术部位血管分布情况了解不够而盲目下针。

（2）在血管比较丰富的地方施术不按四步进针规程操作，也不问患者感受，强行操作，一味追求快。

（3）血管本身病变，如动脉硬化使血管壁弹性下降，壁内因附着粥样硬化物而致肌层受到破坏，管壁变脆，受到意外突然的刺激容易破裂。

（4）血液本身病变，如有些患者血小板减少，出凝血时间延长，血管破裂后，出血不易停止；凝血功能障碍的患者，一旦出血，常规止血方法难以遏制。

（5）某些肌肉丰厚处，深部血管刺破后不易发现，针刀术后又行手法治疗或在针孔处再行拔罐，造成血肿或较大量出血。

2. 临床表现

（1）表浅血管出血：针刀起出，针孔迅速涌出色泽鲜红的血液，多是因刺中浅部较小动脉血管。若是刺中浅部小静脉血管，针孔溢出的血多为紫红色且发黑、发暗。有的血液不流出针孔而淤积在皮下形成青色瘀斑或局部肿胀，活动时疼痛。

（2）肌层血管出血：针刀治疗刺伤四肢深层的血管后多造成血肿。损伤较严重，血管较大者，则出血量也会较大，使血肿非常明显，致局部神经、组织受压而引起局部疼痛、麻木等。

（3）胸腹部血管出血：如刺破胸腹部血管，血液可流入胸腹腔，引起胸闷、咳嗽、腹痛等，失血过多者可引起休克。

（4）椎管内出血：椎管内出血压迫脊髓节段而出现相应症状，严重者可致截瘫。

3. 处理方法

（1）表浅血管出血用消毒干棉球压迫止血。针刀松解后，无论出血与否，都应按压针孔。若出血量少，而皮下青紫瘀斑较小者，可不予处理，一般自行消退。

（2）较深部位出血形成血肿，局部疼痛明显，可先做局部冷敷止血或肌注酚磺乙胺。24 小时后局部热敷或外搽活血化瘀药物等以加速瘀血的吸收消退。

（3）如椎管内、胸腹腔内脏器出血较多，且不易止血者，需立即进行外科手术。若出现休克，则先做抗休克治疗，若出现急腹症，则对症处理。

4. 预防

（1）熟练掌握局部精细、立体的解剖知识。

（2）严格进针规程操作，密切观察患者反应，认真体会针下感觉，若遇弹性阻力感，患者有身体抖动、避让反应，并诉针下刺痛，应将针刀方向略改变，再行刺入。

（3）术前耐心询问病情，了解患者出凝血情况。如有无血小板减少症、血友病等，必要时先做凝血检验。

（4）术中操作切忌粗暴，应中病则止，若手术部位在骨面，松解时针刀应避免离开骨面，更不可大幅度提插。

（四）损伤周围神经

临床治疗时，针刀多在神经、血管周围进行操作，如对各种神经卡压综合征的治疗。常因操作不规范，手法过于粗暴而出现神经损伤。

1. 发生原因

（1）解剖知识掌握不全面，立体概念差。

（2）在肌肉丰厚处（如腰部、臀部）采用局麻时，治疗过程中针刀刺中神经干，患者无避让反应或不明显而被忽视。

（3）进针过快，刺激强度大，或操作手法过重而致损伤。

2. 临床表现

（1）在进针、松解过程中，患者突然有触电感，或出现沿外周神经向末梢，或逆行向上发散的麻木感。如有损伤，多在 1 日左右出现异常反应。

（2）轻者可无其他症状，较重者可同时伴有该神经支配区内的麻木、疼痛、温度觉改变或功能障碍。

（3）根据损伤的神经干不同，其临床表现也各有特点。

3. 处理方法

（1）出现神经刺激损伤现象，应立即停止针刀操作。如有明显疼痛、麻木感，可对局部行麻药、类固醇类药等，配伍封闭。

（2）24 小时后，进行热敷、理疗或口服中药，或对神经分布区行针灸治疗。

（3）局部轻揉按摩，在医生指导下加强功能锻炼。

4. 预防

（1）严格按照进针规程操作。病变部位较深者，宜摸索进针，患者有触电感沿神经分布路线放射时，应迅速提起针刀，稍改变针刀位置后再进针。

（2）在神经干或其主要分支循行路线上治疗时，不宜局麻后针刀治疗，也不宜针刀术后向手术部位注射麻醉药物。

（3）术前要检查针是否具是否带钩、卷刃、缺损等情况，如有质量问题应立即更换。

（4）针刀操作时忌速度过快，忌大幅度提插。

（五）创伤性气胸

创伤性气胸是由针具刺穿胸腔，伤及肺组织，气体积聚于胸腔而形成的，可见呼吸困难等现象。

1. 发生原因 主要是针刀刺入胸部、背部和锁骨附近的穴位过深，针具刺穿了胸膜甚至胸腔，且伤及肺组织，气体积聚于胸腔而造成的气胸。

2. 临床表现 患者突感胸闷、胸痛、气短、心悸，严重者出现呼吸困难、发绀、冷汗、烦躁、恐惧，甚至血压下降、休克等危象。检查：患侧肋间隙变宽，胸廓饱满，叩诊呈鼓音，听诊时肺呼吸音减弱或消失，气管可向健侧移位，X线透视可见肺组织压缩。

3. 处理方法 一旦发生气胸，应立即取出针刀，安抚患者，嘱半卧位休息，切勿恐惧而翻转体位。一般漏气量少者，可自然吸收。同时要密切观察，随时对症处理，如给予镇咳消炎药物，以防止肺组织因咳嗽扩大创孔，加重漏气和感染。如发现呼吸困难、发绀、休克等现象，需组织抢救，进行胸腔排气、少量慢速输氧、抗休克等。

4. 预防 气胸是比较严重的并发症，应极力预防。首先，熟悉胸壁解剖，肺在体表的投影，尤其是肺尖在体表的投感。还应了解异常状态下的解剖，如患者在精神紧张的状态下屏住呼吸时，肺会膨胀，肺的投影将比正常时要扩大许多。其次，应该明确患处是否可以做针刀操作。在针刀操作规范中，绝大多数的定点都在某一骨面上。如果在胸廓周围做针刀操作，其定点必须在肋骨面上、肩胛骨面上、胸骨或锁骨骨面上。如出现失误引起气胸，不要惊慌，而应按气胸的各种情况进行果断处理。

（六）内脏损伤

针刀引起内脏损伤，是指针刀在内脏周围刺入过深，引起内脏损伤，出现脏器受损反映的各种症状。

1. 发生原因 主要是术者缺乏解剖学知识，对施术部位和其周围脏器的解剖关系不熟悉，针刀刺入过深而引起的后果。

2. 临床表现 刺伤肝、脾时，可引起内出血，患者可感到肝区或脾区疼痛，有的可向背部放射；如腹腔内因出血过多而积聚，会出现腹痛、腹肌紧张、压痛及反跳痛等急腹症。刺伤心脏时，轻者可出现强烈的刺痛；重者引起心外射血，导致立即休克、死亡。刺伤肾脏时，可出现腰痛，肾区叩击痛，血尿，严重时血压下降、休克。刺伤胆囊、膀胱、胃、肠等空腔脏器时，可引起局部疼痛、急腹症等症状。

3. 处理方法 损伤严重或出血明显者，应密切观察，注意病情变化，定时检测血压。对于休克、腹膜刺激征、腹腔内出血，应立即采取相应措施进行抢救。

4. 预防 掌握重要脏器部位的解剖结构，操作时，注意凡有脏器组织、大的血管、粗的神经处都应改变针刀进针方向，避免深刺。注意患者体位，肝、脾、胆囊肿大或心脏扩大的患者，胸、背、胁、腋等部位不宜深刺。

六、注意事项

1. 准确选择适应证，严格掌握禁忌证 要严格按照适应证、禁忌证严格执行；对患者、疾病的不同情况（个体差异和疾病的不同阶段）精心选择。这是取得较好疗效、避免失误的根本。

2. 手法操作准确 由于小针刀疗法是在非直视下进行操作治疗，如果对人体解剖特别是局部解剖不熟悉，手法不当，容易造成损伤，因此医生必须做到熟悉欲刺激穴位深部的解剖知识，以提高操作的准确性，提高疗效。

3. 选穴要准确 即选择阿是穴作为治疗点的一定要找准痛点的中心进针，进针时保持垂直，如偏斜进针易在深部错离病变部位，易损伤非病变组织。

4. 注意无菌操作 尤其深部治疗时，重要关节如膝、髋、颈等部位的关节，深处切割时尤当注意。必要时可在局部盖无菌洞巾，或在无菌手术室内进行。

5. 针刀进针要速而捷 减轻进针带来的疼痛。在深部进行铲剥、横剥、纵剥等法剥离操作时，手法宜轻，不然会加重疼痛，甚或损伤周围的组织。在关节处做纵向切剥时，注意不要损伤或切断韧带、肌腱等。

6. 防止晕针刀 晕针刀者并不少见，其表现与针灸、注射等发生的晕厥现象无区别，其程度有轻有重，重者可有失语、惊厥的表现，甚至有暂时性意识的丧失。对此，在术前应做好患者思想工作，对体弱、饮食睡眠不佳、过度疲劳、情绪不稳定的患者应推迟针刀术。选择适当体位，优选卧位。

7. 防止断针 金属同人一样也会疲劳，日久也会断裂。在针刀操作时，要用柔和的力做各种剥离，而不是做强硬剥离。在操作时，只能认认真真、稳稳当当，垂直拔出，针刀是不会折断的。

8. 术后处理要妥当 术后对某些创伤不太重的治疗点可以做局部按摩，以促进血液循环和防止术后出血粘连。

9. 注意手术好后随访 对于部分病例短期疗效很好，1～2个月后或更长一些时间，疼痛复发，又会恢复原来疾病状态，尤其是负荷较大的部位如膝关节、肩肘关节、腰部等。

第十三节 穴位注射疗法

一、穴位注射疗法的发展史

穴位注射疗法，也称"水针"，是以中西医理论为指导，依据穴位作用和药物性能，在穴位内注射小剂量的中西药物以治疗疾病的方法。临床多种慢性疾病均适用本法。

穴位注射疗法形成于20世纪50年代初期，至今已有约60年的历史，其名称经历了"封闭疗法""孔穴封闭疗法""经穴封闭疗法""穴位注射疗法"等几个阶段。

20世纪60、70年代，穴位注射疗法处于从肌肉注射到神经阻滞的推广应用阶段，八九十年代进入到系统总结阶段，对穴位注射疗法的理论、操作技术有了更为全面的发展。近10年，穴位注射疗法逐渐走向成熟的应用阶段。历经60余年，源于西医注射疗法，渐被中医所兼收，拥有较为完整的理论体系，技术含量较高，应用极为广泛，疗效较为理想，是前途极为广阔的一种疗法。

二、穴位注射疗法的作用特点

（一）作用机制

1. 止痛作用　大量的临床实践、资料以及实验结果显示，穴位注射与针刺所起作用一致，可使多种感受器兴奋，产生针感信号，通过不同的途径，到达脊髓和脑产生诱发电位，这种诱发电位有明显的抑制作用。局部刺激信号进入中枢后激发神经元活动，多种神经介质释放而出，如5-羟色胺、内源性吗啡等物质，从而起到很好的止痛作用。

2. 防御作用　穴位注射疗法具有增强体质、防治疾病等作用，这主要与针刺可以激发体内的防御机理有关。免疫是机体识别、清除外来抗原物质、自身变形物质以维持机体外环境相对恒定而产生的一系列保护性反应。

3. 调整作用　穴位注射疗法对人体消化、呼吸、循环、泌尿系统等，有不同程度的调整作用。如对消化系统的调整作用，表现在解除胃肠平滑肌痉挛，调整消化液分泌，调整胃肠蠕动等方面。其调节作用是双向的，当功能亢进时，通过穴位注射使其功能缓解；当功能低下时，通过穴位注射使其功能增强。

4. 经络和腧穴作用　经络作用：联络机体上下内外、运行气血、营养全身、抗病御邪。腧穴作用：近治作用、远治作用、特殊作用、双向调整作用、药物对穴位的持久作用。

穴位注射疗法所用药物量小，从经络直达病所，药物吸收快，疗效显著。现代研究表明，穴位治疗，尤其是部分穴位注射用药，几乎与静脉途径给药见效速度、效果一致，是一种极好的给药途径。

（二）特点

以中医理论为指导，中西药药理为基础，经穴位给药，发挥经络腧穴及药物的药效作用，更有利于调整机体的功能状态，从而达到治疗疾病的目的。该法将针刺腧穴和药物的双重作用有机结合起来，具有操作简便、用药量小、适应证广、作用迅速等特点。

适应病证广泛，临床内、外、妇、儿、五官、骨伤、针灸各科疾病均适用，且疗效佳。穴位给药用药量小，可取的与大剂量肌肉注射或口服给药相同或存在更好的疗效，又可减少用药量。由于用药量较小，药物的毒副作用大为降低，因而安全性较强。药物作用与穴位局部药物浓度较高，药物在穴位中可存留较长时间，使药疗时效及穴位刺激时间延长。穴位注射治疗后，人体不受限制可自由随意活动。

三、操作方法

（一）针具选择

根据使用药物剂量大小，针刺部位深浅，所选用注射器和针头规格也不同，一般常用注射器有 1mL、2mL、5mL，若肌肉肥厚部位，注射器可使用 10mL 或 20mL。针头可选用 5～7 号普通注射针头。

（二）选穴处方

1. 一般以针灸治疗选穴原则为基准，辨证选穴，选穴宜精而少，一般每次 2～4 穴。

2. 作为水针的特点，临床结合经络、经穴的触诊法，选取阳性反应点进行治疗，即用拇指或食指，在患者体表进行用力均匀的按压、触摸、滑动，以检查其有无压痛、条索状或结节等阳性反应物。检查部位一般是背腰部的背俞穴，四肢部则沿经络循行路线触摸，尤其是原穴、郄穴、合穴等特定穴部位及一些经验穴。在有压痛等阳性反应处注射治疗，往往效果较好。

3. 软组织损伤者，可选取最明显的压痛点；较长肌肉的肌腹或肌腱损伤时，可取肌肉的起止点；腰椎间盘突出症，可将药液注入神经根附近。

4. 耳穴根据耳针疗法中耳穴的探查方法选取穴位。

（三）常用药物

根据临床治疗需要，常用药物分以下几类。

1. 中草药注射剂包括复方当归注射液、丹参注射液、川芎嗪注射液、银黄注射液、柴胡注射液等。

2. 维生素类注射剂包括维生素 B、维生素 B_1、维生素 B_6、维生素 B_{12} 等。

3. 其他注射药物包括葡萄糖注射液、生理盐水、三磷酸腺苷、辅酶 A、硫酸阿托品、波尼松龙、盐酸普鲁卡因、氯丙嗪等。

（四）药物剂量

药物剂量取决于药物种类、浓度和注射部位。根据药物规定的肌肉注射剂量，可适当减少使用量。5%～10% 葡萄糖每次可注射 10～20mL，而刺激性较大的药物（如乙醇）和特异性药物（如抗生素、阿托品等），只宜小剂量注射，每次用量多为常规的 1/10～1/3。中药注射液常规剂量为 1～4mL，依穴位部位来分，耳穴每穴注射 0.1mL，头面部为 0.3～0.5mL，四肢部为 1～2mL，胸背部为 0.5～1mL，腰臀部肌肉丰厚，每穴可注射 2～5mL。

（五）用药原则

穴位注射所用的药物非常广泛，有中药注射液、西药注射液以及一些比较特殊的注射物，如自家血注射、蜂毒注射等；有用单纯一种药液进行注射的，也有两种以上混合使用或交替使用者；用药剂量差异较大，每穴最少者为 0.1mL，多者达 4mL。穴位注射的作用点是腧穴，所注药物通过腧穴传递到经络系统发挥作用，因此在选择用药上，必须遵循中医的辨证论治原则。

（六）操作程序

准备物品：药物、消毒液、棉签、注射器或封闭针。患者取舒适体位。根据所选穴位、用药剂量选择合适的注射器及针头。局部皮肤常规消毒，快速将注射针头刺入所选腧穴或阳性反应点，然后慢慢推进或上下提插，针下"得气"后回抽，若无回血，即可将药液注入。

针刺的角度和深度应根据穴位所在部位以及病变组织决定，一般轻压即痛、病变在浅表的，注射宜浅；用力按压出现疼痛、病变在深层的，注射宜深。通常使用中等速度推入药物；慢性病、体弱者用轻刺激，将药物缓慢推入；急性病、体壮者用强刺激，将药物快速推入。如果注射药量较多，可由深至浅，边退针边推药，或将注射器变换不同的方向进行注射。

（七）治疗周期

急症患者每日治疗 1 ～ 2 次，慢性病者每日或隔日治疗 1 次，6 ～ 10 次为 1 个疗程。同一个穴位，两次注射宜间隔 1 ～ 3 天，每个疗程间可休息 3 ～ 5 天。

四、穴位注射疗法的适应证和禁忌证

（一）适应证

穴位注射法的适用范围广泛，病种达百余种，涉及中医诸证、西医内科、外科、妇科、儿科、五官科、皮肤科、骨科、神经精神等各科疾病的治疗。也可用于外科手术的麻醉、手术并发症的防治等。凡针灸疗法的适应证，大部分均可用本法进行治疗。尤其针对常见骨伤科疾病，如弹响指、肱骨外上髁炎、腰椎间盘突出症、膝骨性关节炎、肩周炎、类风湿关节炎、颈椎病、腰肌劳损、骨质增生等。

（二）禁忌证

1. 孕妇的下腹、腰骶部和三阴交、合谷等穴位禁针。
2. 婴幼儿、体弱多病者不用此法。
3. 患处皮肤感染，有较严重的皮肤病者局部穴位不用。
4. 意识障碍、神志不清者禁用。
5. 对某种药物过敏者，禁用该药。
6. 畏针、易紧张者慎用。

五、注意事项

除遵循针灸施术的注意事项外，运用穴位注射法还应注意以下几点。

1.治疗前应向患者说明治疗特点以及注射后可能的反应，消除患者顾虑。

2.严格遵守无菌操作，防止感染。

3.使用前应仔细核对药物的有效期，不使用过期药品，并检查药液有无沉淀、变质等问题，如已变质，停止使用。

4.注意药物的性能、药理作用、剂量、配伍禁忌、副作用和过敏反应。凡能引起过敏反应的药物（如青霉素、盐酸普鲁卡因等），必须先进行皮试，皮试阳性者不可应用。副作用较严重的药物，不宜采用。刺激作用较强的药物，应慎用。

5.禁止将药物注射入血管内，也不宜注入关节腔、脊髓腔。以免造成关节红肿热痛、脊髓损伤等。注射时如回抽针芯见血或积液时，应立即出针，用无菌棉签或干棉球按压针孔 0.5 ～ 2 分钟，更换注射器和药液，避开血管后再注射。

6.在神经干旁注射时，必须避开神经干，或浅刺以不达神经干所在的深度，以免损伤神经，带来不良后果。

7.躯干部穴位注射不宜过深，防止刺伤内脏。背部脊柱两侧穴位针尖可斜向脊柱，避免直刺而引起气胸。

8.初次治疗及小儿、老人、体弱、敏感者，药液剂量应酌减，以免晕针。体质过分虚弱或有晕针史的患者不宜采用本法。孕妇的下腹、腰骶部和三阴交、合谷等孕妇禁针穴位，一般不宜进行穴位注射，以免引起流产。

9.耳穴注射宜选用易于吸收、无刺激性的药物。注射深度以皮下为宜，不可过深，以免注入软骨膜内。

六、异常情况的处理

1.药物过敏轻者局部或者全身出现药疹，重者出现过敏性休克，应立即停药，迅速应用药物进行脱敏治疗，对过敏性休克应进行中西医抢救。

2.感染表现为局部发炎，重者形成脓疡。认真对待积极处理，以防发展和恶化。

3.神经损伤多见于正中神经、腓神经、小儿坐骨神经等。应用维生素 B_1、B_{12} 等注射，中药内服外洗，配合针灸按摩理疗、功能锻炼等轻者经治疗可以恢复正常，重者较难恢复正常。

第十四节　中药离子导入疗法

一、中药离子导入法的发展史

中药离子导入法，是利用直流电将药物离子经体表腠理或腧穴导入人体，从而起到治疗作用的一种现代外治法。

早在 18 世纪末，离子电泳法就已经出现并被使用，只是当时人们还不知道这个名称。1903 年，LEDUC 发现了离子电泳法，其机制是利用连续直流电，将生理所需的离子打入身体的表皮及黏膜组织内以达疗效。发展至今，此疗法从原本只用于物理治疗来止痛、消肿，变成现在广泛应用于临床治疗妇科、男科、骨伤科以及一些内科常见病证，还可用于美容、美白等相关皮肤导药。

二、中药离子导入疗法的作用特点

中药离子导入疗法操作简单易懂，使用安全，易于携带，特别适用于诊所及家庭使用。

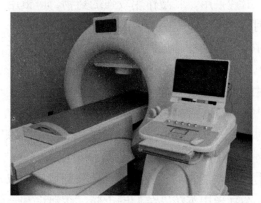

图 3-11　中药离子导入机

（一）中药离子导入疗法的作用

通过热疗和促进剂（水化剂、角质层剥离剂）的应用，对皮肤进行预处理，使皮肤的通透性增加，α 螺旋结构的多肽经脉冲电流作用发生翻转，形成平行排列，由无序性排列转为有序性，产生允许生物大分子药物通过的生物通道，使药物直接顺利通过，经离子导入的电泳作用和电趋向性，使药物粒子充分水活化，以利于透皮转运，通过上述条件的协同作用，并结合中医经络理论，在促进了药物向体内的有效转运的同时，使相应腧穴产生刺激，从而达到疏通经络、行气活血、扶正祛邪、提高人体免疫力等功效。

（二）影响药效的因素

1. 皮肤的预处理包括热疗和促进剂的应用，使局部皮肤的通透性增加。

2. 药物浓度越高，药物进入体内的速度越快，反之，则越慢。

3. 在一定的范围和密度所形成的强度，直接影响药物透皮的速度和范围。

4. 离子导入的电流强度在一定的范围内与药物透过量成正比。

5. 人体透皮给药的部位渗透速度按顺序依次增加，顺序如下：足部、前臂、脚背、头皮、腹股沟、耳后。

6.另外一些因素也可对透皮给药产生影响,如皮肤的 pH 值等。

(三)影响离子导入速度和数量的因素

1.药物的解离性质 采用离子导入技术经皮给药时,必须将药物解离成荷电离子。一般来说,导电性能愈好的离子化药物通过电流作用导入皮肤的效果愈强。相同浓度下,多价离子在电场中迁移更快,一价离子渗透效率更好。

2.药物的浓度 离子导入所用的药液浓度宜高,目前,临床应用的药物浓度一般为 1% ~ 10%,这是临床应用的一般原则。但是,具体选用还要注意下列原则:剧毒药或刺激性较大的药物,浓度不宜过高,这类药物导入过量,易致严重副作用或造成皮肤损伤;药物的酸碱性太强时,易造成皮肤的化学烧伤,因而药液浓度不能过高;贵重药的浓度也不宜偏高,否则会造成浪费。

3.通电时间 通电的时间也有限度,若时间过久,导入的药量并不随时间的增长而增多,相反,还会相对减少。原因是皮肤在电流作用下产生了极化效应。在恒定连续电流条件下,通电时间一般为 30 分钟。

(四)药物导入的基本理论

1.中药离子导入原理 中药离子导入疗法是根据直流电场内同性电荷相斥,异性电荷相吸的原理,使药物离子通过完整的皮肤或黏膜导入人体。许多实验临床观察证明,在直流电作用下,可将带不同电荷的离子导入人体内。阳离子从阳极导入,阴离子从阴极导入。

2.导入药物作用 在电极与皮肤之间放置以药液浸湿的纱布或滤纸,通以直流电,药物离子在同名电极的推斥下,经皮肤汗腺导管的开口进入机体,在局部皮肤浅层形成离子堆,使药物保持较高浓度和较长存留时间,并不间断向组织释放药物离子,从而发持续发挥药物治疗作用。另一方面,直流离子导入仪具有中低频,是种与人体相匹配的脉冲电流,刺激机体后产生电力按摩,能促进血液循环,改善组织营养,提高组织的适应性和耐受能力,从而使组织得以修复,机体生理平衡得以恢复。

三、中药离子导入疗法分类

中药离子导入法是利用直流电将药物离子通过皮肤、穴位、病灶或黏膜导入人体的一种现代外治法,具有药物与直流电物理疗法的两种综合性的作用。主治一切内外病证,尤适合比较浅表或血流瘀滞的病证。因为导入浅部病灶的药物量比肌注量高得多。使用本法,需要借助直流电导入治疗机。

进行治疗前,应准备药液及专用的药物衬垫(多用绒布或 2 ~ 4 层纱布制成),常用药可配成 1% ~ 10% 的水溶液,治疗方法有衬垫法、穴位离子透入法、水浴法、眠杯法、体腔法、体内电泳法。

（一）衬垫法

衬垫法是将药物衬垫用药液浸湿，直接置于治疗部位的皮肤上，在药垫上再放置以水浸湿的布衬垫或金属电极板等。放置药垫的电极称为主电极，另一极为辅电极。主电极经导线与治疗机的一个输出端连接（其极性必须与拟导入药物离子的极性相同），辅电极与治疗机的另一输出端相接。亦可将与阳极和阴极相连的衬垫都用药液浸湿，同时分别导入不同极性的药物离子。

（二）穴位离子透入法

将装有直径为 1～2cm 铅板的衬垫浸湿药液，放置在一定的穴位上，另一极放在颈、腰或其他部位，通上直流电。（图 3-12）

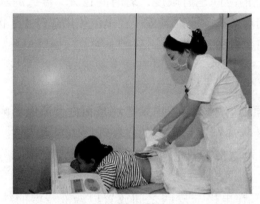

图 3-12　离子透入疗法

以上诸法禁忌用于高热、恶病质、心力衰竭、湿疹、有出血倾向者以及对直流电不能接受者。

四、中药离子导入疗法操作规程

（一）药物的选制

必须清楚所用中药的有效成分，明确配伍方法，测定其能否电离以及其极性。电极片如棉花或是海绵，浸泡要导入的药水，如药带负电，将药置于负极，反之亦然，利用同电性相斥，通入直流电，使药物进入体内。

（二）药物导入的分布和滞留时间

人体皮肤表面有大量的毛孔、皮肤腺和汗腺导管的开口。药物离子通过直流电导入体内的主要通道是皮肤汗腺导管的排泄孔。在皮肤内形成离子堆，一部分药物离子经汗腺管口进入皮肤后，较长时间的存留于皮肤表层，形成所谓的"皮肤离子堆"，然后逐渐进入血流。不同种类的药物离子在皮肤内存留的时间不同，可短至数小时，也可以长达数十天。

有些药物离子导入体内后，能选择性地停留在对该药物有亲和力的脏器内，例如碘离子经直流电导入体内后，大部分存留于甲状腺；而磷则主要蓄积在中枢神经和骨骼等部位。

（三）导入体内的药液浓度

导入体内的药液浓度和电流强度、通电时间、寄生离子等多种因素有关。实验证明，一些常用的溶液浓度在 5% 以下时，导入量会随着浓度的升高而增加；而当浓度大于 5% 时，药物导入量几乎不增加。导入体内的药物量在一定范围内与电流强度和通电时间成正比。但是当电流强度增至一定值，通电时间超过 30 分钟以上时，药物导入量也不再增加。

（四）药物离子导入仪器

最常使用的是 GZ-IIIC 型药物导入热疗仪（图 3-13），它是利用低频调制中频脉冲电流，药物导引，将中频电和药物导入结合在一起，达到对疾病的治疗作用，经临床证明其具有确切的疗效，适用于各种骨质增生及其他关节边缘形成的骨刺、滑膜肥厚等部位，临床使用证实对于其他肿痛以及肌肉软组织损伤（肩周炎、腰肌劳损、扭挫伤）也有较好的效果。

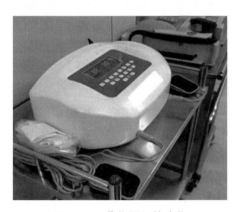

图 3-13　药物导入热疗仪

五、中药离子疗法的适应证和禁忌证

（一）适应证

此法多适用于风湿性关节炎、肩周炎、颈椎病、滑囊炎、膝关节痛、跌打扭伤、腰腿疼、背痛、腰肌劳损、腰椎间盘突出症、股骨头坏死等常见骨科病，以及一些内科疾病，如血栓后遗症、中风后遗症、心脑血管病、冠心病、高血压、高血脂、脑血栓、急性支气管炎、慢性支气管炎、肺气肿、哮喘；男科疾病，如前列腺炎、前列腺肥大、遗精、阳痿、疝气等；妇科疾病，如产后风、盆腔炎、卵巢囊肿、附件炎、乳腺增生等，同时适用于保健、美容、塑体、祛痘等，以及适用于针灸、推拿、按摩、理疗调理范围内的各种疾病。

中药离子导入疗法，尤其适用于骨质增生引起的颈部、肩部、上肢及邻近组织的麻木、疼痛及放射痛、神经刺激、肌肉无力、肌肉萎缩、关节功能障碍以及肢体感觉功能下降等。患者可根据自身情况，在医师指导和建议下选择直流电理疗仪器进行治疗。治疗骨质增生最常用的方法是将食用醋（食用醋的主要成分为醋酸，含阴离子）作为导入的药物。醋酸离子在电场的作用下，通过皮肤进入体内，与骨骼上的钙离子相互作用，减少钙盐的沉着，消炎止痛，达到治疗骨质增生的目的。

（二）禁忌证

1. 皮肤易对外用药物过敏者。
2. 对金属过敏者，不可以使用铜、锌或镁离子。
3. 对海鲜过敏者，不可使用碘。
4. 恶性肿瘤患者，恶性血液系统疾病患者。
5. 皮肤存在急性湿疹患者。
6. 重要脏器病变者。
7. 对直流电过敏者。
8. 肢体神经损伤导致感觉不灵敏或感觉缺失的患者，以及预置金属电极板部位有严重皮肤疾病或皮肤损害的患者。

上述患者禁用的原因是为了免病情恶化，再者防止皮肤感染或烧伤。

六、注意事项

1. 在选用离子导入法作为治疗时，一定要了解患者的状况，询问病史、药物史，注意并非每个患者都适合使用，避免除了会失去应有的效果外，甚至可能会造成患者更严重的伤害。
2. 治疗前后检查皮肤。看伤口状况、发炎程度，同时也要确认患者的感觉是否正常，要向患者解释治疗步骤和疗效。
3. 注意并发症，防止灼烧伤、化学性烧伤、热烧伤。
4. 选择正确的治疗计划和仪器设定：离子种类、电极片、电流强度、病患位置等。
5. 患者是否有过敏反应。

第四章　养生保健技术

第一节　练功疗法

练功疗法又称功能锻炼，古称导引。它是通过肢体自身的运动，用以防治骨伤科疾病，促使肢体功能得到锻炼，对加速骨与关节损伤、骨伤科疾病康复、增进健康有很好的作用，是中医骨伤科的重要疗法之一。近代医家在不断总结前人经验的基础上，逐步充实提高，而将导引发展成为强身保健、防治疾病的方法。内容丰富多彩，包括五禽戏、八段锦、易筋经、太极拳等，后又创造了保健按摩、保健功、保健体操等。临床实践证明，伤肢关节活动与全身功能锻炼对治疗损伤有推动气血流通和祛瘀生新的作用，可改善血液与淋巴液循环，促进血肿、水肿的吸收和消散，加速骨折愈合，濡养关节和筋络，防止筋肉萎缩、关节僵硬、骨质疏松等。被列为骨折及颈、肩、腰、腿等病痛的基本治疗方法之一。

练功疗法，是以"动静结合"为治疗原则，用以防治疾病的一项重要手段，是治疗骨伤疾病的主要治疗方法之一。在慢性筋骨疾病的治疗中占有重要的地位，对骨关节疾病和骨关节手术后的康复作用也很明显。因此它不仅是骨伤科中的重要疗法之一，并且在现代康复医学中同样占有重要的地位。

一、练功疗法的原则

1. 应以不加重局部组织的损伤为前提。
2. 应以恢复和增强肢体的固有生理功能为中心。
3. 应以机体主动锻炼、无器械锻炼为主，以器械锻炼、被动锻炼为辅。

二、练功疗法的分类

（一）按照锻炼的部位分类

局部锻炼：指导患者进行伤肢主动活动，使功能尽快恢复，防止组织粘连、关节僵硬、肌肉萎缩。如肩关节受伤，练习耸肩、上肢前后摆动、握拳等；下肢损伤，练习踝关节背伸、膝关节伸屈活动等。

全身锻炼：指导患者进行全身锻炼，可使气血运行，脏腑功能尽快恢复。

（二）按有无辅助器械分类

有器械锻炼：其目的主要是加强伤肢力量。弥补徒手不足的情况，或利用其杠杆作用，或用健侧带动患侧。如踏脚转轴锻炼下肢各关节功能，肩关节可用滑车拉绳，手指关节用搓转胡桃或小铁球等。

无器械锻炼：不应用任何器械，依靠自身机体做练功活动。通常用太极拳、易筋经、八段锦等。

三、练功疗法的作用

（一）活血化瘀，消肿定痛

锻炼有促进血液循环、活血化瘀的作用，通则不痛，可达到消肿定痛的目的。

（二）濡养患肢关节筋络

练功后血行通畅，化瘀生新，舒筋活络，筋络得到濡养，关节滑利，伸屈自如。

（三）促进骨折迅速愈合

功能锻炼后既能活血化瘀，又能生新，能改善气血之道不得宣通的状态，又有利于续骨。

（四）防治筋肉萎缩

伤后积极功能锻炼，可使筋伤修复快，愈合坚，功能好，减轻或防止筋肉萎缩。

（五）避免关节粘连和骨质疏松

积极合理地进行功能锻炼，可以促使气血通畅，避免关节粘连、僵硬强直和骨质疏松，是保护关节功能的有效措施。

（六）扶正祛邪

练功能调节整个机体功能，促使气血充盈，强壮筋骨，滑利关节，祛邪扶正，有利于损伤和整个机体的全面恢复。

四、练功的注意事项

（一）内容和运动强度

确定练功内容和运动强度，制定锻炼计划，依患者具体情况估计预后，因人、因病而异。

（二）动作要领

正确指导患者练功，是取得良好疗效的关键。

上肢：主要目的是恢复手的功能，凡上肢各部位的损伤，均应注意手部各关节的早期练功活动。保护其灵活性，以防关节功能障碍。

下肢：主要目的是恢复负重和行走锻炼，保持各关节的稳定性。

（三）循序渐进

练功时动作应逐渐增强，次数由少到多，动作幅度由小到大，锻炼时间由短到长。

（四）随访

定期复查可了解患者病情和功能恢复的快慢，随时调整练功内容和运动量，修订锻炼计划。

（五）其他注意事项

要顺应四时气候的变化，注意保暖。练功时，应集中思想，动作缓慢，一般每日2～3次，可配合热敷、熏洗、涂擦外用药水或理疗等方法。

五、各部位练功术式

1. 颈项部练功法　与项争力，往后观瞧，颈项侧弯，前俯后仰，回头望月，颈椎环转。

2. 腰背部练功法　按摩腰眼，前屈后伸，左右侧屈，风摆荷叶（腰部旋转），转腰推碑，仰卧起坐，俯卧背伸（飞燕点水），仰卧拱桥，摇椅活动。

3. 上肢练功法　上提下按，双手托天，左右开弓，按胸摇肩，双臂旋转，弯肱拔刀，双肩外展，屈肘挎篮，箭步云手，手指爬墙，反臂拉手，旋前旋后，抓空增力。

4. 下肢练功法　举腿蹬足法，仰卧举腿，旋转摇膝，行者下坐，左右下伏，屈膝下蹲，四面摆踢，搓滚舒筋，侧卧外摆。

第二节　八段锦

八段锦是民间流传最广、最有代表性的一种动功。它是由八种立式导引动作复合而成的气功套路，其每式动作的设计都针对一定的脏腑或病证的保健与治疗需要，这是本法的最大特点。是调理脏腑气血、恢复代谢功能、强身健体的一种体操。现代研究证实，练习八段锦可以加强血液循环、改善神经体液的调节功能；对腹腔脏器有柔和的按摩作用；对神经系统、心血管系统、消化系统、呼吸系统及运动器官有良好的调节作用。临床应用有调整脏腑功能，疏通经络气血的作用。对颈椎病、肩周炎、脊柱强直、高血压、慢性腰背痛等腰椎、颈椎疾病尤为适用。

一、步骤

起式：两足分开与肩同宽，舌抵上颚，气沉丹田，两手由小腹向前伸臂，手心向下向外划弧，顺势转手向上，双手十指交叉于小腹前。（图4-1）

第一式：两手托天理三焦。作用：调理上焦心肺、中焦脾胃、下焦肝肾。掌心向上托，小指和无名指有麻的感觉，调理气血。

第二式：左右开弓似射雕。作用：向前推出的食指向上，拇指斜向上，做法正确会有麻胀的感觉，可以疏通经络。

第三式：调理脾胃须单举。作用：调理脾胃。

第四式：五劳七伤往后瞧。作用：任督通，病不生，头旋转，手下按，打通任督二脉。

第五式：摇头摆尾去心火。作用：健肾，祛心火即强身。

第六式：两手攀足固肾腰。作用：健肾。

第七式：攒拳怒目增气力。作用：练内气。

第八式：背后七颠百病消。作用：血脉通畅，气血充足。

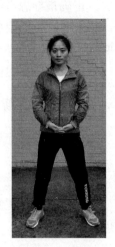

图4-1　起势

二、练习方法

（一）两手托天理三焦

直立，两足分开，与肩同宽。两臂自然下垂，掌心贴附腿侧。两臂外展，掌心向上，约至肩平处，乃屈前臂至头顶上方，覆掌，十指交叉，然后翻转掌心向上，如托物上举，同时足跟顺势跷起，两手分开，两臂内收复原，如鸟敛翼。反复进行。上举时吸气，下垂时呼气。（图4-2）

（二）左右开弓似射雕

由直立势左足平开一大步，身体下蹲做骑马式。同时右臂曲肘，从胸前握拳，如拉弓弦向右，左手中食指竖起，余三指环扣，从右臂内作推弓势向左，左臂随之伸直，头亦左转，目视指尖，左右互换，反复进行。推弓拉弦势吸气，左右换式时呼气。（图4-3、图4-4）

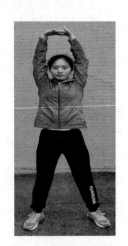

图4-2　两手托天理三焦

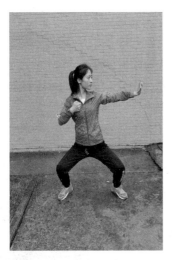

图4-3　左右开弓似射雕（1）

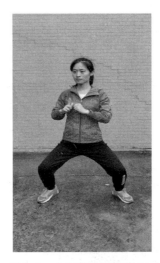

图4-4　左右开弓似射雕（2）

（三）调理脾胃须单举

直立势同一式，左臂外展并翻掌上托，五指并拢，指尖向右，左臂伸直，头仰视手背。同时下方之右掌做按物势，指尖向前，左右互换，反复进行。上托下按势吸气，互换时呼气。（图 4-5）

（四）五劳七伤往后瞧

直立势同一式，两腿徐缓挺膝伸直；同时，两臂伸直，掌心向后，指尖向下，目视前方，然后上动不停。两臂充分外旋，掌心向外；头向左后转，动作略停；目视左斜后方，松腰沉髋，身体重心缓缓下降；两腿膝关节微屈；同时，两臂内旋按于髋旁，掌心向下，指尖向前；目视前方，动作同前，唯左右相反。（图 4-6）

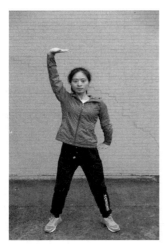

图 4-5　调理脾胃须单举

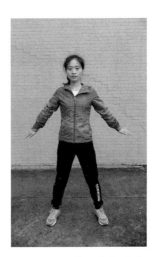

图 4-6　五劳七伤往后瞧

（五）摇头摆尾去心火

由直立式，左足平开一步。身体半下蹲，做高马步势，两手反按大腿上方（虎口对腹）。头面躯干缓缓前俯，继之向左、向后，复向右、向前、缓缓画圆环转动，上身由俯而仰，复由仰而俯。转动数圈后，再反方向如法进行。由俯而仰时吸气，由仰而俯时呼气。（图4-7～图4-9）

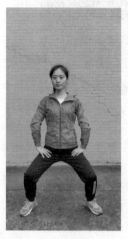 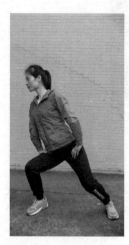 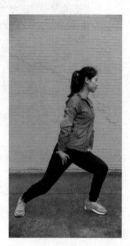

图4-7　摇头摆尾去心火（1）　　图4-8　摇头摆尾去心火（2）　　图4-9　摇头摆尾去心火（3）

（六）两手攀足固肾腰

直立并足，两膝挺伸，上身前俯，以两手攀握两足趾，头略昂起。然后恢复直立姿势，同时两手握拳，并抵腰椎两侧，上身后仰，再恢复直立姿势，反复进行。本式自然呼吸。（图4-10～图4-12）

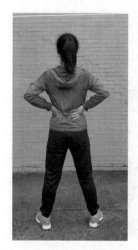 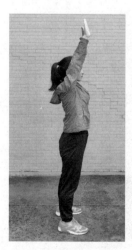 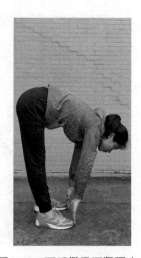

图4-10　两手攀足固肾腰（1）　　图4-11　两手攀足固肾腰（2）　　图4-12　两手攀足固肾腰（3）

（七）攒拳怒目增气力

由直立式平开左足一大步，做骑马势，两手握拳，贴置腰侧，拳心向上；左拳向前平击，拳心向下，怒目奋力；收回左拳，如法，击出右拳，左右交替进行。击拳呼气，收拳吸气。（图4-13、图4-14）

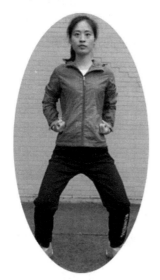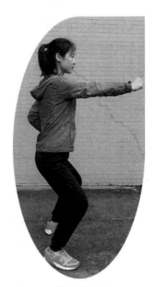

图4-13　攒拳怒目增气力（1）　　　　　图4-14　攒拳怒目增气力（2）

（八）背后七颠百病消

直立并足，两掌紧贴腿侧，两膝伸直，足跟并拢提起，离地数寸，同时昂首，做全身提举势。然后足跟着地复原，反复进行。提跟时吸气，着地时呼气。

注意眩晕症发作期间，不宜采用"往后瞧"及"摇头摆尾"等式。心力衰竭者，不宜做"攒拳"一式，或改"怒目奋力"为缓缓伸拳。直立性低血压者，慎用"托天""单举""背后七颠"等式。每式动作的重复次数，应按体质情况灵活掌握。一般宜渐渐增多，不可骤然作超负荷锻炼。对于高血压，心脏病、肝硬化等病及重病恢复期患者，尤应注意。

第三节　太极拳

一、概述

太极拳，是以中华民族辩证的理论思维，与武术、艺术、引导术、中医等的完美结合，它以中国传统儒、道哲学中的太极、阴阳辩证理念为核心思想，集颐养性情、强身健体、技击对抗等多种功能为一体，结合易学的阴阳五行之变化，中医经络学，古代的导引术和吐纳术形成的一种内外兼修、柔和、缓慢、轻灵、刚柔相济的汉族传统拳术，更是一种高层次的人体文化。作为一种饱含东方包容理念的运动形式，其习练者针对意、气、形、神的锻炼，非常符合人体生理和心理的要求，对人类个体身心健康以及人类群体的和谐共处，有着极为重要的促进作用。

太极拳讲究形意结合，通过练脑、练气、练身，有效改善人体功能，且能够打通关节、舒展筋骨，起到防病、抗病、养生、健身等作用，而且对于辅助治疗、康复各种慢性疾病，均能起到较明显的效果，是修复慢性疾病或进行康复训练的首选功法之一。

临床作为辅助疗法，可用于治疗膝骨性关节炎、腰椎间盘突出症、颈椎病、肩周炎及寒湿所引起的各种颈肩腰腿痛。

二、太极拳的作用特点

（一）太极拳的作用

1. 改善微循环　太极拳能使呼吸自然、细长，速度缓慢，动作柔和，可使人体微循环得以扩张。剧烈运动会使血液运行走捷径，得不到充分的物质和能量交换，而太极拳缓柔的特点，则使血液能够流向各处，从而得到物质和能量的交换，改善身体内部的循环。"痛则不通，通则不痛"，太极拳可使不通之处畅通，以此缓解或消除慢性病的症状。

2. 通经活络，调和气血　中医学认为，人是一个有机的整体，由经络贯通上下，沟通内外，内属于脏腑，外络于肢节。太极拳独特的习练方式可有利于通经活络。首先，突然、强烈而持久的七情刺激，会使人体气机紊乱，脏腑阴阳气血失调，而太极拳却强调全身心的放松，可削弱、转移和克服内伤病的七情刺激，而有利于经络的疏通。其次，太极拳全身性的轻慢松柔的适当运动，会使周身暖意融融，可加大经络传导速度和强度，有利于经气走遍全身上下，在内外循环无端的经络系统中运行，有助于经络畅通透达，使气血充盈灌注全身，濡养脏腑、组织、器窍，营阴阳，维持和保护机体功能，加大抗邪御病能力和自我修复能力。第三，太极拳运动中，腰部的旋转，四肢的屈伸所构成的缠绕运动，会对全身穴位产生不同的牵拉、拧挤和压摩作用，能起到类似针刺的作用，活跃经络，激发经气，疏通经络和调整虚实，加强维持并联系各组织器官的生理功能，使其处于协调有序的状态。

3. 其他作用　太极拳动作柔和、速度较慢、拳式并不难学，而且架势的高或低、运动量的大小都可以根据个人的体质而有所不同，能适应不同年龄、体质的需要，并非年老弱者专利。无论是理论研究还是亲身实践，无论是提高技艺功夫，还是益寿养生，或者是个人为了人生完善自我者，都能参与太极拳，并从中获取各自的需要。

太极拳松沉柔顺、圆活畅通、用意不用力的运动特点，既可消除练拳者原有的拙力僵劲，又可避免肌肉、关节、韧带等器官的损伤性。既可改变人的用力习惯和本能，又可避免因用力不当和呼吸不当引起的胸闷紧张、气血受阻的可能性。

（二）太极拳的特点

1.把拳术与经络系统的联络作用相结合 人体是一个由五脏六腑、四肢百骸、五官九窍、皮肉筋骨等组成的整体。它维护机体的协调统一，主要就是通过经络系统的联络作用进行的。十二正经及十二经别纵横交错，入里出表，通上达下，循行于脏腑和官窍之间；奇经八脉联系与调节正经；十二经筋与十二皮部联络筋脉皮肉。陈王廷将人体经络学说中的联络作用应用于太极拳术之中，就形成了太极拳技击理论之一的"一静无有不静，一动百骸皆随"。

2.把拳术与经络系统的运输作用相结合 人体的各组织器官，均需要气血的濡润滋养，以维持正常的生理活动。而气血之所以畅通无阻，通达于周身，营养脏腑组织，抗御外邪，保卫机体，必须得依靠经络系统的传输。通过经脉运行血气而营养阴阳，以养丹田刚中柔表之气，溢发于体外，助于技击施展；濡筋骨，使自己体格健壮，表里筋骨坚实，内气充足，以此承受、化解外来之击；利关节，使演练者身体各部位活动轻灵，以己不动化彼之动，后趁势出击，克敌制胜。

3.把拳术与经络系统的感应传导作用相结合 所谓感应传导，就是经络系统对于外界刺激的感觉，有传递通导作用，即为人体的触觉系统。陈王廷将经络系统的感应传导作用应用于太极拳术之中，保证以静制动、后发制人的顺利完成。正如《拳论》云："彼不动，己不动；彼微动，己先动。"

4.把拳术与经络系统的调节作用相结合 人体的经络系统不仅具有联络作用、运输作用和感应传导作用，同时，它还能够保持人体各部位功能活动的平衡与协调。

三、太极拳的分类

太极拳门派众多，常见的太极拳流派包括陈式、杨式、武式、吴式、孙式、和式等派别，各派既有传承关系，相互借鉴，也各持特点。由于太极拳是近代形成的拳种，流派众多，群众基础广泛，因此成为中国武术拳种中非常具有生命力的一支。现将24式简化太极拳介绍如下（汲取杨氏太极拳之精华编串）。

第一式：起势

1.两脚开立。

2.两臂前举。

3.屈膝按掌。

第二式：野马分鬃

1.收脚抱球，左转出步，弓步分手。

2.后坐撇脚，跟步抱球，右转出步，弓步分手。

3.后坐撇脚，跟步抱球，左转出步，弓步分手。

第三式：白鹤亮翅

跟半步胸前抱球，后坐举臂，虚步分手。

第四式：搂膝拗步

1. 左转落手，右转收脚举臂，出步屈肘，弓步搂推。

2. 后坐撇脚，跟步举臂，出步屈肘，弓步搂推。

3. ①后坐撇脚，②跟步举臂，③出步屈肘，④弓步搂推。

第五式：手挥琵琶

跟步展手，后坐挑掌，虚步合臂。

第六式：倒卷肱

两手展开，提膝屈肘，撇步错手，后坐推掌。（重复4次）

第七式：左揽雀尾

右转收脚抱球，左转出步，弓步棚臂，左转随臂展掌，后坐右转下捋，左转出步搭腕，弓步前挤，后坐分手屈肘收掌，弓步按掌。

第八式：右揽雀尾

后坐扣脚，右转分手，回体重收脚抱球，右转出步，弓步棚臂，右转随臂展掌，后坐左转下捋，右转出步搭手，弓步前挤，后坐分手屈肘收掌，弓步推掌。

第九式：单鞭

左转扣脚，右转收脚展臂，出步勾手，弓步推举。

第十式：云手

右转落手，左转云手，并步按掌，右转云手，出步按掌。（重复3次）

第十一式：单鞭

斜落步右转举臂，出步勾手，弓步按掌。

第十二式：高探马

跟步后坐展手，虚步推掌。

第十三式：右蹬脚

收脚收手，左转出步，弓步划弧，合抱提膝，分手蹬脚。

第十四式：双峰贯耳

收脚落手，出步收手，弓步贯拳。

第十五式：转身左蹬脚

后坐扣脚，左转展手，回体重合抱提膝，分手蹬脚。

第十六式：左下势独立

收脚勾手，蹲身仆步，穿掌下势，撇脚弓腿，扣脚转身，提膝挑掌。

第十七式：右下势独立

落脚左转勾手，蹲身仆步，穿掌下势，撇脚弓腿，扣脚转身，提膝挑掌。

第十八式：左右穿梭

1. 落步落手，跟步抱球，右转出步，弓步推架。

2. 后坐落手，跟步抱球，左转出步，弓步推架。

第十九式：海底针

跟步落手，后坐提手，虚步插掌。

第二十式：闪通臂

收脚举臂，出步翻掌，弓步推架。

第二十一式：转身搬拦捶

后坐扣脚右转摆掌，收脚握拳，垫步搬捶，跟步旋臂，出步裹拳拦掌，弓步打拳。

第二十二式：如封似闭

穿臂翻掌，后坐收掌，弓步推掌。

第二十三式：十字手

后坐扣脚，右转撇脚分手，移重心扣脚划弧。

第二十四式：收势

收脚合抱，旋臂分手，下落收势。

四、养生太极拳

养生太极拳是一种身心兼修的练拳健身运动。练拳时注重意气运动，以心行气，疏通经络，平衡阴阳气血，以提高阴阳自和能力——西医学所说的抗病康复能力和免疫力。练养生太极拳有疗疾健身、修身养性、健美益智，开悟智慧、激发潜能、技击防卫的作用，以达到维持健康、提升气质、提高生活质量的目的。养生太极拳内练意气劲力，运太极阴阳；外练拳势招式，显气势神态。通俗认为形体力量和精神气质需要同时锻炼。养生太极拳练身、心、意三家，合精、气、神三元的太极修炼功法。符合中西医学科学原理，具有疗疾健身、修性养生的功效。

（一）养生太极拳的功法特点

养生太极拳理精法密，练形、意、松、息、气、劲、神，由浅入深，逐阶进修，层次修炼，真修实证。按层次功阶进修，功夫深浅，各有功效。练一式得一式，练成一阶进一阶。进门学习，学一式练一式，学练结合，以练为主，迅速显效。

养生太极拳练拳练气和静功练气，动静相修，得气快、显效迅速。功法有聚气养气——练丹田气，意气升降——气通任督，升降开合——行气通经。这是疗疾健身和功夫性锻炼的太极修炼基础功夫。

（二）练脑

1. 太极拳对脑的功能起着积极的调节和训练作用。太极拳要求精神专一，全神贯注，意动身随，内外三合（内三合指意、气、力相合，即意与气合，气与力合；外三合指手与足合、肘与膝合、肩与胯合）。连绵不断，一气呵成。这些细微而复杂独特的锻炼方法融合在太极拳练习过程当中，对大脑有很好的锻炼。进而调整身体诸系统的功能，使其趋于正常，诸脏器达到坚强有力的情况，从而起到防病、治病、强身、防身的目的。

2. 太极拳是"以静制动，虽动犹静"，动与静结合的锻炼方法。这有益于大脑皮层兴奋、抑制的调节。它对大脑皮层过度兴奋引起的神经衰弱、失眠、头晕等有显著疗效。如果长期坚持下去，亦可逐渐消除疾病在大脑皮层引起的病理兴奋，从而达到治疗效果。

3. 太极拳强调在周身放松条件下进行锻炼。它不仅要求躯体放松，而且更要求大脑放松。在大脑支配下，神经，肌肉放松又能反射性地使全身小动脉（高血压主要表现小动脉收缩）得到舒张，同时缓解小动脉壁的硬化。这样血压随之下降，并趋于正常，对高血压患者更为有利。在脑力、体力劳动后进行全身放松，能使兴奋的神经，疲劳的肌肉恢复得比较快，这就是练拳比静止更能消除疲劳的原因。

（三）练气

1. 太极拳练气是在大脑皮层统摄诸神经系统下，使全身处于松静状态，随着深长的呼吸，促使内脏器官和外部肌肉有节律地舒张收缩，将腰、脊、四肢螺旋缠绕，将沉蓄于丹田（小腹）之气并运送到全身，此时末梢神经会产生酸、麻、胀、热的感觉，即通常所说的"气感"。有此气血运行感的人皮肤红润，其体温可增高 1℃左右。

2. 通过气的运行，肌肉每平方毫米约有 200 条毛细血管打开使用（平时只有约 5 条有血流过），而毛细血管是依照一定周期来开闭的。因此它们的搏动，好像给身体增加了几百万个微小的"心脏"。这些外围小心脏的大量开发，减轻了心脏的负担，对心脏病的防治极为有利。

3. 通过肢体的顺逆缠绕运动，不仅锻炼了肌肉的弹性，而且提高了血液循环的速度，因而可防治因血行受阻而产生的心脑血管的病证。

4. 练太极拳可使呼吸逐步加深，因之横膈膜下降的较多。通过横膈上下鼓动，牵动胸腹运动加强，对五脏六腑起到"按摩"作用，这是药物所达不到的效果。如此，胸腔、腹腔的器官血流旺盛，吸收功能加强，对诸脏腑产生的疾病的治疗会收到良好的疗效，如肠胃消化不良、糖尿病、二便失禁等。

5. 太极拳的深长呼吸使肺腑排出大量浊气，吸入较多的氧气，提高了肺部的换气效率，同时增强了肺组织的弹性。这可使肋软骨骨化率降低，胸廓活动度加强，对肺病和肺气肿的防治有一定的作用。吸气时吊裆（指轻轻地收缩肛门肌肉，就像会阴吊着一样），会阴轻轻用意上提，吸气时放松。会阴的一提一松，练久了会感到会阴部随着呼吸的张弛产生起伏。这是肛门括约肌的运动，可防治痔瘘病、脱肛、子宫脱垂和某些慢性生殖系统疾病。

（四）练身

1. **躯体**　太极拳要求上身中正，上下一条线，"顶头悬，尾闾收"即表示百会穴与会阴穴在一条直线上。这样不但可使气血上下疏通，而且能避免未老先衰、低头猫腰、脊椎萎缩等病态。通过太极拳顺项贯顶，脚底生根，会产生上下对拉的意念；加之手眼相随，使颈椎左右摆动、前后摇转等，可对颈椎疾病起到有效的预防和治疗作用。

2. **腰**　太极拳特别注意腰部活动，要求"以腰带脊"等。通过腰部锻炼，可增强肾功能，同时对脊髓神经及植物神经有良好的功能刺激，再加上腹肌和膈肌运动的配合，对腹内器官瘀血的消除和肠蠕动功能的改善尤有积极的影响，对腰背疼痛的防治有更突出的作用。

3.关节和韧带　太极拳要求节节贯穿，周身一家。在腰脊、关节的带动下再配合回旋缠绕运动，就能使肩、肘、膝、胯、踝、腕等关节达到节节贯穿，周身一家的地步。如此则能增强各关节的功能和防止其发生退化现象，并有助于关节韧带、软骨组织的正常功能。

4.肌肉　肌肉的质量主要看弹性和坚实程度。长期演练太极拳能使肌肉坚实有力，从而防止大腹便便，行路困难。通过肌肉张弛和关节伸屈的运动，一方面可使劲法运用自如；另一方面由此产生的有节律的挤压，对静脉血回流心脏会起到促进作用。

5.腿和脚　太极拳着重虚实转换的锻炼。不论上肢、下肢、躯干及内脏各部，"处处均有一虚实"，以腿为例，体重在左腿，则左腿为实，右腿为虚，反之亦然。腿部通过虚实锻炼能增加很大的力量。再以脚为例，当脚跟、脚掌、脚趾相继下落抓地为实，脚心（涌泉穴）轻轻上提为虚，叫作实中有虚。经常做脚底板贴地，足弓上提的活动，一紧一松的虚实交换可使足部的肌肉和韧带得到充分的锻炼。长久下去，不但可以矫正平足，同时可增强足弓弹性，达到健步轻灵的效果。

太极拳能健身治病是确信无疑的，但有一个条件，即必须坚持下去，要把练太极拳当作日常生活中不可缺少的一件事情。只要坚持，就能达到百病不侵，精神旺盛，身体健壮的锻炼目的。养生太极拳，练拳、松、息、气合一意，练到意力足，气力自生。气力用于内以运气血，是为阴阳自和之能力——达到疗疾健身的功力。

第四节　五禽戏

五禽戏，是以模仿虎、鹿、熊、猿、鸟五种动物的动作和神态为主要内容，以肢体动作为主，呼吸吐纳和意念为辅，行之有效的导引类功法。五禽戏是中国民间广为流传且流传时间较长的健身方法之一。西医学研究表明，其巧妙地把动物的肢体运动，与人呼吸吐纳予以有机结合，外动内静、动静结合、刚柔并济，通过导引气血，不仅使人体的肌肉和关节得以舒展，而且有益于提高心肺功能，改善心肌供氧量，提高心肌排血力，促进组织器官的正常发育。

五禽戏由起式、收式以及五节正功组成，其中每组动作重复6次。可进行整套锻炼，也可以分式锻炼，练习方便灵活，无次数限制。

一、虎戏

虎戏具有练形、练气的双重功效，能有效增强筋骨轻度的同时，增强人体正气，强健腰肾，充盈肺气，并能调节中枢神经系统，有效预防神经衰弱及老年性骨关节疾病等。

1.自然站式，双足并拢，自然松静，两臂自然下垂，目光直视前方。

2.俯身，两手按地，用力使身躯前耸并配合吸气，当前耸至极后稍停。

3. 身躯后缩并呼气，如此 3 次。

4. 继而两手先左后右向前挪移，同时两脚向后退移，以极力拉伸腰身，接着抬头面朝天，再低头向前平视。

5. 如虎行走般以四肢前爬 7 步，后退 7 步。

如果有腰背疼痛的症状，练虎戏能起到增强夹脊穴和督脉的功能，缓解颈肩背痛、坐骨神经痛、腰痛等症状。

二、鹿戏

鹿戏能充分伸展与锻炼脊柱，从而起到舒展筋脉之功效；又通过挤压按摩脏腑，起到增强脏腑气机之功，尤其能起到促进胃肠蠕动的作用，对慢性泄泻、便秘、心血管疾病有一定的疗效。

1. 接上四肢着地式，吸气，头颈向左转，双目向左侧后视，当左转至极后稍停。

2. 呼气，头颈回转，当转至面朝地时再吸气，并继续向右转，一如前法。

3. 如此左转 3 次，右转 2 次，最后回复如起式。

4. 抬左腿向后挺伸，稍停后放下左腿，抬右腿如法挺伸。

5. 如此左腿后伸 3 次，右腿 2 次。

鹿戏对长期久坐、缺乏运动、生活不规律，导致腰围增大等能有效地缩减腰围。主要是针对肾脏的保健来设计得，每个动作都是围绕腰部运动为主，在练习的过程中，自然而然地使我们腰部的脂肪大量消耗，并重新分配，有益于缩减腰围，保持苗条身材。

三、熊戏

1. 仰卧式，两腿屈膝拱起，两脚离床席，两手抱膝下，头颈用力向上，使肩背离开床席。

2. 略停，先以左肩侧滚落床面，当左肩一触及床席立即恢复头颈，用力向上，肩离床席。

3. 略停后，再以右肩侧滚落，复起。如此左右交替各 7 次。然后起身，两脚着床席成蹲式，两手分按同侧脚旁。

4. 接着如熊行走般，抬左脚和右手掌离床席；当左脚、右手掌回落后即抬起右脚和左手掌。如此左右交替，身躯亦随之左右摆动，片刻而止。

熊戏具有疏肝理气、增强脾胃、肝肾功能、活络四肢关节、治疗腰背痛的功效，尤其是对于肾虚腰痛。当出现滞食、消化不良、食欲不振等症状，可练习熊戏。练熊戏时要在沉稳中寓轻灵，将其剽悍之性表现出来，习练熊戏有健脾胃、助消化、消食滞、活关节等功效。

四、猿戏

1. 择一牢固横竿（如单杠、树杈等），略高于自身，站立时，手指可触及横竿，如猿攀物般以双手抓握横竿，使两肢悬空，做引体向上 7 次。

2.先以左脚背勾住横竿，放下两手，头身随之向下倒悬。

3.略停后换右脚如法勾竿倒悬，如此左右交替各 7 次。

猿戏中的猿提动作遵循"提吸落呼"的呼吸方式，身体上提时吸气，放松回落时呼气。上提时吸气缩胸，全身团紧；下落时放松呼气，舒展胸廓，这组动作有助于增强心肺功能，缓解气短、气喘等症状。具有固摄肾气、运行气血、滑利关节之效，又可调节、增强机体功能，对神经衰弱、腹泻、便秘以及老年性骨关节疾病有一定防治作用。

五、鸟戏

1.自然站式，吸气时跷起左腿，两臂侧平举，扬起眉毛，鼓足气力，如鸟展翅欲飞状。

2.呼气时，左腿回落地面，两臂回落腿侧；接着，跷右腿如法操作。如此左右交替各 7 次。

3.坐下。屈右腿，两手抱膝下，拉腿膝近胸。

4.稍停后两手换抱左膝下，如法操作，如此左右交替亦 7 次。最后，两臂如鸟理翅般伸缩各 7 次。

鸟戏能有效预防关节炎。关节炎是冬季的常见多发病，其他季节也有患有肩周炎、关节炎的患者，因犯病而求医。主要原因就是这些患者使用空调不当，或者长时间吹电扇，导致关节疾病的发作。练鸟戏时，动作轻翔舒展，可调达气血，疏通经络，祛风散寒，活动筋骨关节，可预防夏季关节炎的发生，而且还能增强机体免疫力。

第五节　易筋经

易筋经源于佛家功法，是一种强身健体的保健功法，其继承了传统"易筋经十二势"的精要，融科学性与普及性于一体，其格调古朴，蕴涵新意。各势动作是连贯的有机整体，动作注重伸筋拔骨，舒展连绵，刚柔相济；呼吸要求自然，动息相融；意随形走，以形导气，不重意念；特别是根据传统易筋经内练的特点增加了"静态肌肉强化"训练，这是易筋经独特的均衡肌体的训练体系，利用呼吸和运动的配合，强调人的呼吸对人体运动的影响，从而改善了人体的运动功能，不仅能够打通关节、舒筋活血、强身健体、祛病延年，达到防病、抗病、养生、健身等功效，而且对于辅助治疗、康复各种慢性疾病，均能起到较明显的效果，是康复训练、修复慢性疾病的首选功法。

临床作为辅助疗法，可用于治疗膝骨性关节炎、腰椎间盘突出症、颈椎病、肩周炎以及寒湿所引起的各种颈肩腰腿痛。预备姿势并步，头端平，目向前平视，下颏微向里收，含胸直腰拔背，蓄腹收臀；肩部放松，两臂自然下垂，贴于身体两侧，五指并拢微屈，中指贴近裤缝；两腿伸直，两足并拢；口微并，舌抵上腭，定心息气凝神。

一、韦驮献杵势

歌诀：立身期正直，环拱手当胸，气定神皆敛，心澄貌亦恭。

1.右足向右平跨一步，两足之距约与肩同宽，足掌踏实，两膝微松。双手向前缓缓上提，掌心相对，在胸前成抱球势，松肩垂肘，两掌心内凹，五指向内微屈，指端相对距4～5寸。保持姿势，自然呼吸片刻。（图4-15、图4-16）

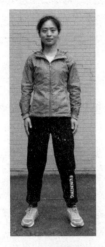　　　　　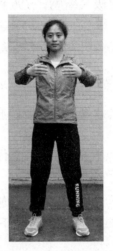

图4-15　韦驮献杵势（1）　　　　　图4-16　韦驮献杵势（2）

2.两足分开，其距约同肩宽，足掌踏实，两膝微松，直腰收臀，含胸蓄腹；上肢一字平升，掌心向地，头如顶物，两目前视。（图4-17）

3.两足分开，其距约同肩宽，足尖着地，足跟提起，腿直，蓄腹收臀，两掌上举高过头顶，掌心朝天，四指并拢伸直，拇指与其余四指分开约成90°，两中指之距约为1寸。

4.双手合十，指尖向上，沉肩垂肘，肘微曲；仰头，目观掌背，舌抵上腭，鼻息调匀（图4-18）。收势时，两掌变拳，旋动前臂，使拳背向前，然后上肢用劲，缓缓将两拳自上往下收至腰部；拳心向上，在收拳的同时，足跟随势缓缓下落，两拳至腰时，两足跟恰落至地。

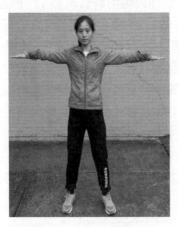　　　　　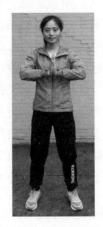

图4-17　韦驮献杵势（3）　　　　　图4-18　韦驮献杵势（4）

二、横担降魔杵

歌诀：足趾挂地，两手平开，心平气静，目瞪口呆。

1.接上势，两足分开，与肩同宽，足掌踏实，两膝微松。

2.两掌慢慢分开向左右，至肩、肘、腕在同一水平，立掌，翻转掌心向外，同时，微抬足跟，以脚尖点地。（图 4-19）

3.凝神定睛视前方，含胸收腹，拔背松胯，以舌顶上腭。

4.调整呼吸，呼气时，指尖内翘，掌向外撑。反复进行 8 ～ 20 次。

三、掌托天门

歌诀：掌托天门目上观，足尖着地立身端。力周腿胁浑如植，咬紧牙关不放宽，舌可生津将腭舐，鼻能调息觉心安。两拳缓缓收回处，用力还将挟重看。

1.接上势，两脚开立，足尖着地，足跟提起。

2.双手缓缓上举，呈弧形，高过头顶；以阳掌易阴掌，掌心向上，指尖相对，直对天门，做托天之状。两中指相距 3cm；沉肩曲肘，仰头，目观掌背。舌舐上腭，鼻息调匀。（图 4-20）

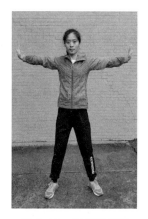

图 4-19　横担降魔杵

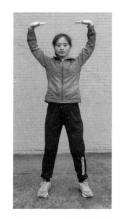

图 4-20　掌托天门

3.吸气时，两手用暗劲尽力上托，两腿同时用力下蹬，两足跟微提，稍向外分开，脚尖着地。

4.呼气时，全身放松，两掌向前下翻。收势时，两掌变拳，拳背向前，上肢用力将两拳缓缓收至腰部，拳心向上，脚跟着地。反复 8 ～ 20 次。

四、摘星换斗

歌诀：只手擎天掌覆头，更从掌内注双眸。鼻端吸气频调息，用力回收左右眸。

1.右足稍向右前方移步，与左足成斜八字形（右足跟与左足弓相对，相距约一拳），随势身向左微侧。

2. 屈膝，提右足跟，身向下沉，右足虚步；两上肢同时动作，右手高举伸直，掌心向下，头微右斜，双目仰视右手心；左手握空拳，置于腰背后。（图 4-21）

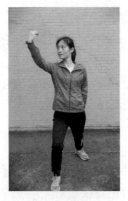

图 4-21 摘星换斗（1）

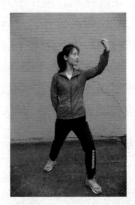

图 4-22 摘星换斗（2）

3. 右钩手上提，使肘略高于肩，前臂与上臂近乎成直角，钩手置于头之右前方。（图 4-22）

4. 松肩，屈腕，肘向胸，钩尖向右；头微偏，目注右掌心，舌抵上腭；含胸拢背，直腰收臀，少腹含蓄，紧吸慢呼，使气下沉；两腿前虚后实，前腿虚中带实，后腿实中求虚，左右两侧交替锻炼，要求相同。

5. 吸气时，头往上顶，双肩后挺；呼气时，全身放松，再左右两侧交换姿势锻炼。连续 5～10 次。

五、倒拽九牛尾势

歌诀：两腿后伸前屈，小腹运气空松，用力在于两膀，观拳须注双瞳。

1. 接上势，右手离开腰眼，微下垂，右脚向前平跨一步，屈膝呈右弓步。右手握拳，举至前上方，双目观拳。

2. 左手握拳，左臂屈肘，斜垂于背后；右脚不动，左脚跨向左前方呈左弓步，左手握拳上举至前上方，同时右手收于后腰。

3. 意想两手拉成直线，如拽牛尾状。吸气时，两眼内视前上方之手，向后倒拽；呼气时，两眼内视后伸之手，顺势上牵。

4. 前后牵拽之时，丹田气与之开阖相应运动，两腿、两手、肩、肘、腰、背、等各部亦随牵拽之势而颤动，左右手交替进行，随呼吸反复 5～10 次。

六、出爪亮翅

歌诀：挺身兼怒目，推手向当前，用力收回处，功须七次全。

1. 接上势，顺前手倒拽势，前腿后收，两脚并拢，两手收回，立掌，掌心向前，随势提起脚跟，以脚尖支地负重。（图 4-23）

2. 两掌缓缓分开向左右而下，上肢成一字样平举，立掌，翻掌向外，随势足跟落

地；翻掌，使掌心朝天，十指仍用力分开，目向前平视，肩、肘、腕相平，直腰，勿屈膝。（图4-24）

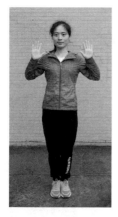　　　　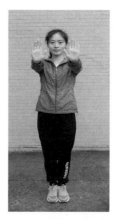

图4-23　出爪亮翅（1）　　　　图4-24　出爪亮翅（2）

3. 推掌时，与呼吸相辅，用力将掌推至极点，微停息；吸气时，两掌用暗劲伸探，手指向后翘；呼气时，臂掌放松。连续8～12次。

七、九鬼拔马刀

歌诀：侧首弯肱，抱顶及颈，自头收回，弗嫌力猛，左右相轮，身直气静。

1. 足尖相衔，足跟分离成八字形；两臂向前，叉掌立于胸前。腰实腿坚，膝直足霸。

2. 运动两臂，左臂经上往后，成钩手置于身后（松肩、直肘、钩尖向上）；右臂向上经右往胸（松肩，肘略屈，掌心向左，微向内凹，虎口朝上）。掌根着实，蓄劲于指。

3. 右臂上举，过头顶，再于头右侧屈肘，俯掌下覆，使手抱于颈项，钩手化掌，使左掌心贴于背部，尽可能向上提。（图4-25）

4. 头用力上抬，使头后仰，上肢着力，掌用劲下按，使头前俯，手、项争力，挺胸直腰，腿坚脚实，使劲由上贯下至踵。鼻息均匀，目微左视。（图4-26）

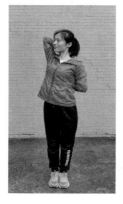　　　　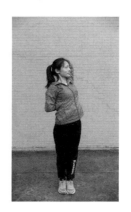

图4-25　九鬼拔马刀（1）　　　　图4-26　九鬼拔马刀（2）

5. 运动两臂，左掌由后经上往前，右上肢向前回环，左右两掌相叉立于胸前。吸气时，双手用力拉紧，呼气时放松。左右交换，反复 5 ～ 10 次。

八、三盘落地

歌诀：上腭坚撑舌，张眸意注牙。足开蹲似踞，手按猛如拿。两掌翻齐起，千斤重有加。瞪目兼闭口，起立足无斜。

1. 接上势，两手平伸，分向左右，立掌，掌心向下，呈"一"字形；同时左腿向左平跨一步，两足之距较肩为宽，足尖内扣，屈膝下蹲成马裆势，两手叉腰，腰直胸挺，后背如弓，头端平，目前视。（图 4-27）

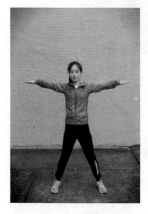
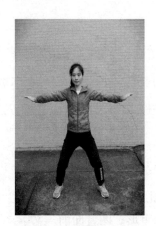
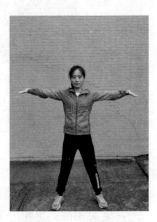

图 4-27　三盘落地（1）　　　　图 4-28　三盘落地（2）　　　　图 4-29　三盘落地（3）

2. 两手由后向前抄抱，十指相互交叉而握，掌背向前，虎口朝上，肘微屈曲，肩松，两上肢环似圆盘，立于上胸。

3. 由上势，旋腕转掌，两掌心朝前，运动上肢，使两掌从左右（划弧线）而下，由下成仰掌沿腹胸之前，徐徐运劲上托，不过眉，掌距于两肩之距之内。（图 4-28）

4. 旋腕，翻掌，掌心朝地面，两掌运劲下按，成虚掌置于膝盖上部。两肩松开，肘微屈曲，两臂略向内旋；前胸微挺，后背如弓，头如顶物，双目前视。（图 4-29）

随呼吸做相关动作，吸气时，如托物状；呼气时，如放物状，反复 5 ～ 10 次。收功时，两脚徐徐伸直，左脚收回，两足并拢，成直立状。

九、青龙探爪

歌诀：青龙探爪，左从右出。修士效之，掌气平实。力周肩背，围收过膝。两目平注，息调心谧。

1. 两脚开立，两手成仰拳护腰。右手向左前方伸探，五指捏成勾手，上体左转。左腿向左平跨一步，两足之距约当肩宽，身立正直，头端平，目前视。（图 4-30）

2. 左上肢仰掌，向右前上方伸探，掌高过顶，随势身略向右转侧，面向右前方，目视手掌，松肩直肘，腕勿屈曲。右掌仍做仰拳护腰势。两足踏实勿移。（图 4-31）

3.由上势，左手大拇指向掌心屈曲，双目视大拇指。

4.左臂内旋，掌心向下，俯身探腰，随势推掌至地。膝直，足跟不离地，昂首，目前视。左掌离地，围左膝上收至腰，成两仰掌护腰势。（图4-32）

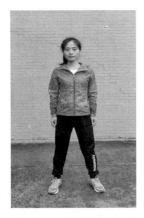 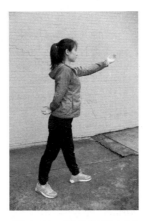 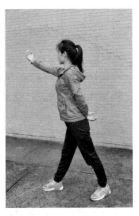

图4-30　青龙探爪（1）　　　图4-31　青龙探爪（2）　　　图4-32　青龙探爪（3）

5.腰部自左至右转动，右手亦随之自左至右水平划圈，手划至前上方时，上体前倾，同时呼气；划至身体左侧时，上体伸直，同时吸气。左右交换，动作相反。连续5～10次。

十、饿虎扑食

歌诀：两足分蹲身似倾，屈伸左右腿相更。昂头胸做探前势，偃背腰还似砥平。鼻息调元均出入，指尖着地赖支撑。降龙伏虎神仙事，学得真形也卫生。

1.接上势，抬右脚，右腿向前，跨出一步成右弓步，屈右膝下蹲，成左仆腿势，两掌相叠，扶于右膝上。直腰挺胸，两目微向左视。（图4-33）

2.身体向左转侧，右腿挺直，屈左膝，成左弓右箭势，扶于膝上两掌分向身体两侧，屈肘上举于耳后之两旁，然后运动使两掌徐徐前推，至肘直，松肩，腕背屈，目注前方。

3.俯腰，两掌下按着地，按于左右足前方之两侧，掌实肘直，两足底勿离地，昂首，目前视。（图4-34）

4.提起右足跟，足尖着地；同时，前方左腿离地后伸，使左足背放于右足跟之上，以两掌及右足尖支撑身体，屈膝（膝不触地面），身体缓缓向后收，重心后移，蓄劲待发。足尖发劲，屈曲之膝缓缓伸直。两掌使劲，使身体徐徐向前，身应尽量前探，重心前移；最后直肘，昂起头胸，两掌撑实，如此三者连续进行，后收前探，波浪形地往返进行，犹如像虎扑食。左右交换，动作连续5～10次后，换左弓右仆脚势进行，动作如前。（图4-35）

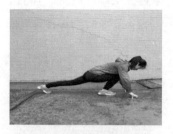
图 4-33　饿虎扑食（1）

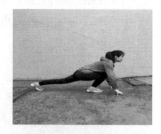
图 4-34　饿虎扑食（2）

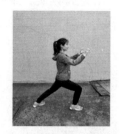
图 4-35　饿虎扑食（3）

十一、打躬击鼓

歌诀：两手齐持脑，垂腰至膝间。头惟探胯下，口更齿牙关。掩耳聪教塞，调元气自闲。舌尖还抵腭，力在肘双弯。

1. 两脚开立，脚尖内扣。左腿向左平跨一步，两足之距比肩宽，足尖内扣。两手仰掌，渐向左右而上，成左右平举势，头如顶物，目向前视，松肩直肘，腕勿屈曲，立身正直，腕、肘、肩相平。

2. 双手仰掌缓缓向左右而上，用力合抱头后部，以掌心抱持后脑，手指弹敲小脑后片刻。勿挺腹凸臀，屈膝下蹲成马裆势。直膝弯腰前俯，两手用力使头尽向胯下，两膝不得屈曲，足跟勿离地。（图 4-36、图 4-37）

3. 配合呼吸做屈体动作；吸气时，身体挺直，目向前视，头如顶物；呼气时，直膝俯身弯腰，两手用力使头探于膝间做打躬状，勿使脚跟离地。根据体力反复 8 ～ 20 次。

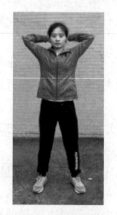
图 4-36　打躬击鼓（1）

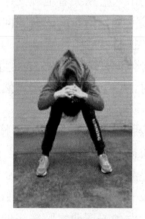
图 4-37　打躬击鼓（2）

十二、掉尾势

歌诀：膝直膀伸，推手自地。瞪目昂头，凝神一志。起而顿足，二十一次；左右伸肱，以七为志。更作坐功，盘膝垂眦。口注于心，息调于鼻。定静乃起，厥功准备。

1. 接上势，两手分别自身侧高举过头。两掌相合，提顶、伸腰、展臂、提起脚跟极力高举。

2. 脚跟落地，两脚踏实，同时两掌落至胸前。十指交叉翻转，掌心朝外，两臂也随之前伸，展直。翻掌朝下，在身前徐徐下降至裆的部位后，弯腰前俯，继续下按至地。膝不可屈，如有未达，不可勉强。下按至终点时，昂头，舌抵上腭。（图4–38）

3. 转腰向左方，两脚不移，仅左脚步变虚，右腿变实，右膝微屈。同时两手保持交叉状态，沿地面划弧移至左脚外侧。两臂保持伸展，自左方高举转头，掌心朝上，仰面观天，拧腰向右方，徐徐弯腰，右方俯身，下按至右脚步外侧，俯仰3～5次，以后逐渐靠近地面。

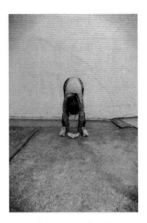

图 4–38 掉尾势

呼气时，屈体下弯，脚跟稍微离地；吸气时，上身立起，脚跟着地；如此反复21次。收功：直立，两臂左右侧举，屈伸7次。

第五章　常见慢性筋骨病

第一节　骨关节炎

一、概述

骨关节炎是一种慢性关节疾病，发病率较高，多发生于 45 岁以上的人群，无男女之差别，多累及负重大、活动多的关节，如脊柱、膝、髋等处，本病又称退行性关节炎、增生性关节炎、肥大性关节炎、老年性关节炎，主要是关节软骨被破坏及新生骨（骨赘）的形成，关节滑膜增厚，关节囊产生纤维变性及增厚的一种慢性疾病。其症状主要是受累关节持续性隐痛，休息后好转，劳累后加重，与天气变化有关，后期会出现关节肿胀、增大、活动受限。实验室检查血常规，血沉多无异常，X 线早期无明显异常，后期逐渐出现关节间隙狭窄、骨质增生、软骨下骨质硬化。西医治疗主要选用消炎镇痛药物，其为非甾体类药物及其衍生物，以缓解疼痛，并可选择玻璃酸钠进行关节腔注射，以缓解肿胀、疼痛与改善关节功能，如经保守治疗后无效，可采用手术治疗、关节腔清理术、人工关节置换术等手术治疗。骨性关节炎属于中医学"痹证""筋伤"范畴。

二、病因与病机

（一）病因

骨关节炎的病因分为外因和内因，外因为痹证发生的条件，主要是感受风寒湿邪和感受风寒热邪，内因为发病的基础，主要为劳逸不当和久病体虚。

（二）病机

1.外邪侵袭风、寒、湿、热、痰、瘀等邪气滞留肢体筋脉、关节、肌肉，经脉闭阻，不通则痛，是痹证的基本病机。病理属性有寒热之分，素体阳气偏盛，内有蓄热者，感受风寒湿邪，易从阳化热，而成为风湿热痹。阳气虚衰者，寒自内生，复感风寒湿邪，多从阴化寒，而成为风寒湿痹。同时还存在肝肾亏损的情况，肝藏血，血养筋，故肝之合筋也。肾主储藏精气，骨髓生于精气，故肾之合骨也。诸筋者，皆属于节，筋能约束骨节。由于中年以后肝肾亏损，肝虚则血不养筋，筋不能维持骨节之张弛，关节失滑利，肾虚而髓减，致使筋骨均失所养。

2. 慢性劳损过度劳累，日积月累，筋骨受损，营卫失调，气血受阻，经脉凝滞，筋骨失养，致生本病。

3. 顽痹变证痹证日久，容易出现下述两种病理变化：一是风寒湿痹或热痹日久不愈，气血运行不畅日甚，瘀血痰浊痹阻经络，可出现皮肤瘀斑、关节周围结节、关节肿大、屈伸不利等症。二是病久气血伤耗，因而呈现不同程度的气血亏虚的证候。

三、辨证论治

辨证要点：痹证的辨证，一是要辨邪气的偏盛，二是要辨别虚实。临床痹痛游走不定者为行痹，属风邪盛；痛势较甚，痛有定处，遇寒加重者为痛痹，属寒邪盛；关节酸痛、重着、漫肿者为着痹，属湿邪盛；关节肿胀，肌肤掀红，灼热疼痛为热痹，属热邪盛。关节疼痛日久，肿胀局限，或见皮下结节者为痰；关节肿胀、僵硬、疼痛不移、肌肤紫暗或瘀斑等为瘀。一般说来，痹证新发，风、寒、湿、热、痰、瘀之邪明显者为实；痹证日久，耗伤气血，损及脏腑，肝肾不足为虚；病程缠绵，日久不愈，常为痰瘀互结，肝肾亏虚之虚实夹杂证。以祛邪通络为基本原则，根据邪气的偏盛，分别予以祛风、散寒、除湿、清热以及舒经通络的治法，后期还应适当配伍补益正气之剂。

（一）内治法

常用的中成药有壮骨关节丸、六味地黄丸、独一味胶囊、追风透骨丸等，同时针对不同证型选取不同的诊疗方案，具体包含以下几种。

1. 风寒湿痹证

临床表现：关节疼痛，重着，屈伸不利，昼轻夜重，遇寒痛增，得热稍减，舌淡，苔白，脉沉细缓。

治法：祛风散寒，胜湿止痛。

方药：防己黄芪汤加减。

防风 15g，防己 10g，黄芪 20g，羌活 10g，独活 12g，桂枝 8g，秦艽 9g，当归 12g，川芎 10g，木香 6g，乳香 10g，甘草 6g。

2. 风湿热痹证

临床表现：游走性关节疼痛，可涉及一个或多个关节，活动不便，局部灼热红肿，痛不可触，得冷则舒，可有皮下结节或红斑，常伴有发热、恶风、汗出、口渴、烦躁不安等全身症状。舌质红，舌苔黄或黄腻，脉滑数或浮数。

治法：清热疏风，除湿止痛。

方药：大秦艽汤加减。

秦艽 15g，羌活 10g，防风 12g，白芷 12g，熟地黄 15g，茯苓 12g，石膏 6g，川芎 12g，白芍 15g，独活 8g，黄芩 12g，生地黄 10g，白术 9g，细辛 12g，甘草 10g。

3. 瘀血阻滞证

临床表现：关节刺痛，变形，活动不利，腰弯背驼，面色晦暗，舌紫暗，脉沉细涩。

治法：活血化瘀，行气止痛。

方药：身痛逐瘀汤加减。

桃仁 10g，红花 12g，当归 10g，五灵脂 6g，地龙 10g，川芎 12g，没药 12g，香附 10g，羌活 12g，秦艽 10g，牛膝 15g，甘草 6g。

4. 肝肾亏虚证

临床表现：关节隐痛，腰膝酸软，肾阳虚者，兼面色无华，精神疲倦，气短乏力，腰膝酸软，手足不温，小便频多，舌淡苔薄，脉沉细而弱。肝肾阴虚者，心烦失眠，口燥咽干，面色泛红，五心烦热，耳鸣耳聋，小便短赤，舌红苔少，脉细弱而数。

治法：滋补肝肾，强壮筋骨。

方药：左归丸或右归丸加减。

熟地黄 15g，山药 15g，枸杞子 20g，山茱萸 10g，川牛膝 12g，鹿角胶 12g，龟甲 15g，菟丝子 10g，杜仲 12g，制附子 15g，肉桂 9g。

（二）外治法

1. 中药熏洗

组成：桑枝 15g，桂枝 15g，红花 12g，花椒 12g，醋艾叶炭 30g，伸筋草 15g，透骨草 15g，制川乌 9g，制草乌 9g，木瓜 15g，生川牛膝 15g，北刘寄奴 15g。

用法：外用，禁内服，防烫伤。取上述药材，放入清水 800mL，煎熬 30 分钟，倒入合适容器中，初时可熏蒸，待温度合适时，浸泡患处，可使药渣敷于患处。早晚各 1 次。

2. 中药热敷

组成：红花 9g，生艾叶 15g，五加皮 15g，独活 12g，防风 12g，赤芍 15g，秦艽 12g，制川乌 9g，制草乌 9g，制白附子 9g，白矾 9g，黄丹 6g，花椒 12g，透骨草 15g，伸筋草 30g，桑枝 30g。

用法：将药物密封布袋内，用醋均匀撒在药袋上，润透，置锅中蒸，蒸热 30 分钟后热敷于患处（每次可用两付药，交替使用），每次 30 ～ 50 分钟，早晚各 1 次，每付药可用 2 ～ 3 天（用后置于阴凉处），10 天为一个疗程。

注：局部有神经性皮炎等皮肤病、皮肤过敏、局部皮肤感染者禁用。

3. 小针刀　运用小针刀闭合手术，对骨关节周围痛点区，进行纵横松解，铲削和切割等手法，以松解组织粘连、缓解肌肉痉挛、切开瘢痕组织，达到松动关节，调整关节力学平衡的作用。同时运用小针刀的针刺作用，疏通经络，调和气血，达到"通则不痛"目的。

操作方法：采取仰卧位，膝关节屈曲 60°，膝关节后放置棉垫，在膝关节及周围用碘伏消毒两遍，然后铺无菌洞巾，用 1% 的利多卡因局部浸润麻醉，各个治疗点注药 1mL，第 1 支针刀松解胫侧副韧带的粘连和瘢痕，刀口线与下肢纵轴方向一致，针刀体与皮肤垂直，严格按四步进针刀规程进针刀，针刀经皮肤、皮下组织，当刀下有韧性感时，即到达胫侧副韧带，先纵疏横剥 3 刀，然后调转刀口线 90°，提插切割 3 刀。接着依次松解髌内侧支持带的粘连和瘢痕组织、髌韧带的粘连和瘢痕、髌外侧支持带的粘连和瘢痕、腓侧副韧带及髂胫束的粘连和瘢痕、股四头肌腱及髌上囊的粘连和瘢痕、鹅足的粘连和瘢痕，术闭后，局部压迫止血3分钟，用创可贴覆盖针眼。

4. 推拿疗法　多采用揉、按、提、拿、一指禅等手法在患病局部治疗，配合针灸、针刀效果更佳，能够进一步松解关节周围组织粘连，增强肌肉纤维的收缩和舒展运动，改善和恢复肌腱、韧带弹性，促进静脉和淋巴回流，降低关节内压力，改善微循环，利于关节的恢复。

5. 针灸疗法　选用合适尺寸的针，循经辨证取穴，压痛点取穴，可取膈俞、血海、肾俞、腰阳关、阴陵泉、足三里、大椎、曲池。寒痹、湿痹可加灸法；大椎、曲池可点刺出血；局部穴位可加拔罐。

6. 蜡疗　联合中药涂擦治疗骨关节病，选用配方给予局部涂擦后进行蜡饼治疗。蜡疗是利用加热的蜡敷在患部，有促进血液循环、消除炎症、镇痛的温热作用，除此之外还具有消除肿胀、加深温热作用、松解粘连、软化瘢痕的机械作用。用法是将加热后完全融化的蜡液倒入铝盘中，使蜡液厚2～3cm，自然冷却至蜡初步凝结成块（表面45～50℃）。患者取舒适体位，暴露治疗部位，下垫棉垫与塑料布。用小铲刀将蜡块从盘中取出，敷于治疗部位，外包塑料布与棉垫保温。治疗时间30分钟，治疗完毕后，打开棉垫、塑料布，取出冷却的蜡块并擦去患者皮肤上的汗和蜡块上沾的汗，把蜡块放回蜡槽内，撤去橡胶单、中单。用中药涂擦法，即将中药配制成酊剂直接涂擦于患处的中医外治法，具有祛风除湿、解毒消肿、止痒镇痛的作用。用法：先将痹愈散（制川乌15g，制草乌15g，伸筋草30g，透骨草30g，川芎20g，当归20g，红花20g，羌活20g，桑寄生20g，土鳖虫20g）共研细末，生姜、葱白捣烂，制成酊剂，治疗时，先涂擦在患处，然后蜡敷在患部，每日治疗1次，10次为1个疗程。休息2天，进行下一个疗程，治疗两个疗程。

7. 膏药贴敷　白芷250g，乳香200g，没药230g，川芎300g，秦艽600g，土鳖虫400g，木瓜600g，穿山甲（用猪蹄甲替代）400g，血竭400g，杜仲300g，续断300g，独活400g，威灵仙400g，麝香10g，红丹1500g，植物油5000mL。制法：先将油烧热，再取上药前13味药饮片投入油中煎炸至枯黄，之后再炸全蝎、白花蛇舌草，并不断搅拌至表面深褐色，内部焦黄为度（200～220℃），捞去药渣，滤油为药油，取上述药继续煎熬（300～320℃），当出现白色油烟时，油花向锅中央集聚，滴水成珠时即可，用离火下丹法，将樟丹均匀撒布药油中（320～330℃），搅拌至白烟冒尽，药油由棕褐色变为黑褐色时，取出少量滴入冷水中，数秒钟后膏不粘手时即为稠度适宜。将炼成的膏药倒入冷水中一周后再进行拔毒，用时把膏药块加热，均匀的涂摊在适当大小的棉布上，贴于患处，3天1贴。

四、预防与调护

慎起居，避风寒，畅情志，增强体质，延缓衰老，防止劳累过度，避免强度过大以造成损伤，适当进行关节功能锻炼，改善关节稳定性。本病发生多与气候和生活环境有关，平素应注意防风、防寒、防潮，避免居暑湿之地，特别是居住寒冷地区或气候骤变季节，应注意保暖，免受风寒湿邪侵袭。劳作运动汗出肌疏之时，切勿当风贪凉，乘热浴冷。内衣汗湿应及时更换，垫褥、被子应勤洗勤晒。居住和作业地方保持清洁和干燥。平时应注意生活调摄，加强体育锻炼，增强体质，有助于提高机体对病邪的抵御能力。痹证初发，应积极治疗，防止病邪传变。病邪入脏，病情较重者应卧床休息。行走不便者，应防止跌仆，以免发生骨折。长期卧床者，既要保持患者肢体的功能位，有利于关节功能恢复，还要经常变换体位，防止褥疮发生。久病患者，往往情绪低落，容易产生焦虑心理和消化功能低下的情况，因此，保持患者乐观心境和摄入富于营养、易于消化的饮食，有利于疾病的康复。平时可根据身体情况适当练习太极拳、少林内功、八段锦、易筋经等。

第二节　骨质疏松症

一、概述

　　骨质疏松症是以骨量减少，骨的脆性增加以及易于发生骨折为特征的全身性骨骼疾病，本病中老年人多见，女性多于男性。骨质疏松的机制是肠对钙的吸收减少，肾脏对钙的排泄增多，或者破骨细胞活跃，成骨细胞抑制，骨代谢失衡，导致骨基质、骨矿质减少，从而使骨变脆而易发生骨折。临床上将骨质疏松分为原发性骨质疏松、继发性骨质疏松以及特发性骨质疏松，原发性骨质疏松又分为Ⅰ型绝经后骨质疏松症和Ⅱ型老年骨质疏松症。实验室检查：骨标志物可观察Ⅰ型前胶原氨基端前肽（PINP）、Ⅰ型胶原交联C端肽（S-CTX）的含量，目前通行最可靠的方法是双能X线吸收测定法（DXA），T值≥ -1.0SD为正常，T值< -1.0SD，T值> -2.5SD为骨量减少，T值≤ -2.5SD为骨质疏松；T值≤ -2.5SD同时伴有骨折者为严重骨质疏松。治疗上给予钙、维生素D的补充，还包括雌激素的代替疗法，比如使用降钙素及抑制破骨活性促进骨吸收的唑来膦酸注射液。骨质疏松症属于中医"痿证"范畴。

二、病因与病机

（一）病因

　　病因主要为感受温毒、湿热浸淫、饮食毒物所伤、久病、房劳、年老体衰以及跌仆瘀阻等。

（二）病机

　　肾虚是骨质疏松症的根本原因。肾为先天之本，生命之根，肾藏精，主骨生髓。如《内经》云："肾……主骨生髓。"《医经精义》曰："肾藏精，精生髓，髓养骨，故骨者，肾之合也，髓者，精之所生也，精足则髓足，髓在骨内，髓足则骨强。"说明肾、骨、髓之间存在密切的生理联系。《内经》又指出"肾气热则腰脊不举……水不胜火，骨枯而髓虚，足不任身""腰者，肾之府，转摇不能，肾将惫矣""骨者，髓之府，不能久立，行则振掉，骨将惫矣"。进一步阐述了肾、骨、髓之间的病理联系，说明肾虚肾精不足、骨髓失养可致骨骼脆弱无力，临床可出现腰背酸痛、腰膝酸软等骨质疏松症状。《灵枢·经脉》也说："足少阴气绝，则骨枯……骨不濡则肉不能著也，骨肉不相亲则肉软却……发无泽者骨先死。"认为肾虚是引起骨质疏松症的主要原因。《素问·上古天真论》曰："女子七岁，肾气盛，齿更发长……四七，筋骨坚，发长极，身体盛壮……七七，任脉虚，太冲脉衰少，天癸竭，地道不通，故形坏而无子也。丈夫八岁，肾气实，发长齿更……三八，肾气平均，筋骨劲强，故真牙生而长极；四八，筋骨隆盛，肌肉满壮；五八，肾气衰，发堕齿槁……七八，肾脏衰，形体皆极；八八，则齿发去。"阐述了人体生长发育和衰老的生理过程，也说明了骨的强劲脆弱与肾精盛衰、年龄的增长有密切联系。

　　中医学认为骨之强劲与脆弱是肾中精气盛衰的重要标志，肾精充足，则骨髓的生化有源，骨骼才能得到骨髓的充分灌养而坚固有力；若肾精虚少，骨髓的化源不足，不能濡养骨骼，便会出现骨骼的脆弱乏力，引发骨质疏松。特别是近年来，国内学者研究发现骨矿含量随年龄的变化规律和中国医学所记载的肾中精气盛衰的变化规律有着惊人的一致性，这充分说明中国传统医学有关"肾藏精，主骨生髓"的理论是正确和科学的。脾（胃）虚是骨质疏松症的重要病机，《灵枢·本神》指出："脾气虚则四肢不用。"《素问·生气通天论》曰："是故谨和五味，则骨正筋柔，气血以流，腠理以密，如是则骨气以精，谨道如法，长有天命。"《灵枢·决气》曰："谷气入满，淖泽注于骨。"《医宗必读·痿》曰："阳明虚则血气少，不能润养宗筋，故弛纵，宗筋纵则带脉不能收引，故足痿不用。"《素问·痿论》提出的："治痿者独取阳明。"说明脾胃为后天之本，气血生化之源，受纳、运化水谷，化生气、血、精、津，且通过脾升胃降功能，调畅气机，输布四肢，以后天之精充养先天之精。若脾胃功能衰惫，受纳、运化水谷失司，枢机不利，气血生化乏源，血不足以化精，则精亏不能灌溉，血虚不能营养，气虚不能充达，无以生髓养骨，而致骨质疏松症。同时可以看出历代医家已认识到治疗痿证与脾胃的重要关系。血瘀是骨质疏松症的促进因素，血液的运行必须依赖元气的推动，元气为肾精所化，肾精不足，无源化气，肾虚元气不足，无力推动血行，致气虚血瘀，如王清任《医林改错》云："元气既虚，必不能达于血管，血管无气，必停留而瘀。"肾阳、脾阳不足，不能温养血脉，常使血寒而凝，肾阴、肝阴不足，虚火炼液，可致血稠而停滞；脾具有统摄血液在脉中运行而不致逸出脉外的功能，脾虚则不能统摄血液，而致血溢脉外，留于体内而成瘀血；肝郁则气滞，气滞则血瘀，而瘀血一旦留于体内，又进一步损伤正气，影响脏腑的气化功能，结果出现脏器愈衰，瘀血愈积的恶性循环状态，正如《素问·调经论》所云："血气不和，百病乃变化而生。"肝脏与骨质疏松症也有密切关系。肝主疏泄，主藏血，在体合筋，具有贮藏血液和调节血量的功能。肝的疏泄功能正常，血和津液才得以正常运行和输布代谢，脾胃才能正常运化和腐熟水谷精微；若肝气郁结，肝失疏泄，气机不畅，就会影响水谷精微的生成、运行及输布，进而影响对筋骨的营养。此外，肝与肾关系极为密切，有"肝肾同源"之说。由于精血同源，肝肾之阴息息相通，肝阴不足可导致肾阴亏耗，最终肝肾阴虚，精亏血少，骨失滋养，久则髓枯筋燥。特别是女子以肝为先天，有气多血少的特点，所以在骨质疏松的治疗中更不能忽视对肝脏的辅助治疗。

三、辨证论治

辨证要点：痿证辨证，重在辨脏腑病位，审标本虚实。痿证初起，症见发热、咳嗽、咽痛，或在热病之后出现肢体软弱不用者，病位多在肺；凡见四肢痿软、食少便溏、面浮、下肢微肿、纳呆腹胀等症状，病位多在脾胃；凡以下肢痿软无力明显，甚则不能站立，并且存在腰脊酸软、头晕耳鸣、遗精阳痿、月经不调、咽干目眩者，病位多在肝肾。痿证以虚为本，或本虚标实。因感受温热毒邪或湿热浸淫发病者，多急性发病，病程发展较快，属实证。热邪最易耗津伤正，故疾病早期就常见虚实错杂的情况。内伤积损，久病不愈，主要为肝肾阴虚和脾胃虚弱，多属虚证，但又常兼夹郁热、湿热、痰浊、瘀血等，而虚中有实。跌打损伤，瘀阻脉络或痿证日久，气虚血瘀，也属常见。

（一）内治法

常用于防治骨质疏松症的中成药有骨疏康片、仙灵骨葆胶囊、金天格胶囊等，同时针对不同证型选取不同的诊疗方案，具体包含以下几种。

1. 肾虚精亏证

临床表现：肝肾阳虚者，腰酸腿痛，易发生骨折，驼背弯腰，身高变低，畏寒喜暖，小便清长，舌淡苔薄白，脉沉细。肝肾阴虚者，腰酸腿痛，易发生骨折，伴有手足心热，盗汗自汗，舌红苔薄，脉细。

治法：滋补肝肾，强壮筋骨。

方药：

（1）肝肾阳虚者，右归丸加减。

熟地黄 240g，山药 120g，枸杞子 150g，山茱萸 120g，川牛膝 15g，鹿角胶 120g，当归 90g，川芎 90g，狗脊 120g，川续断 120g，桑寄生 120g，龟甲 10g，菟丝子 120g，杜仲 150g，制附子 60g，桂枝 90g。

（2）肝肾阴虚者，鹿角胶丸加减。

鹿角胶（烊化）9g，鹿角霜 12g，熟地黄 24g，川牛膝 12g，菟丝子 12g，人参 6g，白术 9g，茯苓 9g，当归 9g，杜仲 12g，龟甲 12g。

二者均需长期口服中成药骨疏康、骨松宝。

2. 正虚邪实证

临床表现：骨痛，浑身酸痛，易骨折，多由于久病或继发本病，舌淡白，苔少或无，脉沉紧。

治法：扶正固本。

方药：鹿角胶丸加减。

鹿角胶 14g，鹿角霜 12g，熟地黄 20g，当归 12g，人参 15g，川牛膝 12g，菟丝子 12g，白茯苓 10g，白术 12g，杜仲 15g，虎胫骨（酥炙）6g，龟甲（酥炙）12g。

3. 气滞血瘀证

临床表现：骨节疼痛，痛有定处，痛处拒按，筋肉挛缩，骨折，多有外伤或久病史，舌质紫暗，有瘀点或瘀斑，脉涩或弦。

治法：理气活血，化瘀止痛。

方药：身痛逐瘀汤加减。

秦艽 6g，羌活 12g，香附 8g，川芎 12g，桃仁 10g，红花 12g，当归 12g，没药 10g，牛膝 12g，地龙 10g，甘草 6g，五灵脂 12g。

4. 肾气不足证

临床表现：青少年时期身材矮小，弯腰驼背，脊柱弯曲，长骨畸形，跛行，成人时期腰背部疼痛，椎体易骨折。

治法：填精养髓，助阳益气。

方药：龟鹿二仙胶汤。

鹿角 6g（用新鲜麋鹿杀，取角，角解的不用，马鹿角不用，去角脑梢骨 6.6cm，绝断劈开，净用）；龟甲 15g（去弦，洗净，捶碎），人参 8g，枸杞子 12g。

（二）外治法

1. 中药热敷　腰酸腿疼明显者可用热敷、散敷在腰部及四肢各处，详细用法参考骨关节炎一节。

2. 针刺治疗　取 1.5 寸针，上肢取肩髃、曲池、手三里、合谷、外关、颈胸夹脊；下肢取髀关、伏兔、阳陵泉、足三里、三阴交、腰夹脊；根据"治痿独取阳明"的原则，可重点选取阳明经进行取穴治疗。操作时夹脊穴向脊柱方向斜刺，肢体穴位可加用灸法，或配合电针，大椎、尺泽可用三棱针点刺放血。

3. 灸法　取穴：大椎、大杼、肝俞、中脘、膻中、足三里、脾俞、肾俞、神阙、关元。操作：采用补肾填精、温肾壮骨、舒经通络等中药，如当归、熟地黄、补骨脂、仙茅、淫羊藿、丁香、肉桂、乳香、没药等压制成药饼，用于直接灸或者隔姜灸，每日选取 1 组穴，每穴灸 5 壮，15 日为一个疗程。

4. 高频电疗　如用短波、超短波、微波等取腰阳关、肾俞等穴治疗，其具有止痛、改善循环的作用。

5. 推拿治疗　研究表明，手法推拿可有效解除肌肉紧张痉挛，加强组织的循环和炎性物质的吸收，促进组织的修复，纠正小关节轻微错位，疏通经络，运行气血，调整脏腑阴阳平衡。推拿手法的要点是从轻到重，用力均匀沉稳，禁止使用暴力，防止意外事故发生，根据患者年龄、体形及骨质疏松的程度来调整按摩的力量。只要用力得当，手法按摩治疗老年性骨质疏松症腰背痛是安全、实用、有效的治疗方法。主要手法有"擦、揉、按、摩、点、擦"等手法，具体操作方法：患者取俯卧位，先用擦法充分放松其腰背部紧张痉挛的肌肉；然后用揉法，要揉中带推，使患者的身体跟着手法有节律地产生左右旋转滚动，达到松解轻微错位的目的，调节腰背肌平衡；再用按法从上至下按压脊椎数次，重点按压有突起的棘突，用小到中等的力量，使一些退变失稳错位的椎体得到整复；最后用点法点按足太阳膀胱经的常用穴位，如肝俞、脾俞、肾俞、委中及昆仑等；有向两胁放射痛者，可加用擦法横擦两胁；合并腹痛者，可给予摩腹，手法治疗每天或隔天1次，7次为一个疗程，切忌暴力。

6. 贴敷疗法　药贴，又称敷贴、贴剂，系指将药物进行加工后做成可粘于皮肤表面的片状制剂。中药穴位药贴避免了胃肠道代谢和肝脏代谢中的首过效应，一方面使药物直接透过皮肤进入体内发挥其药理作用，另一方面刺激相应穴位以循经而行直达病所，起到调整气血、平衡阴阳、扶正祛邪的作用。与口服中药相比，中药穴位药贴具有作用直接、适应证广、用药安全、简单易学、取材广泛、价廉药俭、疗效确切、无创无痛的优点。在腰背部或其他疼痛部位给予外敷通络消肿膏（组成：侧柏叶15g，小驳骨20g，山栀子128g，木芙蓉15g，大黄10g等），视疼痛部位的大小，每日外敷1～3贴，能明显减轻患者疼痛，改善腰背部活动功能。亦可选用肉桂、狗脊、露蜂房三味中药，按2∶2∶1的比例进行药液萃取，过滤浓缩后制成膏药基质，文火加热搅拌均匀后涂布摊膏，最终制成所用药贴，以选择腰部要穴，督脉的命门、腰阳关，足太阳膀胱经的三焦俞、肾俞、气海、大肠俞、关元为主，该疗法能提高骨质疏松症患者的骨密度，缓解疼痛。

7. 中药熏洗　《仙授理伤续断秘方》中有记述热敷熏洗的方法，古称"淋拓""淋渫""淋洗"或"淋浴"，是将药物置于锅或盆中，加水煮沸后熏洗患处的一种方法。先用热气熏蒸患处，待水温稍减后用药水浸洗患处。冬季气温低，可在患处加盖棉垫，以保持热度持久，药水因蒸发而减少时，可酌加适量水再煮沸熏洗。热敷熏洗法具有舒松关节筋络、疏导腠理、流通气血、活血止痛的作用，适用于关节强直拘挛、酸痛麻木或损伤兼夹风湿者。可选用具有活血祛瘀、消肿止痛、舒筋活络功效的舒筋外洗颗粒（组成：入地金牛、宽筋藤、牛膝、芒硝等），以治疗骨质疏松症，疗效满意。中药熏洗利于局部治疗，药物经熏洗通过皮肤孔窍、腧穴等部位直接到达患处发挥作用，收效快捷，同时可通过温热刺激温通血脉、改善局部组织营养，尚可刺激皮肤的末梢感受器，通过神经系统形成新的反射，破坏原有的病理反射联系。功能锻炼促进肢体的静脉和淋巴回流，减少肌肉间的粘连，消除肿胀，预防肌肉萎缩，恢复肌力，克服挛缩，活动关节。

四、预防与调护

1. 保持良好的生活习惯　尽量避免吸烟、酗酒等不良生活习惯。实践证明，运动是重要的非药物性预防措施之一。青少年和年轻人通过高冲击运动，如跳跃等活动提高骨峰值。老年人应根据自身的身体情况，采取适合自身的运动方式，例如进行散步、跳舞、快走、打球、打太极拳、游泳和适当负重锻炼等运动项目，每天晒太阳，增加体内维生素D的含量，促进钙的吸收，促进骨的形成，预防骨的丢失，可保持甚至增加骨密度。此外，老年人可以进行渐进抗阻练习，这样有助于骨质疏松症的改善。

2. 合理膳食 原发性骨质疏松症患者应注意均衡膳食，每日膳食中要加强对富含钙、维生素 D、蛋白质、维生素 C 食物的补充，例如豆制品、蛋类、海米、乳类、瘦肉、虾皮、芝麻、蔬菜、水果等。吸烟、酗酒、饮浓茶、过量喝咖啡、喝含碳酸饮料均能促使尿钙排泄的增加，使骨钙溶出增加，骨量减少，使老年人容易发生骨质疏松症。因此要忌烟酒，控制咖啡、饮料的摄入。

3. 防止跌倒 跌倒是骨质疏松性骨折的重要危险因素，也是导致死亡的重要原因，根据老年人情况采取有针对性的预防措施以防止跌倒。

4. 定期复查密度及骨标志物 原发性骨质疏松症的特点是骨强度降低，从而使骨折的危险性增加。大约 70% 的骨强度又是由骨密度决定的，故临床上一直将骨密度测定作为骨强度的替代指标，骨密度是目前诊断原发性骨质疏松症、预测骨质疏松性骨折及监测自然疾病或药物干预疾病的最佳指标。故应定期测定骨密度，尽早发现原发性骨质疏松症并积极治疗。

总之骨质疏松症的预防与病因、病程有关。外邪致痿，务必及时救治，免成痼疾。多数早期急性病例，病情较轻浅，治疗效果较好，功能较易恢复；内伤致病或慢性病例，病势缠绵，渐至于百节缓纵不收，脏气损伤加重，大多沉疴难治。年老体衰发病者，预后较差。痿证的发生常与居住湿地、感受温热湿邪有关，因此，避居湿地，防御外邪侵袭，有助于痿证的预防和康复。病情危重，卧床不起，吞咽呛咳，呼吸困难者，要常翻身拍背，鼓励患者排痰，以防止痰湿壅肺和发生褥疮。对瘫痪者，应注意患肢保暖，保持肢体功能体位，防止肢体挛缩和关节僵硬，有利于日后功能恢复，要注意饮食营养，适量的负重，可增加骨密质；患者可以在下午 3 点到 5 点的时候进行户外锻炼，进行日光浴，促进钙的吸收。

第三节 颈椎病

一、概述

颈椎病是指颈椎骨质增生、退变、颈项韧带钙化、颈椎间盘退行性改变，刺激或压迫周围组织，包括神经根、脊髓、椎动脉及颈部交感神经。本病多发生于 40 岁以上中老年人群，由于电脑、手机的普及，颈椎病的发生趋向年轻化。根据病理情况可分为颈型、神经根型、椎动脉型、脊髓型、交感型。本病 X 线、CT 及 MRI 对诊断与治疗具有极高的应用价值。X 线可看出椎体的退变情况，CT 及 MRI 检查出椎间盘突出程度，椎管和神经根挤压及硬膜囊受压情况。西医治疗上可选用非甾体抗炎药物缓解疼痛，配合营养神经类药物，如维生素 B_1、维生素 B_{12} 等。病情在急症期可短期科学使用糖皮质激素药物治疗。病情严重者，如椎间盘脱出者，可行手术治疗。颈椎病属中医学"眩晕""项痹"等范畴。

二、病因与病机

本病主要由劳损、外伤、风寒湿邪侵袭，致经脉痹阻、气血运行不畅所致。颈部的慢性损伤、慢性劳损，再加上感受虚邪贼风等均可以导致疾病的发生，颈部活动频繁，活动度较大，易受外伤，发生劳损，且长期从事伏案工作的人群或颈部受过外伤者也可以导致劳损，同时年高者肝肾不足，筋骨懈惰，引起椎间盘变形，弹力减小，向四周膨出，椎间隙变窄，继而出现椎体前后缘与钩椎关节的增生，小关节关系发生改变、椎体半脱位、椎间孔变窄、黄韧带肥厚、变性及项韧带钙化等一系列变化，使得增生的椎体骨赘引起周围膨出的椎间盘、后纵韧带，关节囊发生充血、肿胀、纤维化、钙化等反应，共同形成混合性突出物，继而形成一系列症状体征。

三、辨证论治

辨证要点：首先要辨证型，颈椎病临床上可分颈型、神经根型、椎动脉型、交感神经型、脊髓型以及其他型颈椎病，颈型颈椎病也称局部型颈椎病，是颈椎病中最轻的一种类型。各种致病因素导致颈肌痉挛、疲劳或肌力不协调，造成颈椎生理曲线发生改变、颈椎关节囊和韧带松弛、颈椎小关节失稳、颈神经根背支及副神经受刺激等从而引发临床症状。

神经根型颈椎病是指侧方突出的椎间盘或椎体、钩椎关节和小关节的骨质增生刺激或压迫了颈脊神经根，从而产生与受累脊神经分布区一致的根性痛及皮肤感觉减退等症状，病久可出现该脊神经支配的肌肉群萎缩、反射减弱或消失的情况。

椎动脉型颈椎间盘退变可引起颈椎不稳、椎体及钩椎关节增生。在颈部活动时，侧方突出的椎间盘、增生的骨刺可刺激或压迫同侧的椎动脉及其壁上的交感神经纤维，使椎动脉痉挛，血流发生障碍，导致椎动脉供血不足，患者出现头痛、头晕等症状。如果双侧均有骨刺或突出的椎间盘刺激以及压迫，在颈部活动时，可使双侧椎动脉发生过性阻塞，则患者可出现猝倒的情况。若为血管硬化的老年人，则更易出现椎动脉型颈椎病。

交感神经型颈椎间盘的退行性改变及其继发性改变，直接或间接刺激颈部交感神经，而出现眩晕、头痛、视力障碍、耳鸣等交感神经受刺激的临床症状和体征。由于椎动脉壁上有交感神经分布，故交感神经型颈椎病也可出现椎动脉型颈椎病的某些症状。

脊髓型退行性的颈椎间盘向后突出、椎体后缘骨赘、黄韧带肥厚、后纵韧带钙化、椎体滑脱等均可造成对脊髓的直接压迫；或者由于对交感神经的刺激，导致脊髓血管痉挛等导致脊髓变性甚至坏死，并由此产生相应的临床症状和体征。

其他型主要指食道压迫型，因颈椎椎体前缘骨质增生压迫和刺激食道，早期表现为吞咽时有异物感，严重时可引起吞咽困难等。

（一）内治法

针对不同证型选用了不同的诊疗方案，具体包含以下几种。

1. 风寒闭阻证

临床表现：久居湿地，受凉后致项强脊痛，活动受限，重者可出现麻木冷痛，遇寒加重，舌淡苔白，脉弦紧。

治法：祛风散寒除湿，通络止痛。

方药：蠲痹汤加减。

羌活 12g，独活 10g，肉桂 6g，秦艽 15g，海风藤 12g，桑枝 8g，当归 12g，川芎 12g，乳香 5g，木香 5g，甘草 6g。

2. 血瘀气滞证

临床表现：颈肩部僵硬及上肢刺痛，痛处固定，伴有肢体麻木，活动不利，舌质暗，脉弦。

治法：活血化瘀，通络止痛。

方药：身痛逐瘀汤加减。

秦艽 15g，川芎 15g，桃仁 12g，红花 6g，甘草 8g，羌活 12g，没药 12g，当归 15g，灵芝 6g，香附 5g，牛膝 12g，地龙 15g。

3. 痰湿阻络证

临床表现：头晕目眩，头重如裹，四肢困顿，纳呆，舌暗红，苔厚，脉弦滑。

治法：祛湿化痰，通络止痛。

方药：半夏白术天麻汤加减。

半夏 6g，天麻 10g，茯苓 6g，橘红 12g，白术 15g，甘草 6g。

4. 气血亏虚证

临床表现：头晕目眩，面色苍白，心悸气短，四肢麻木，倦怠乏力，舌淡苔少，脉细弱。

治法：益气养血，舒筋通痹。

方药：黄芪桂枝五物汤加减。

黄芪 12g，白芍 12g，桂枝 15g，生姜 6g，大枣 5 枚。

5. 肝肾亏虚证

临床表现：颈肩部疼痛，四肢麻木乏力，头晕耳鸣，腰膝酸软，舌红少苔，脉细弱。

治法：滋水涵木，调和阴阳。

方药：六味地黄汤加减。

熟地黄 15g，山茱萸 12g，牡丹皮 15g，泽泻 12g，山药 12g，茯苓 10g。

除此之外，本病在治疗中还可以选用不同的中成药进行治疗，具体分类包括如下几种。

1. 颈复康冲剂　每次 1 包，每日 2 次，适用于颈型、神经根型颈椎病。

2. 六味地黄丸（大蜜丸）　每次 1 丸，每日 2 次，适用于肝肾亏虚之颈性眩晕。

3. 愈风宁心片　每次 5 片，每日 3 次，适用于颈性眩晕。

（二）外治法

1. 推拿正骨治疗　推拿治疗颈椎病具有良好的效果，先在颈部用点压、提拿、弹拨以及揉法等手法，舒筋活血，通络止痛，最后使用颈项扳法，患者取稍低坐位，术者站于患者的侧后，以同侧肘弯托住患者下颌，另一只手托其后枕部，嘱患者颈部放松，术者将患者颈部向上牵引后向一侧旋转，当接近限度时，再以适当的力量使其继续旋转5°～10°可闻及轻微的关节弹响声，之后再行另一侧的旋扳。此手法必须在颈部肌肉充分放松，始终保持头部的上提力量下旋扳，不可用暴力，值得注意的是脊髓型颈椎病患者禁用。

2. 牵引疗法　可选用枕颌带牵引法。此牵引可缓解肌肉痉挛，扩大椎间隙，减轻压迫刺激症状，牵引重量为6～8kg，每天一次，每次牵引30分钟。

3. 中药封包　根据疾病辨证选取中药，将中药放置于大小合适的布袋中，用醋浸泡，隔水蒸30分钟，趁热敷于患处，利用温热之力使药性通过体表透入经络、血脉，从而达到治疗、养生保健作用的一种方法。

不良反应处理：①药物过敏，指患者敷药后局部皮肤出现红疹、瘙痒、水疱症状。预防及处理：操作前详细询问过敏史，应注意封包治疗时间勿过长，以30分钟为宜，观察病情，发现患者有皮肤发红、瘙痒等现象时及时给予停止治疗，并予温水擦净患处。②烫伤，指因封包温度过高或患者耐受温度低而致患者局部皮肤发红或起水疱、脱皮等。预防及处理：注意药包的温度，勿过度烘烤以防患者烫伤。若发生烫伤，小水疱可注意保护不用处理，大水疱予以无菌抽液，换药处理。

4. 针刀治疗　应用针刀整体松解颈段软组织的粘连瘢痕组织，调节颈段的力学平衡，消除软组织对神经血管的卡压。主要对枕部及颈后侧主要软组织损伤的松解，包括项韧带部分起点及止点的松解，同时松解头夹肌起点、斜方肌起点、部分椎枕肌起点与止点、颈夹肌起点以及项韧带。针刀完毕后，嘱患者俯卧位，一助手牵拉肩部，术者正对头颈，右肘关节屈曲并托住患者下颌，左手前臂尺侧压住患者枕骨上，随颈部的活动施按揉法。用力不能过大，以免造成新的损伤，最后，提拿两侧肩部，并搓患者肩至前臂，反复3次。

5. 针灸　运用针灸治疗颈椎病，具有舒筋骨、通经络作用，可缓解或消除临床症状，是中医学治疗中一种重要的治疗疗法。注重经络辨证，又要重视脏腑辨证。选穴时应根据受累部位的不同辨证分型进行选择。

神经根型颈椎病：以局部穴位及手足太阳经穴为主，主穴为颈夹脊阿是穴、天柱、后溪、申脉，配穴大椎。

椎动脉型颈椎病：足太阳经证配风府、昆仑；手太阳经证配小海、少泽；手阳明经证配肩髃、曲池、合谷。

颈型颈椎病：主穴为风门、大椎；劳伤血瘀配膈俞、合谷；肝肾亏虚配肝俞、肾俞；头晕头痛配百会、风池；恶心、呕吐配中脘、内关；耳鸣、耳聋配听会、外关。操作上用毫针泻法或平补平泻手法，颈夹脊针刺时强调针感传至患侧肩背、前臂。

四、预防与调护

合理用枕，选择合适的高度与硬度，保持良好睡眠体位。长期伏案工作者，应注意经常做颈项部的功能活动，以避免颈项部长时间处于某一低头姿势而发生慢性劳损的情况。急性发作期应注意休息，以静为主，以动为辅，也可用颈围或颈托固定 1～2 周；慢性期以活动锻炼为主。颈椎病病程较长，非手术治疗症状易反复，患者往往有悲观心理和急躁情绪。因此要注意心理调护，以科学的态度向患者做宣传和解释工作，帮助患者树立信心，配合治疗，早日康复。

长期伏案工作者，应注意经常做颈项部的前屈、后伸、左右侧屈及左右旋转等活动锻炼，还可以做体操、太极拳、健美操等运动锻炼，以避免颈项部长时间处于某一低头姿势而发生慢性劳损。急性发作期应注意休息，以静为主，以动为辅，也可用颈围或颈托固定 1～2 周。慢性期以活动锻炼为主。

第四节　腰椎间盘突出症

一、概述

腰椎间盘因外伤或腰部软组织慢性劳损所致，纤维环破裂，髓核从破裂处突出或脱出，压迫脊神经或者马尾神经，从而出现了以腰腿放射性疼痛、下肢及会阴区感觉障碍为主要症状的疾病，严重时可引起下肢瘫痪，好发于 30～50 岁，男性多于女性，发病部位多位于 $L_{3\sim4}$、$L_{4\sim5}$、$L_5\sim S_1$，本病通过腰椎 CT、腰椎核磁共振可明确诊断，治疗上可选用非甾体抗炎缓解疼痛，并配合营养神经类药物如维生素 B_1、维生素 B_{12} 等治疗，病情严重者可短期应用糖皮质激素类药物进行治疗，如突出更严重者，可选择手术治疗。本病属于中医学的"腰痛""腰痹证"。

二、病因与病机

（一）病因

外邪侵袭，体虚年衰，跌仆闪挫。

（二）病机

基本病机为经脉痹阻，腰府失养。外感腰痛的主要发病机理是外邪痹阻经脉，气血运行不畅。内伤腰痛多因肾精气亏虚，腰府失其濡养、温煦造成。精气亏虚则肾气不充，偏于阴虚则腰府不得濡养，偏于阳虚则腰府不得温煦，故发生腰痛。

三、辨证论治

辨证要点：当辨证邪实与正虚，分清病理因素。

治疗原则：腰痛治疗当分标本虚实。感受外邪属实，治宜祛邪通络，根据寒湿、湿热的不同，分别予以温散或清利的治疗；外伤腰痛属实，治宜活血祛瘀，通络止痛为主；内伤致病多属虚，治宜补肾固本为主，兼顾肝脾；虚实兼见者，宜辨主次轻重，标本兼顾。

（一）内治法

1.血瘀气滞证

临床表现：腰腿疼痛如刺，痛有定处，日轻夜重，俯仰不便，转侧不能，咳嗽时加重，兼烦躁口干，舌质紫暗，脉沉涩。

治法：行气活血，祛瘀止痛。

方药：身痛逐瘀汤加减。

秦艽 12g，川芎 10g，桃仁 12g，红花 9g，甘草 10g，羌活 15g，没药 10g，当归 12g，五灵脂 15g，香附 10g，牛膝 10g，地龙 6g。

2.寒湿痹阻证

临床表现：腰腿冷痛，肢冷无力，下肢麻木重着，遇寒加重，遇热痛减，小便清长，舌质淡，苔薄白，脉沉微紧。

治法：温经散寒，祛湿通络。

方药：甘姜苓术汤加减。

甘草 10g，白术 15g，干姜 15g，茯苓 20g。

3.湿热痹阻证

临床表现：腰部疼痛，重着而热，暑湿阴雨天气症状加重，活动后或可减轻，身体困重，小便短赤，苔黄腻，脉濡数或弦数。

治法：清利湿热，通络止痛。

方药：四妙丸加减。

苍术 15g，牛膝 20g，盐黄柏 10g，薏苡仁 12g。

4.肝肾亏虚证

临床表现分型如下。

（1）肝肾阳虚证：腰部隐隐作痛，酸软无力，缠绵不愈，心烦少寐，口燥热，舌红少苔，脉弦细数。

（2）肝肾阴虚证：腰部隐隐作痛，酸软无力，缠绵不愈，局部发凉，喜温喜按，遇劳更甚，卧则减轻，常反复发作，少腹拘急，面色㿠白，肢冷畏寒。舌质淡，脉沉细无力。

治法：补益肝肾，通络止痛。

方药：

（1）肝肾阳虚者：右归丸加减。

熟地黄 240g，山药 120g，枸杞子 150g，山茱萸 120g，川牛膝 15g，鹿角胶 120g，当归 90g，川芎 90g，狗脊 120g，川续断 120g，桑寄生 120g，龟甲 10g，菟丝子 120g，

杜仲 150g，制附子 60g，桂枝 90g。

（2）肝肾阴虚者：鹿角胶丸加减。

鹿角胶（烊化）9g，鹿角霜 12g，熟地黄 24g，川牛膝 12g，菟丝子 12g，人参 6g，白术 9g，茯苓 9g，当归 9g，杜仲 12g，龟甲 12g。

除此之外，本病在治疗中还可以选用不同的中成药进行治疗，具体分类包括如下几种。

1.活血止痛胶囊　每次 3 粒，每日 3 次，适用于血瘀型。

2.六味地黄丸　每次 20 粒，每日 3 次，适用于肝肾亏虚型。

3.独一味胶囊　每次 3 粒，每日 3 次，适用于痹证型。

（二）外治法

1.中药热敷　腰酸腿疼明显者可用热敷散敷在腰部及四肢各处，详细用法参考骨关节炎一节。

2.蜡疗　将加热后完全融化的蜡液倒入铝盘中，使蜡液厚 2 ～ 3cm，自然冷却至蜡初步凝结成块（表面 45 ～ 50℃）。患者取舒适体位，暴露治疗部位，下垫棉垫与塑料布。用小铲刀将蜡块从盘中取出，敷于治疗部位，外包塑料布与棉垫保温。治疗时间 30 分钟，治疗完毕后，打开棉垫、塑料布，取出冷却的蜡块并擦去患者皮肤上的汗和蜡块上沾的汗，把蜡块放回蜡槽内。撤去橡胶单、中单。操作：将以下药物共研细末：威灵仙 20g，土鳖虫 10g，龙血竭 15g，透骨草 15g，醋三棱 15g，细辛 6g，制川乌 10g，制草乌 10g，冰片 10g，花椒 15g，之后将生姜、葱白捣烂，用小黄米面加醋调成糊状放于蜡疗装置的中药袋内，通电使蜡疗袋温度适宜后，将颈部放于自制蜡疗装置上，使之呈后伸位牵引状，进行中药、蜡疗、牵引三重治疗。治疗时间为 30 分钟，治疗完毕后让患者用毛巾擦掉治疗部位所出的汗液。每日治疗 1 次，10 次为 1 个疗程。休息 2 天，进行下一个疗程，治疗两个疗程。

3.推拿按摩　可按以下步骤进行，推拿手法忌用暴力。中央型突出者不适宜推拿治疗。

（1）擦法：在腰部及患侧下肢施以擦法，以放松紧张的肌肉。

（2）点穴法：点按肾俞、关元俞、环跳、殷门、委中、承山、太溪、昆仑等穴，在点穴时用力要稍大，位置要准确。点穴完毕后，用俯卧位推扳法，推髋扳肩，医者一只手掌于对侧推髋固定，另一只手自对侧肩外上方缓缓扳起，使腰部后伸旋转到最大限度，然后在适当推扳 1 ～ 3 次，对侧使用相同的推腰扳腿法，医者一只手掌按住对侧患椎以上腰部，另一只手自膝上方外侧将腿缓缓扳起，直到最大限度，在适当地推扳 1 ～ 3 次，对侧相同。

（3）侧卧位推扳法：推髋扳肩，在上的下肢屈曲，贴床的下肢伸直，医者一只手扶患者肩部，同时另一只手推髂部向前，两手同时向相反方向用力斜扳，使腰部扭转可闻及或感觉到"咔嗒"的响声，换体位做另一侧手法；推腰扳腿，医者一只手掌按住患处，另一只手自外侧握住踝上，使之屈膝，进行推腰牵腿，做腰髓过伸动作 1 ～ 3 次，换体位做另一侧。

（4）足蹬法：患者仰卧位（以左侧为例），医生左手放在膝关节下，右手扶在膝关节上保护髌骨，患者小腿放在医生左手及肘部，然后做伸膝足蹬的被动活动，患肢的抬高角度由小到大，以患肢能忍受为度，目的为了解除伤侧神经根的粘连。

（5）顺法：在腰部及患侧下肢沿肌纤维方向施以此法，在此基础上还可加些散法，反复数次。

4. 牵引治疗   骨盆牵引为目前最常用的治疗方法。采用特制的骨盆牵引带，通过滑轮在床头进行牵引，牵引重量一般每次 5～12kg，每次 30～60 分钟，每天 1 次。牵引疗法对突出物在神经根外侧者疗效佳，突出物在神经根内侧或伴有神经根粘连者疗效较差，甚至症状加重，此时应停止牵引。此外尚有一种牵引床疗法，每次 90 分钟，一般每日 1 次。

5. 针灸治疗   主要具有舒筋活络，通经止痛的功效。以局部阿是穴及足太阳经穴为主。主穴为肾俞、大肠俞、阿是穴、委中，配穴为督脉证配命门、后溪，足太阳经证配昆仑。寒湿腰痛配腰阳关；瘀血腰痛配膈俞；肾虚腰痛配志室、太溪；腰骶疼痛配次髎、膈俞；腰眼部疼痛配腰眼。操作时寒湿证加灸法；瘀血证局部加拔罐，委中刺络放血。具体操作如下。

针刺取穴如下所示。

（1）中央型腰椎间盘突出症。

主穴：肾俞、白环俞、膀胱俞、腰俞、环跳、殷门、委中。

配穴：腰眼、关元俞、腰阳关、秩边、承山、昆仑、阿是穴。

（2）$L_{3～4}$ 椎间盘突出症。

主穴：肾俞、白环俞、大肠俞、腰俞、环跳、承扶、委中、阳陵泉、足三里。

配穴：秩边、腰阳关、条口、悬钟、丘墟、足临泣、阿是穴。

（3）$L_{4～5}$ 椎间盘突出症。

主穴：肾俞、白环俞、中膂俞、腰俞、委中、环跳、风市、阳陵泉。

配穴：腰阳关、中渎、膝阳关、外丘、悬钟、丘墟、足临泣、三阴交、商丘。

（4）$L_5～S_1$ 椎间盘突出症。

主穴：肾俞、关元俞、气海俞、腰俞、环跳、委中、阳陵泉。

配穴：腰阳关、承扶、殷门、承山、昆仑、风市、悬钟、丘墟。

方法：除急性损伤外，肾俞使用补法。其余穴位可用强刺激或中等刺激，使针感向远端放射。其中肾俞为直刺并微斜向椎体，深 1～1.5 寸。环跳穴直刺，针尖向外生殖器方向，深 2～3.5 寸，使局部酸胀并向下肢放射。委中穴直刺 0.5 寸，使针感向足底放射。督脉穴针刺，以气至为度。风寒闭阻型加腰阳关，腰部俞穴用提插捻转补法并加艾灸治疗，余穴均用提插捻转泻法，以得气为度，留针 20～30 分钟。湿热浸淫型加刺膀胱俞、阴陵泉、三阴交，针刺用提插捻转泻法，得气为度，留针 10～20 分钟。血阻络型加刺病变节段夹脊穴、次髎、三阴交，委中穴用三棱针点刺放血，余穴用提插捻转泻法，留针 30 分钟。肾气不足型加刺命门、太溪、三阴交，针用提插捻转补法；阳虚者，加灸肾俞、命门。急性期每日针 1 次，症状好转，可隔日针治，可配合电针，针刺得气后，一般使用疏密波，如疼痛症状明显时，也可使用密波，调节电流量时应从小到大，注意观察患者耐受情况，不可突然加强，以免发生意外。腰部穴位电流输出量宜小，每日治疗 1 次，每次 10～15 分钟。

灸法取穴：同毫针。

一般灸法皆可用。临床较常用艾条灸、艾炷灸、温针灸，温针器灸。每次选 3～5 个穴位，10～20 分钟或灸 5～7 壮，每日 1 次，10 次为 1 个疗程，间隔 2～3 天行第二个疗程。

禁忌：孕妇不宜在腰骶部施灸。

6. 针刀治疗 一般取 L_3、L_4、L_5 棘上韧带及棘间韧带松解，以第 3 腰椎为例加以介绍。从棘突顶点进针刀，刀口线与脊柱纵轴平行，针刀经皮肤、皮下组织，直达棘突骨面，在骨面上纵疏横剥 3 刀，范围为 0.5cm，然后贴骨面向棘突两侧分别用提插刀法切割 3 刀，以松解两侧棘肌的粘连、瘢痕，深度为 0.5cm。其他棘突松解方法与此相同，第 2 支针刀松解棘间韧带，以松解 L_3 与 L_4 棘间韧带为例，两侧髂嵴连线最高点与后正中线的交点为第 4 腰椎棘突，向上即到 L_3 与 L_4 的棘突间隙，在此定位，从 L_4 棘突上缘进针刀，刀口线与脊柱纵轴平行，针刀经皮肤、皮下组织，直达棘突骨面，调转刀口线 90°，沿 L_4 棘突上缘用提插刀法切割 3 刀，深度为 0.5cm，其他棘间韧带松解方法与此相同。针刀松解横突部的粘连和瘢痕，横突松解包括横突尖部的松解和横突上下缘的松解以及横突根部的松解，横突尖部主要松解竖脊肌、腰方肌及胸腰筋膜在横突尖部的粘连和瘢痕，横突上下缘主要松解横突间韧带与横突的粘连瘢痕。以 L_3 横突为例，针刀从 L_3 棘突上缘旁开 3cm 处定位。刀口线与脊柱纵轴平行，针刀经皮肤、皮下组织，直达横突骨面，针刀体向外移动，当有落空感时，即达 L_3 横突尖，在此用提插刀法切割横突尖的粘连，瘢痕处切割 3 刀，深度为 0.5cm，以松解腰肋切韧带在横突尖部的粘连和瘢痕，然后调转刀口线 90°，沿 L_3 横突上下缘用提插刀法切割 3 刀，深度为 0.5cm，以切开棘突间韧带。

禁忌证：在应用小针刀疗法治疗腰椎间盘突出症时，除一般有关禁忌证和注意事项外，尚须注意对于腰椎间盘突出症的急性期或有明显手术指征者，应先行牵引复位或手术治疗，待病情稳定后方可用本疗法；对腰椎结核或肿瘤及风湿性疾病急性期影响到腰椎者禁用。

7. 膏药贴敷 活血止痛膏：黄连 60g，当归 30g，大黄 60g，独活 30g，赤芍 30g，白薇 30g，川芎 30g，生地黄 60g，甘草 15g，乳香 90g，麦芽 70g，自然铜 120g，木鳖子 150g，木瓜 90g，儿茶 150g，三七 60g，无名异 90g，龙骨 90g，麦冬 90g，地龙 150g，川断 90g，元胡 60g。上药置于大锅内，加入麻油 500g，用文火将药炸透，过滤去渣，再放入锅内用武火烧熬，放广丹 2180g，梅片 60g，煎至滴水成珠为宜。祛火毒，推药备用。功用：通经活络，祛瘀止痛。治一切跌打损伤，瘀血留滞及无名疼痛。

8. 中药熏洗 常用熏洗方：荆芥 100g，防风 100g，苏叶 50g，麻黄 40g，羌活 100g，独活 100g，秦艽 60g，苍耳子 50g，干姜 100g，伸筋草 40g，菖蒲根 500g，葱白

30g，细辛 30g，苍术 100g，川芎 50g，白芷 40g。上药置锅中煮沸 15 分钟，使其温度保持在 45 ～ 55℃之间，熏洗腰臀部，每次 30 ～ 60 分钟，以大汗淋漓为度。功用：祛风除湿散寒，温经活血止痛。主要用于寒湿内侵者。

四、预防与调护

腰痛日久，虚实夹杂，治疗应掌握标本虚实，选用祛邪和培本的方法。一般初起以祛邪为主，病久则于补益肝肾、健脾培本，或祛邪与扶正并用，以达到扶正祛邪的目的。预防腰痛，应注意在日常生活中要保持正确的坐、卧、行体位，劳逸适度，不可强力负重，避免腰部跌仆闪挫。避免坐卧湿地，暑季湿热郁蒸时，亦应避免夜宿室外贪冷喜凉。涉水冒雨或身汗出后即应换衣擦身，或服用生姜红糖茶，以发散风寒湿邪。

腰椎间盘突出症的发病与椎间盘本身的退变和外伤有关，预防的重点在于如何避免椎间盘的退变的加速，避免在椎间盘生理退变情况下的损伤。因此，要改善不良的劳动和用力姿势，避免强力举重，以防止腰部负荷的增加。坐位时腰部应略后倾，同时腰后放一个垫子，屈髋屈膝；弯腰提取重物时应屈髋屈膝，直腰取物，避免腰部的扭曲动作。

加强腰背肌、腹肌的功能锻炼，可维持脊椎的稳定性，减轻腰部的负荷，同时强有力的腰背部肌肉可防止腰背部软组织的损伤。

中医学认为在寒冷潮湿的环境中，腰部宜为寒湿所困，产生腰痛，成为腰椎间盘突出症的诱因和基础，所以要注意改善居住的环境。急性期患者应卧硬板床休息，可避免椎间盘的进一步损伤，减轻对破裂椎间盘的压力，促进局部炎症反应物的吸收，使疼痛症状缓解或消失。

第五节　腰椎管狭窄症

一、概述

腰椎管狭窄是指腰椎椎管、神经根管、椎间孔因先天发育或后天各种因素（退变增生、外伤骨折、失稳滑脱及其他因素）引起了变形或狭窄，马尾及神经根受压而产生相应的临床症状。本病好发于 40 岁以上的中年人体力劳动者，好发部位为 $L_{4\sim5}$，其次是 $L_5 \sim S_1$ 间隙，腰椎椎管狭窄症的病因主要分为原发性和继发性两种，原发性的表现为腰椎管的前后径和横径均匀的一致性狭窄，此类型临床较为少见；继发性的多为后天所致，其中退行性变是主要发病原因，中年以后腰椎好发生退行性改变，如腰椎骨质增生、黄韧带及椎板肥厚、小关节突增生或肥大、关节突关节松动、椎体间失稳等，均可使腰椎椎管内径缩小，椎管容积变小，其达到一定程度后，可引起脊神经根或马尾神经受挤压而发病。原发性和继发性两种因素常常相互联系、相互影响，即在先天发育不良、椎管较为狭小的基础上再发生各种退变性因素，使椎管容积进一步狭小而导致本病，这种混合型的腰椎椎管狭窄症临床比较多见。此外，还有其他因素导致的椎管狭窄，如陈旧性腰椎间盘突出症、脊椎滑脱、腰椎骨折脱位复位不良、脊柱融合术后或椎板切除术后等也可引起腰椎管狭窄。本病最典型的症状是间歇性跛行，腰腿痛，马尾神经压迫症；西医治疗上往往采取止痛药物，如非甾体抗炎镇痛药缓解症状，效果不佳者则采取手术治疗，以解除狭窄的椎管对神经、血管的压迫，手术的方法有广泛的椎板和黄韧带切除术、部分椎板和黄韧带切除术、椎间盘切除和神经根管扩大术等。腰椎管狭窄症属于中医"腰痛病"范畴。

二、病因与病机

内因是先天肾气不足，后天肾气虚衰以及劳役伤肾等，而反复外伤、慢性劳损和风寒湿邪的侵袭则为其常见外因。其主要病理机制是肾虚不固，邪阻经络，气滞血瘀，营卫不和，以致腰腿筋脉痹阻而产生疼痛。

三、辨证论治

辨证要点：主要辨症状，腰椎管狭窄患者可见腰部后伸受限，背伸试验阳性，并且可引起后背与小腿疼痛是诊断本病的一个重要体征，部分患者可出现下肢肌肉萎缩，以胫前肌及踇伸肌最明显，足趾背伸无力，小腿外侧痛觉减退或消失，跟腱反射减弱或消失，直腿抬高试验可出现阳性，但部分患者没有任何阳性体征，病情严重者，可出现尿频、尿急、排尿困难，两下肢不完全瘫痪，马鞍区麻木，肛门括约肌松弛、无力或阳痿等情况。

（一）内治法

中医内治法治疗此病是极为重要的一种方式，在急性期，主要表现为风、寒、湿夹杂合而为痹，或因外伤致瘀血内停，治当祛邪为主，而在慢性期，以治本为主。

1. 急性期

（1）风寒湿痹证：腰腿酸胀重着，时轻时重，拘急不舒，遇冷加重，得热痛减，舌淡，苔白滑，脉弦紧。

治法：祛风除湿，温经通络止痛。

方药：乌头汤加减。

麻黄 8g，芍药 12g，黄芪 12g，炙甘草 6g，川乌 10g，山茱萸 15g。

（2）气虚血瘀证：面色少华，神疲无力，腰痛不耐久坐，疼痛缠绵，下肢麻木，舌质瘀紫，苔薄，脉弦紧。

治法：活血定痛，补气畅络。

方药：定痛和血汤、黄芪五物汤加减。

乳香 12g，没药 12g，红花 8g，当归 10g，秦艽 12g，川断 6g，蒲黄 5g，五灵脂 10g，桃仁 6g。黄芪 20g，桂枝 8g，芍药 6g，生姜 5 片，大枣 5 枚。

（3）风邪入络证：下腰痛，间接性跛行，下肢感觉麻木，有时感觉犹如蚂蚁爬行，舌淡红，苔薄白，脉浮数。

治法：祛风胜湿止痛。

方药：羌活胜湿汤加减。

羌活、独活各 6g，藁本、防风、甘草、川芎各 5g，蔓荆子 3g，川断 6g，杜仲 6g，桑寄生 6g，生薏苡仁 30g，草薢 10g。

2. 缓解期

（1）肾气亏虚证：腰腿酸痛，腿膝无力，遇劳更甚，卧则减轻，形羸气短，肌肉瘦削，舌淡，苔薄白，脉沉细。

治法：补肾壮骨，强筋止痛。

主方：左归饮或右归饮加减。

熟地黄 15g，山药 20g，枸杞子 11g，甘草 15g，茯苓 6g。

（2）任督失调证：腰腿疼痛，尿频或失禁，大便困难，阳痿，鞍区麻木，舌淡，少苔，脉沉细无力。

治法：温阳补肾，调理二便。

方药：八味肾气丸加减。

肉桂 3g，附子 6g，山药 15g，山茱萸 15g，茯苓 9g，牡丹皮 9g，龟甲 30g，肉苁蓉 15g，熟地黄 15g，鹿角胶 12g，白芥子 6g，杜仲 12g，牛膝 9g，益智仁 12g，狗脊 10g。

除此之外，本病在治疗中还可以选用不同的中成药进行治疗，具体分类包括如下几种。

1. 活血止痛胶囊 每次 3 粒，每日 3 次，适用于血瘀型。

2. 六味地黄丸 每次 20 粒，每日 3 次，适用于肝肾亏虚型。

3. 独一味胶囊 每次 3 粒，每日 3 次，适用于损伤日久不愈者，配合六味地黄丸效果更佳。

（二）外治法

1. 推拿治疗 一般可采用按揉、擦法、点压、提拿等手法，配合斜扳法，以舒筋活络、疏散瘀血、松解粘连，使症状得以缓解或消失，手法宜轻柔，禁止用强烈的旋转手法，以防病情加重，患者俯卧位，术者从腰骶部沿督脉、膀胱经向下，经臀部、大腿后部、腘窝部至小腿后部上下往返用掌根按揉、擦法进行推拿；然后点按腰阳关、肾俞、大肠俞、次髎、环跳、承扶、殷门、委中、承山等穴；弹拨、提拿腰骶部两侧的骶棘肌及腿部肌肉。患者仰卧位，术者从大腿前、小腿外侧直至足背上下往返用掌揉、擦法；再点按髀关、伏兔、血海、风市、阳陵泉、足三里、绝骨、解溪等穴；弹拨、提拿腿部肌。然后再进行腰部按抖法，一位助手握住患者腋下，一位助手握住患者的两个踝部，两人对抗牵引。医者两手交叠在一起置于患者第 4、5 腰椎外行按压抖动，一般要求抖动 20 ～ 30 次。

2. 贴敷法 消肿膏：大黄、白芥子、广陈皮、生地黄、乌药、熟石灰、血竭、儿茶各 6g，黄柏、木鳖子、半夏、白术、骨碎补、丹参、红花、胆南星、自然铜、黄芩、赤芍、香附各 9g，木香、乳香、桃仁各 12g，刘寄奴、栀子、当归各 15g。以上共研细末，以鸡蛋清调成糊状、摊于纱布上，敷于患处。功用：消肿止痛。用于一切跌打损伤，肢体肿胀疼痛。

3. 热敷法

（1）热敷散：刘寄奴 12g，独活 12g，防风 128，秦艽 12g，花椒 9g，艾叶 9g，桑枝 30g，赤芍 15g，白矾 9g，红花 9g，川乌 9g，草乌 9g，生姜 30g，大皂角 9g，桂枝 9g，五加皮 15g，透骨草 128，大葱 3 根，料姜石 3 个。用食用醋将药浸湿，用纱布包裹，蒸后热敷患处。亦可煎汤外洗患处。

功用：行气活血，温通经络，兼祛风湿。治慢性颈肩腰腿痛、软组织慢性炎症、肌腱及关节粘连等。

（2）葱黄散：生大黄 60g，葱白 5 根，生姜 5 片。将生大黄研细末，生姜捣汁约 25mg，将两味调匀，再加入开水调成糊状。将葱白捣烂炒热，用布包好，在腰痛处揉至局部皮肤发红。然后将 1/4 的药糊涂在腰痛处，外用纱布固定，每日 1 次。

功用：祛寒活血止痛。适用于寒凝血滞之腰腿痛。

4. 针灸　腰椎管狭窄症状较轻者，针灸治疗可取得一定的疗效。辨证取穴上选取足太阳经和足少阳经的穴位，选穴时应将局部取穴和循经取穴相结合，治法为通经活络，散瘀止痛。

主穴：肾俞、气海俞、腰阳关、次髎、命门、白环俞、环跳、委中。

配穴：阿是穴、次髎、秩边、承扶、阳陵泉、承山。

方法：每次选 3～5 穴，每日针治 1 次。肾俞用补法，其余穴位用强刺激；肾俞穴直刺并微斜向椎体，深 1～1.5 寸；腰阳关直刺 0.5～1 寸，使局部及下肢具有酸、沉、胀感；环跳穴直刺，针尖向外生殖器方向，深 3～3.5 寸，使局部酸胀，并向下肢放射；次髎穴直刺 2 寸，使其双下肢产生麻木感。

四、预防与调护

腰椎椎管狭窄症是由于腰椎管狭窄引起硬脊膜和神经根受压而出现临床症状。因此预防本病的关键要注意保护腰部，防止其受伤。

1. 避免劳损，睡床要软硬适中，避免睡床过硬或过软，使腰肌得到充分休息；避免腰部受到风、寒侵袭，避免腰部长时间处于一种姿势，造成肌力不平衡，产生腰的劳损。

2. 避免外伤，正确用腰，搬抬重物时应先蹲下，用腰时间过长时应改变腰的姿势，多做腰部活动，防止逐渐发生劳损。因工作性质而用腰过度或已产生轻度劳损时应尽早治疗，避免劳损进一步加剧，而最终引起腰椎退行性改变。

3. 加强锻炼坚持腰的保健运动，经常进行腰椎各方向的活动，使腰椎始终保持生理应力状态，加强腰肌及腹肌练习，腰肌和腹肌的力量强，可增加腰椎的稳定性，对腰的保护能力加强，防止腰椎发生退行性改变。

第六节　肩周炎

一、概述

肩周炎又称肩关节周围炎，俗称凝肩、五十肩，中医学属"漏肩风""肩痛""骨痹"范畴，是由多种病因导致肩周肌肉、肌腱、韧带和关节囊等软组织渐进性发展的慢性炎症和退行性病变。肩周炎发病年龄通常为 40～60 岁，高发年龄为 56 岁左右，男性发病略高于女性。本病患者均以肩部病痛为主诉就诊，缓慢发病，持续性疼痛，夜间加重，影响睡眠；肩关节功能障碍，上举、外展及肩部旋转功能受限，其中以外旋受限为主，兼有肩关节疼痛、活动障碍和支配肩关节周围的神经功能障碍的体征，肩前方、喙突、肩峰下结节间沟、三角肌附着处、肩胛骨内上角、肩胛间等均有压痛；X 线片检查可有骨质疏松征象，有时肩峰下有钙化影。肩关节造影显示关节囊挛缩，下部皱褶消失等。部分患者可自行痊愈，大多数患者应予以积极治疗。以手法治疗、功能锻炼为主，配合药物、针灸等治疗。

二、病因与病机

肩周炎的病变部位主要涉及盂肱关节囊及其周围滑囊包裹的肌腱。本病大多发生在 40 岁以上的中老年人，软组织退行病变，对各种外力的承受能力减弱，可因外力作用、长期劳损或风寒湿邪入侵等原因导致。此外，心、肺、胆道疾病可发生肩部牵涉痛，因发病长期不愈使肩部肌肉持续性痉挛、缺血，从而形成炎性病灶，转变为真正的肩周炎。

中医学认为，中老年人多因肝肾精气开始衰退，气血不足，血脉周流运行不畅，筋失所养，血虚生痛，营卫失调，筋脉拘急而不用；或因外感风寒湿邪，血脉凝涩，筋脉失养，收引拘急而痛；或因肩部外伤后，致局部瘀血内阻，气血运行不畅，致脉络瘀阻，筋脉失养而发病。久之，筋肉经脉失养，致使肩部肌肉萎软无力。

三、辨证论治

（一）内治法

1. 风寒湿痹证

临床表现：肩部窜痛，遇风寒痛增，得温痛减，畏风恶寒，或肩部有沉重感，初期以局部疼痛为主，后期可见肩关节僵直，活动受限，舌淡，苔薄白或腻，脉弦滑或弦紧。

治法：祛风散寒，除湿通络。

方药：独活寄生汤加减。疼痛甚者加制川乌、制草乌各 6g。

2. 气滞血瘀证

临床表现：肩部肿胀，疼痛拒按，以夜间为甚，肩关节活动受限，舌质暗或有瘀斑，苔白，脉弦。

治法：化瘀通络，行气止痛。

方药：桃红四物汤加减。瘀痛甚加云南白药、三七；屈伸不利者加伸筋草 15g，僵蚕 18g。

3. 气血虚弱证

临床表现：肩部酸痛，劳累痛剧或疼痛加重，病程迁延日久，肩关节活动受限，伴肩部肌肉萎缩等。偏气虚者可见气短懒言，四肢无力；偏血虚者可见头晕、眼花、心悸、耳鸣等。舌淡，脉细弱或沉。

治法：调补气血，舒筋活络。

方药：八珍汤加减。血虚者加鸡血藤、宽筋藤各 20g。

除此之外，本病在治疗中还可以选用不同的中成药进行治疗，具体分类包括如下几种。

1. 疏风定痛丸 每次 1 丸，每日 2 次，适用于中后期疼痛甚者。

2. 小活络丹 每次 1 丸，每日 2 ～ 3 次，适用于中后期疼痛甚者。

（三）外治法

1. 中药贴敷 可采用具有祛风通络、除湿止痛作用的四生通络贴膏（生川乌、生南星、生半夏、生地黄、川芎、丁香、花椒、樟脑、冰片等中药组成）外敷患处，每次 1 贴，每 12 小时更换 1 次。

2. 中药蜡疗 将制好的中药封包煎煮后，冷却至 45 ～ 55℃，置于患处，将制作好的厚度为 3 ～ 4cm 的柔软石蜡敷于封包外侧，起到加压加热等作用。用保温棉布进行包裹，防止散热；20 分钟后取下，每日治疗 1 次。

3. 中药封包 采用由红花、生艾叶、五加皮、独活、防风、赤芍、秦艽、制川乌、制草乌、制白附子、白矾、黄丹、花椒、透骨草、伸筋草、桑枝组成的自制热敷药袋，浸入 5mL 红醋，持续热蒸 20 分钟，待温度降至 50℃左右时在患处做局部热敷，每天两次，每次 20 ～ 30 分钟。

4. 中药熏蒸 具体药物：红花 10g，当归 20g，川牛膝 15g，生地黄 18g，熟地黄 28g，桃仁 15g，川芎 15g，炙甘草 6g 等。将所有药物倒入 1800 ～ 2000mL 的水中，待煮沸后，加入适当凉水，同时让患者平卧与熏蒸床上，对其肩周部位进行熏蒸，每天一次，每次 20 ～ 30 分钟。

5. 针刀治疗 取肩关节周围压痛点，常见有肩峰下、喙突、冈上肌、冈下肌、肱二头肌肌腱、肱骨大结节等处，对已形成的粘连、挛缩或钙化等变性软组织进行切割松解，以疏通气血、减轻和解除压迫，同时也起到了针灸的效果。

操作方法：嘱咐患者俯卧位，暴露疼痛部位，常规消毒疼痛部位之后铺无菌洞巾戴无菌手套，用 2% 的利多卡因局部浸润麻醉，疼痛严重者可同时注射醋酸曲安奈德注射液。选取汉章牌 3 号针刀，刀口线平行肌纤维进针，纵向和横向剥离，出针后按压并给予创可贴贴敷，功能受限严重者使以扳拿手法以加强治疗效果。同时嘱患者注意术后自我功能的锻炼，防止再次粘连，每周治疗 1 次，3 周为 1 个疗程。

6. 针灸 取穴肩三针、曲池、外关、阿是穴加辨证配穴，虚补实泻，得气后留针外加电磁波谱治疗仪照射。或可采用以患侧的肩痛穴及后溪穴为主穴，配合腕踝针及环跳穴，同时做肩关节各方向运动。并可用烧山火法取患侧肩髎、天宗、臂臑、曲池、条口透承山，留针期间让患者活动患肩关节。每隔 10 分钟行针 1 次，留针 20 ～ 30 分钟，并用特定电磁波治疗仪照射患处，每日 1 次。

7. 推拿及穴位点按 可在冈上、冈下、腋下、肩峰、喙突、大小结节嵴等处寻找压痛点及结节，采用点、按、揉、拨等手法逐点治疗，力度由轻到重，每个治疗点操作约 1 分钟；利用分筋、理筋、镇定等手法，以拇指指腹在患肩沿肌肉走向做推、按动作，由轻到重，直到肌肉深层组织，往返 10 次左右。

8. 拔罐 患者取坐位。取穴：患侧肩痛点、天宗、肩贞、肩髎。操作：依据患侧肩部情况选取大小适宜的火罐，闪火后将火罐扣在上述穴位上，留罐 10 分钟，期间注意询问、观察患者，以防烫伤。

9. 刮痧 术者先于刮痧部位涂液状石蜡润滑，而后用水牛角刮痧板按照由上而下，由内而外的顺序，循肺经、大肠经进行刮拭，每个部位刮拭 15 ～ 20 次，以皮肤表面出现红花朵点或青紫包块为度，但不强求出痧。

10. 中频电疗 中频电疗采用 K824 电脑，频率为 1 ～ 10kHz，电压和电流分别设置为 40V 和 100mA，患者取仰卧位，将电极置于肩部，1 次 / 天，20 分钟 / 次。

11. 体外冲击波治疗 用体外冲击波系统治疗时，冲击波频率为每秒 12 ～ 15 次，治疗压力为 1.3 ～ 2.0MPa，局部涂以适量耦合剂，以肩部压痛点为中心，分别向横、纵方向进行震波治疗，并尽可能地在疼痛较明显的部位集中治疗，根据疼痛程度及耐受力，合理调节工作电压机冲击波剂量。每次治疗 3000 ～ 4000 次冲击，每隔 3 天治疗 1 次，4 次为 1 个疗程。

12. 穴位埋线疗法 循经取穴埋线，采用一次性埋线针及羊肠线，取穴：肩髎、天宗、曲池、手三里、外关与合谷。患者取舒适体位，坐位、卧位、侧卧位均可，暴露患部，选准穴位，每次选 3 ～ 5 穴，做好标记，常规消毒后，用一次性埋线针，置入线体，进针 1 ～ 2 寸，边退针边植入线体，到皮下时快速出针，同时左手用棉球按压针眼，用酒精棉球消毒，然后贴创可贴，治疗后嘱患者做主动上举、外展、内收等肩部功能运动。10 天埋线 1 次，1 ～ 3 次为 1 个疗程。

13. 针刺拔罐放血疗法 先用真空拔罐器以痛侧的局部穴位为中心进行拔罐，10 分钟左右，然后起罐，局部进行常规消毒，用无菌三棱针以局部穴位为主点刺或穿刺 3 ～ 5 针放血。刺后立即再次拔罐，留罐 10 ～ 15 分钟，吸出恶血，取下罐，将放血创口消毒后，用敷料覆盖固定。

14. 运动疗法

（1）双手爬墙：患者面朝墙站立，双足并立，足尖挨墙。双上肢向前伸，用手掌扶住墙，然后通过各手指的倒换，使手掌贴着墙面而向上爬行。健肢带动患肢，向上举。举至极限时，他人可以用双手推患者双侧肩胛骨，促使患者双上肢上举。此时会出现疼痛，疼痛以患者能忍受为度。疼痛难以忍受时，原位停留 1～2 分钟，待疼痛稍微缓解后继续上爬。到最高点时，在中指尖部墙面画一横线作为标记，肢体保留该体位 1～2 分钟，之后通过手指的倒换慢慢滑下。然后再次重复前述动作。

（2）挽背健手拉患手：患者双足并立，挺胸收腹。患手挽到身后，手背贴于躯体，用健手拉住患手尺侧，向对侧和上部牵拉。拉到极限，放松，重复以上动作。如为双侧患者，双手交替进行。

（3）前屈患手摸对侧耳朵：患侧上肢上举，上臂紧贴同侧耳朵，患手摸对侧耳朵，并由前向后滑动。以患者能忍受为度，每个动作做到极限位置，2 次／天，以上 3 个锻炼动作每次各做 10 下，30 天为 1 个疗程。

四、预防与调护

肩周炎有自愈倾向，其自然转归期多为数月至两年，通过恰当积极地治疗，一般能够得以康复，然而临床上多数患者经治愈数年后仍会复发。所以在病愈后进行的功能练习尤为重要，应持之以恒，坚持不懈，不能因为畏痛而不敢活动肩关节，否则局部组织血流会减慢，渗出增加，重新发生水肿、粘连。平素肩部应保暖，不要受凉。经常进行适当运动，可做柔软体操、太极拳、八段锦等，不仅使局部血液循环畅通，还可以加强肩部关节囊及关节周围软组织的功能，从而预防或减少肩周炎的加重。肩周炎发生后，最重要的是及早进行患侧主动的和被动的肩关节功能锻炼，如弯腰垂臂摆动、旋转、正身爬墙、侧身爬墙、拉滑车等。有高血压、心脏病患者用力不可过猛，需谨慎行事。

第七节 网球肘

一、概述

网球肘又名肱骨外上髁炎，属于中医学中伤筋、肘痛等范畴，是由于急、慢性损伤及劳损等因素，致肱骨外上髁前臂伸肌群肌腱附着处的纤维组织与桡侧副韧带肌腱产生粘连、变性，造成肱骨外上髁部出现局限性疼痛，并影响伸腕和前臂旋转功能活动的一种骨伤科常见疾病，严重者可以明显影响患者日常生活。多见于特殊工种或职业，如砖瓦工、网球运动员或有肘部损伤病史者。临床表现多见于肘外侧疼痛，疼痛呈持续渐进性发展。做拧衣服、扫地、端壶倒水等动作时疼痛会加重，常因疼痛而致前臂无力，握力减弱，甚至持物落地，休息时疼痛明显减轻或消失；肘外侧压痛，以肱骨外上髁处压痛明显，前臂伸肌群紧张试验阳性，伸肌群抗阻试验阳性。治疗上多以手法治疗为主，配合药物、理疗、针灸、针刀等治疗。

二、病因与病机

网球肘主要由急性损伤及慢性劳损引起。急性损伤是由于外界暴力作用于腕关节并使其背伸所致，腕伸肌强力收缩，引起腕伸肌起点处总腱部分撕裂，局部组织出血、渗出，继而发生粘连。病程久者，可导致局部纤维组织机化、钙化等改变；慢性劳损是因肘关节和腕关节反复活动，使腕伸肌起始点长期遭受牵拉刺激，引起肱骨外上髁处骨膜、肌腱等发生无菌性炎症改变，从而出现肱骨外上髁处疼痛，活动受限。

急性损伤以气滞血瘀为主，局部经脉受损，血溢脉外，阻滞经络气血运行，不通则痛，故局部出现疼痛不适。慢性劳损多以筋肉、筋脉失养或复感风寒湿邪所致，侵袭脉络，痹阻经脉，气血运行不畅故而出现疼痛。

三、辨证论治

（一）内治法

1. 风寒阻络证

临床表现：肘部酸痛麻木，屈伸不利，遇寒加重，得温痛减，舌苔薄白或白滑，脉弦紧或浮紧。

治法：祛风散寒，宣痹止痛。

主方：小活络丹加减。

2. 湿热内蕴证

临床表现：肘外侧疼痛，有热感，局部压痛明显，活动后疼痛减轻，伴口渴不欲饮，舌苔黄腻，脉濡数。

治法：清热除湿。

主方：三妙丸加减。

3. 气血亏虚证

临床表现：起病时间较长，肘部酸痛反复发作，提物无力，肘外侧压痛，喜按喜揉，并见少气懒言，面色苍白，脉沉细。

治法：益气养血。

主方：八珍汤加减。

除此之外，本病在治疗中还可以选用不同的中成药进行治疗，具体分类包括如下几种。

1. 祖师麻片　每次 3 片，每日 3 次。

2. 疏风定痛丸　每次 1 丸，每日 2 次。

3. 小活络丹　每次 1 丸，每日 2 ～ 3 次。

（二）外治法

1. 中药外用

（1）中药贴敷：可采用具有祛风通络、除湿止痛的四生通络贴膏（生川乌、生南星、生半夏、生地黄、川芎、丁香、花椒、樟脑、冰片等中药组成）外敷患处，每次 1 贴，每 12 小时更换 1 次。

（2）中药蜡疗法：将制好的中药封包煎煮后，冷却至 45 ～ 55℃，置于患处，将制作好的厚度为 3 ～ 4cm 的柔软石蜡敷于封包外侧，起到加压加热等作用。用保温棉布进行包裹，防止散热；20 分钟后取下，治疗每日 1 次。

（3）中药封包：采用由红花、生艾叶、五加皮、独活、防风、赤芍、秦艽、制川乌、制草乌、制白附子、白矾、黄丹、花椒、透骨草、伸筋草、桑枝组成的自制热敷药袋，浸入红醋 5mL，持续热蒸 20 分钟，待温度降至 50℃左右时在患处做局部热敷，每天两次，每次 20 ～ 30 分钟。

（4）中药熏蒸：具体药物：红花 10g，当归 20g，川牛膝 15g，生地黄 18g，熟地黄 28g，桃仁 15g，川芎 15g，炙甘草 6g 等药物。将所有药物倒入 1800 ～ 2000mL 的水中，待煮沸后，加入适当凉水，同时让患者平卧与熏蒸床上，对其患处进行熏蒸，每天 1 次，每次 20 ～ 30 分钟。

（5）中药熏洗：使用海桐皮汤（海桐皮、透骨草、乳香、没药、川椒、川芎、威灵仙、当归、红花、防风、白芷、甘草组成）煎汤熏洗患处，具有舒经活络、行气止痛之效。每天两次，每次 20 ～ 30 分钟。

2. 针灸治疗

（1）常规针刺：患者坐位或仰卧位，取阿是穴、曲池、手三里、尺泽等穴位加辨证配穴，手法采用平补平泻之法，得气后留针外加电磁波谱治疗仪照射，每隔 10 分钟行针 1 次，留针 20 ～ 30 分钟，并用特定电磁波治疗仪照射患处，每日一次；或取肘部痛点阿是穴，用长 40mm 毫针透刺肱骨外上髁与桡骨骨缝间隙，直达少海穴，边进针边捻针，针感呈麻电感样放射至前臂及指端，手三里、合谷均常规刺法，中强度刺激。

（2）温针治疗：直刺肘部压痛点，其上下旁开 0.5 寸处则向其斜刺，得气后针柄上缠 1.5cm 艾条，燃尽后再留针 10 分钟，每日 1 次。

（3）浮针治疗：在肘部痛点下方 8cm 处，选用浮针治疗，针尖指向痛点，保持 15°～ 20°的角度刺入皮肤，然后退至皮下，平行向前推至痛点约 1cm 处，行左右扇形反复运针数次，每次 30 ～ 60 分钟，再按压痛点。当疼痛缓解或减轻后抽出针芯，用胶布固定留置针 24 小时。

（4）直接灸：取肱骨外上髁处阿是穴（最痛点），涂上姜汁，放上药柱（麦粒大小）施灸，1 次连续灸 7 壮，然后任施灸处化脓形成瘢痕。

（5）温和灸：取肘部痛点阿是穴，以艾条一端点燃，对准穴位，在距离皮肤 2 ～ 3cm 处进行悬灸，以患部有温热感而无灼痛为宜，一般每处灸 5 ～ 7 分钟，至皮肤红晕为度，每天一次。

3. 针刀治疗　患者于治疗床上取仰卧位，术者先用拇指按压肱骨外上髁最高点稍远前侧的压痛点，确定压痛最明显处用标记笔标记，按常规消毒术区，浸润麻醉。麻醉生效后取汉章牌 4 号一次性针刀，刀口线与手伸肌腱平行，垂直进针，针刀紧贴肱骨，做 2 ～ 3 下切割手法，再紧贴骨面做推剥手法。在做上述针刀手法时，由助手配合，将患者的上肢做屈肘屈腕、旋前、再伸肘的活动。术后 48 小时保持局部清洁干燥。

4. 推拿治疗　患者端坐位或仰卧位，常规推拿疗法一般采取以下步骤：以轻柔的揉法、摩法作用于患处 3 ～ 5 分钟，再以中等强度的分筋理筋手法作用于患处 3 ～ 5 分钟，之后以强度较大的弹筋拨络手法作用于患处 2 分钟，随之施以扳摇等活动关节类手法 2 ～ 3 分钟，最后以捵法等手法放松患处 3 ～ 5 分钟，为结束 1 次的治疗。一次完整的治疗需 20 分钟左右，每日可做 1 次推拿治疗，7 次为 1 个疗程。一般需治疗 2 ～ 3 个疗程。

5. 耳针疗法 于耳舟部近耳轮下脚处寻找敏感点或压痛点，一般采用以王不留行籽压迫的方法，此方法患者易于接受。王不留行籽压迫敏感点或压痛点 1 ～ 2 天，休息 1 ～ 2 天，再重新压迫治疗，总的治疗时间不超过 15 天为宜。耳部软骨丰厚，一旦压迫时间过长或压迫强度过大，则易造成损伤，愈合较难，应引起注意。该方法适宜于病证较轻的患者，或作为其他疗法的辅助治疗方法。

6. 穴位埋线疗法 患者仰卧位，常规消毒后镊取 1 ～ 1.5cm 长灭菌羊肠线，放置在套管的前端，在肱骨外上髁痛点处刺入体内（可向手三里方向斜行或平行刺入 1.5 ～ 2 cm），出现针感后，用针芯插入套管，边推针芯，边退套管，将羊肠线埋植在穴位的皮下组织或肌层内，出针后涂碘伏，按压片刻敷以创可贴，嘱其创口 3 天内不可沾水。

7. 体外冲击波疗法 患者取坐位，屈肘，前臂旋后位，在肱骨外上髁附近局部疼痛最明显点处标记，涂抹耦合剂，探头对准标记点进行冲击波治疗。压强 1.0 ～ 2.0 bar，冲击波频率为 5 ～ 10 Hz，每次给予 1000 次冲击，每 3 天治疗 1 次。每次治疗结束后，减少肘关节运动，注意休息，治疗结束后 24 小时内避免在肘关节局部损伤处按摩和热敷等，如患者自感疼痛加重或肿胀可冰敷肘关节外侧 20 分钟。

8. 臭氧治疗 患者坐位，上肢平放，掌心向胸，将患肘放于桌上，肘关节屈曲 90°，在肱骨外上髁最敏感的压痛处定点，络合碘消毒，铺无菌洞巾，用 0.5% 利多卡因 3mL 局麻肱骨外上髁，局麻后再次抽取无回血后，去除局麻用注射器针体，留针头，另取 5mL 注射器，取臭氧仪制成的浓度为 40mg/L 医用臭氧 4mL，注入后快速退出针头，针口用创可贴粘贴。

四、预防与调护

加强身体素质练习，主要是加强手腕、手臂力量和柔韧性练习；肩部、三角肌、肘和腕的伸展练习。高度重视击球动作的正确性、准备活动及放松练习。一旦肘关节发生疼痛，则要积极休息和治疗。在病情不严重或刚发生阶段首先应休息受伤的部位，停止打网球或待疼痛消失。如果病情没有缓解可采用冰敷 20 分钟后再用一些湿绷带或其他类型的保护带加压包扎受伤的部位；或用冰直接按摩伤痛部位 7 ～ 10 分钟，这也是一种行之有效的方法。在疼痛允许的条件下可缓慢伸展上肢，使手掌朝下五指张开肘伸直，然后用另一只手拉紧手腕向下屈，使运动员感到沿肘的外侧被动绷紧，每次做 30 秒，重复 2 次；然后在相同的条件下，拉紧手背伸展，使肘的内侧肌肉被动伸展，每次做 30 秒，重复 2 次。

第八节 类风湿关节炎

一、概述

类风湿关节炎是一种病因未明的以慢性对称性、非感染性多关节炎表现为主的全身性自身免疫疾病，其常见症状是关节肿胀、疼痛、僵硬、畸形和功能严重受损等，类风湿关节炎属于中医"痹证"范畴，又称"鹤膝风""历节病"等。其发病缓慢，常反复发作，对骨关节进行侵袭破坏，可导致关节强直、畸形、功能丧失等。类风湿关节炎在我国发病率为 0.26%～0.50%，可发生于任何年龄，女性多发。患者预后多较差，致残率较高，可以达到 65% 左右。由于此病病情复杂，病程长，因而治疗难度较大，是世界五大医学难题之一。临床上用于治疗类风湿关节炎的药物多种多样，新药和新疗法也层出不穷，主要包括非甾体抗炎药、慢作用抗风湿药、糖皮质激素、生物制剂及中药与中药制剂。

二、病因与病机

类风湿关节炎的临床研究也较多，但其发生机制还不是非常明确，然而该病证多为患者自身反应性 T 细胞介导的免疫反应，由此造成的一系列人体炎性反应中出现的关节破坏。

中医学认为类风湿关节炎的病因病机为风寒湿热邪侵入肌体，注入经脉，留于关节、肌肉、筋骨，进而阻塞经络，使气血运行不畅，经脉阻滞，不通则痛，闭阻日久，经久不愈伤及正气，影响肝、脾、肾等脏；病久成瘀，而致血停为瘀、湿凝为痰，痰瘀互结；经络闭阻而致关节肿胀、畸形、疼痛，属于中医痹证范畴。虚实夹杂为本病的主要病机，其病本在肝、脾、肾，其标在筋肉、关节。

三、辨证论治

（一）内治法

1. 行痹
临床表现：属风气盛者，肢体关节疼痛，游走不定，多见于腕、肘、踝、膝等关节，屈伸不利，或伴有恶、寒、发热等表现，舌苔薄白，脉浮。

治法：祛风除湿，通络止痛。

主方：防风汤加减。

2. 痛痹
临床表现：属寒气盛者，肢节关节疼痛较剧，疼有定处痛如椎刺，得热则减，遇寒则剧，关节屈伸不利，局部有冷感，苔白，脉弦紧。

治法：散寒止痛，祛风活络。

主方：乌头汤。

3. 着痹

临床表现：属湿气盛者，肢体关节疼痛以重者麻木为主，病有定处，甚则关节肿胀，手足笨重，活动不便，舌苔白腻，脉濡缓。

治法：除湿消肿，祛风散寒。

主方：薏苡仁汤、川芎茯苓汤或除湿蠲痹汤加减。

4. 热痹

临床表现：关节红肿热痛，甚则痛不可近，得冷则舒，活动受限并多兼有发热、口渴、多汗、烦躁，舌苔黄燥，脉滑数。

治法：清热通络，疏风胜湿。

主方：白虎汤加桂枝。

5. 尪痹

临床表现：关节疼痛长期反复发作之后，关节拘挛不利，局部常有轻度灼热红肿，疼痛多以夜间明显，或无明显关节局部症状。同时存在其他症状，如头晕目眩，耳鸣咽干，心烦，手足心热，夜寐不安，腰膝酸软，脉细数，舌光红。

治法：补肾祛寒，通经活络。

主方：桂枝汤、真武汤或补肾祛寒治尪汤加减。

除此之外，本病在治疗中还可以选用不同的中成药进行治疗，具体分类包括如下几种。

1. 雷公藤片　口服，每次 2 ～ 3 片，每日 2 ～ 3 次。

2. 雷公藤多苷片　口服，按体重进行服药，每千克每日 1 ～ 1.5mg，分 3 次，饭后服用。

（二）外治法

1. 中药外用

（1）中药贴敷：可采用具有祛风通络、除湿止痛的四生通络贴膏（生川乌、生南星、生半夏、生地黄、川芎、丁香、花椒、樟脑、冰片等中药组成）外敷患处，每次 1 贴，每 12 小时更换一次。

（2）中药蜡疗：将制好的中药封包煎煮后，冷却至 45 ～ 55℃，置于患处，将制作好的厚度为 3 ～ 4cm 的柔软石蜡敷于封包外侧，起到加压加热等作用。用保温棉布进行包裹，防止散热；20 分钟后取下，治疗一日一次。

（3）中药封包：采用由红花、生艾叶、五加皮、独活、防风、赤芍、秦艽、制川乌、制草乌、制白附子、白矾、黄丹、花椒、透骨草、伸筋草、桑枝组成的自制热敷药袋，浸入红醋 5mL，持续热蒸 20 分钟，待温度降至 50℃ 左右时在患处做局部热敷，每天两次，每次 20 ～ 30 分钟。

（4）中药熏蒸：具体药物：红花 10g，当归 20g，川牛膝 15g，生地黄 18g，熟地黄 28g，桃仁 15g，川芎 15g，炙甘草 6g 等药物。将所有药物倒入 1800 ～ 2000 mL 的水中，待煮沸后，加入适当凉水，同时让患者平卧与熏蒸床上，对其患处进行熏蒸，每天一次，每次 20～30 分钟。或用除痹汤（川乌、草乌、独活、桂枝等），药用布包，煎取药液加水，置于木桶中，嘱患者入木桶中浸浴 40 分钟左右，一日 1 次，10 次为 1 个疗程。

（5）中药熏洗：使用海桐皮汤（海桐皮、透骨草、乳香、没药、川椒、川芎、威灵仙、当归、红花、防风、白芷、甘草组成）煎汤熏洗患处，具有舒经活络、行气止痛之效。每天两次，每次 20～30 分钟。

（6）药物涂擦疗法：用洋金花酒直接涂擦患处，洋金花酒组成：洋金花、川续断、淫羊藿、桂枝、红花、穿山甲（用猪蹄甲代替）、地龙、全蝎、白花蛇舌草、川草乌、制乳香、制没药、金银花藤、桑枝等，以上药物加白酒泡浸 1 个月而成。涂擦患处时，利用手部的来回擦涂动作令局部温度升高，促进所含药物透皮吸收，提高外涂药物的疗效，一日 3～4 次，并配合内服洋金花酒。

2. 针灸

（1）针刺：患者仰卧位，主穴取三阴交、阴陵泉、足三里，配穴取手足三阳经所过之穴。局部常规消毒，用长 40～50mm 毫针针刺。基本穴位用补法，并温灸足三里。配穴根据疼痛的部位不同选择阳经所过之穴，急性期采用循经远端取穴，缓解期在病变关节处取穴，针刺用泻法，并用电针仪通电 30 分钟。然后按进针顺序依次采用补泻手法出针。一日 1 次，15 天为 1 个疗程。

（2）温针：患者于病床取仰卧位，下肢稍屈膝，可于膝关节下方放置一个软垫，双膝关节稍分开，定位所选穴位，直刺进针，运用捻转及提插等手法得气后，选取一根艾条，将艾条截取适宜的长度，分为一段段的简易艾炷，小心地将针灸针的针柄插入艾炷中，待固定好后点燃艾炷，并于温针灸治疗处放好纸片以防落灰。一日 1 次，时间为 20 分钟。

（3）火针：患者采用俯卧位，选取夹脊及局部取穴，其中以掌指关节、腕关节等上肢关节症状明显者，选取颈夹脊（$C_{3\sim7}$）及局部穴位进行治疗，以跖趾关节、踝关节等下肢关节症状明显者选取腰夹脊（$L_{1\sim5}$）及关节局部穴位，对穴位需要进行严格消毒，然后将毫针在酒精灯上烧红至白亮，随即针尖迅速依次刺入夹脊、局部腧穴后立即出针（约 0.05 秒），然后用消毒干棉球按压针孔。每周针刺两次。

（4）蜂针：采用家养蜜蜂尾部的螫器官作为针具，运用经络原理，在患者皮部施行针刺来防治疾病的方法。取阿是穴、血海、足三里、梁丘、犊鼻、肾俞，治疗时将蜜蜂尾针刺入，蜂毒通过螫针注入人体。留针 10～20 分钟后将蜂刺拔出，每日治疗 1 次或隔日治疗 1 次。

（5）直接灸：取两组穴位，膻中、中脘、气海、神阙、足三里，膈俞、肝俞、脾俞、命门，两组穴位交替使用。把艾炷置于附子饼或姜片上燃灸，每日 1 次或隔日 1 次，50 次为一个疗程。

（6）间接灸：取大椎、大杼、膈俞、脾俞、肾俞，将麝香、延胡索、白芥子、肉桂、细辛五味中药研末，根据患者体质按一定比例用姜汁调制成药饼，制成直径 3cm，厚 0.9cm 的圆饼。在相应俞穴上放上药饼，行大艾灸悬灸 3 壮，以局部皮肤潮红为度。隔两天灸 1 次。

3. 刺血疗法 取穴为腰俞、大椎、阿是穴，上肢配阳池、曲池，下肢配解溪、委中、犊鼻，选取穴位常规消毒，用三棱针点刺出血后，辅以火罐拔吸 10 分钟，其余在穴位或其周围寻找显露的静脉，常规消毒，点刺放血拔罐，每次选穴 3 ～ 5 个，每周 1 次。

4. 穴位注射 患者取屈膝坐位，常规消毒，用 2mL 注射器抽取复方当归注射液合祖师麻注射液各 1mL，垂直刺入大椎穴，回抽无血待患者感到酸麻时，将药物缓慢推入 2mL，出针后按压针孔片刻即可，然后用同样方法注射双侧足三里、内关、三阴交穴各 1mL。

四、预防与调护

平素保证患者充足的睡眠和营养。饮食宜清淡、量要适宜。可进食一些能缓解症状的食物，如苦瓜等可缓解局部发热，薏苡仁等能缓解局部疼痛。及时对患者进行心理疏导，增强患者战胜疾病的信心。治疗期间禁止服用辛辣油腻厚味之品；阴雨、寒冷天气注意保暖，禁用冷水洗，以防反复发作。

适度的有氧运动（运动时心率达到最大心率的 60% ～ 80%）不仅能使肌肉得到舒张，关节周围组织的痉挛也会得到缓解，还有利于局部关节的血液循环，防止炎性物质的堆积，促进炎症消散。它不仅能改善患者的生理功能，还能改善患者的心理、社会功能以及患者健康方面的自我认识，从而提高患者的总体生活质量。

第九节 强直性脊柱炎

一、概述

强直性脊柱炎是一种以中轴骨骼、脊柱及骶髂关节慢性炎症为主的全身性、进行性、独立性疾病，其病因不明，主要侵犯中轴关节，病变特点为椎间盘纤维化及其附近结缔组织钙化和骨性强直，骶髂关节炎为其病理标志及早期病变。强直性脊柱炎属于中医"痹病"范畴，古人称之为"鱼背风""竹节风""骨痹"。发病年龄在 15 ～ 30 岁，30 岁以上及 8 岁以下发病者少见，两性分布基本相等。强直性脊柱炎患病率可因种族的不同而有差异，为 0.2% ～ 0.4%，我国约为 0.3%。本病多呈上行性发展，一般先侵犯骶髂关节，逐渐累及腰、胸、颈椎，最终形成强直性脊柱炎后期特征性姿势。临床表现多为炎性腰背痛、僵硬、活动受限，亦可有外周关节炎、肌腱端病、眼炎及其他关节外表现。目前对强直性脊柱炎有效的治疗方法较少，大多数都是采用对症治疗，西医常用药物控制病情，如柳氮磺吡啶、甲氨蝶呤、沙利度胺等治疗本病，这些药物起效缓慢，起效前需常配合非甾体类抗炎药物来缓解疼痛。西药对患者的胃肠道、肝肾功能及血液系统有影响，不宜长期使用。

二、病因与病机

其病理演变过程主要是韧带附着部炎性病变，通过反应性硬化、吸收，导致骨化形成，发展至椎体方形变，形成骨桥，终至椎体呈竹节样改变及其他局部骨化。强直性脊柱炎发病多呈隐匿性，病程长，后期可致脊柱或受累关节发生骨性强直，行走困难，甚至终身残疾，严重影响生活质量。

中医上认为外因为寒湿外袭、湿热浸淫、跌打损伤、瘀血或感受六淫而致病；其内因为先天不足，后天失养，肝肾亏虚，督脉失养，阴阳气血失调，正气不固导致的病变，即肾虚督空，肝肾不足，脾失健运，风寒湿热等外邪乘虚而入，正虚邪恋，日久不愈，痰瘀内生，流注肌肉关节，终致筋挛骨损，脊背强直废用。

三、辨证论治

（一）内治法

1. 寒凝瘀阻证

临床表现：腰背及骶髂僵硬、疼痛，因受凉加重，口淡不渴，关节畸形，或夜间痛甚，或疼痛固定不移，或手足不温，或畏寒怕冷，或肢体活动不利等。舌质暗淡瘀紫，苔白，脉沉涩。

治法：温阳散寒，活血止痛。

主方：桂枝附子汤与生化汤合方加减。

2. 痰瘀寒湿证

临床表现：腰背及骶髂僵硬、疼痛。因受凉加重，肢体困重，关节畸形，或头沉头昏，或夜间痛甚，或疼痛固定不移，或手足不温，或畏寒怕冷，或肢体活动不利，或大便不爽等。舌质暗淡瘀紫，苔白腻或厚，脉沉涩。

治法：温阳散寒，燥湿化痰，活血化瘀。

主方：二陈汤、活络效灵丹与平胃散合方加减。

3. 气虚痰瘀证

临床表现：腰背及骶髂僵硬、疼痛。因劳累加重，肢体困重，倦怠乏力，或头晕目眩，或心悸，或气短，或关节畸形，或夜间痛甚，或疼痛固定不移，或肢体活动不利，或大便不爽等。舌质暗淡瘀紫，苔白腻或厚，脉沉弱涩。

治法：益气化痰，活血化瘀。

主方：香砂六君子汤与蛭虻归草汤合方加减。

4. 阴虚瘀血证

临床表现：腰背及骶髂僵硬、疼痛痛如针刺，口干咽燥，盗汗，或潮热，或头晕目眩，或关节畸形，或夜间痛甚，或疼痛固定不移，或肢体活动不利，或大便干结等。舌质暗红瘀紫，少苔，或苔薄黄，脉沉细涩。

治法：滋补阴津，凉血化瘀。

主方：六味地黄丸、二至丸与蛭虻归草汤合方加减。

5. 阴虚痰瘀证

临床表现：腰背及骶髂僵硬、疼痛。五心烦热，肢体烦重，痛如针刺，盗汗，或潮热，或头晕目眩，或关节畸形，或夜间痛甚，或疼痛固定不移，或肢体活动不利，或大便干结等。舌质暗红瘀紫少苔，或苔薄腻，脉沉细涩。

治法：滋补阴津，化痰通络。

主方：大补阴丸、贝母瓜蒌散与失笑散合方加减。

6. 阳虚瘀热证

临床表现：腰背及骶髂僵硬、疼痛。口干欲饮热水，或畏寒怕冷，或头晕目眩，或关节畸形，或夜间痛甚，或疼痛固定不移，或肢体活动不利，或倦怠乏力，或消瘦，或大便溏泄等。舌质淡红瘀紫，苔薄黄，脉沉细涩。

治法：温补阳气，凉血化瘀。

主方：桂枝人参汤、乌头汤与桃核承气汤合方加减。

7. 阳虚湿热证

临床表现：腰背及骶髂僵硬、疼痛。畏寒怕冷，肢体困重，口干不欲饮水，口干欲饮热水，或手足不温，或头晕目眩，或关节畸形，或肢体活动不利，或大便溏泄等。舌质淡红，苔黄腻，脉沉弱。

治法：温补阳气，清热燥湿。

主方：右归饮与四妙丸合方。

8. 血虚寒凝证

临床表现：腰背及骶髂僵硬、疼痛。口淡不渴，面色苍白，肢体困重，畏寒怕冷，或手足不温，或头晕目眩，或指甲无泽，或心悸，或失眠多梦，或关节畸形，或肢体活动不利，或大便溏泄等。舌质暗淡瘀紫，苔白腻，脉沉弱涩。

治法：温经散寒，燥湿化痰，养血化瘀。

主方：当归四逆汤、四物汤与通脉四逆汤合方。

除此之外，本病在治疗中还可以选用不同的中成药进行治疗，具体分类包括如下几种。

1. 雷公藤片 口服，每次 2～3 片，每日 2～3 次。

2. 雷公藤多苷片 口服，按体重进行服药，每千克每日 1～1.5mg，分 3 次，饭后服用。

3. 昆明山海棠 口服，每次 2～3 片，每日 3 次，可连服 3～6 个月。

（二）外治法

1. 中药外用

（1）中药贴敷：可采用具有祛风通络、除湿止痛的四生通络贴膏（生川乌、生南星、生半夏、生地黄、川芎、丁香、花椒、樟脑、冰片等中药组成）外敷患处，每次 1 贴，每 12 小时更换一次。

（2）中药蜡疗法：将制好的中药封包煎煮后，冷却至45～55℃，置于患处，将制作好的厚度为3～4cm的柔软石蜡敷于封包外侧，起到加压加热等作用。用保温棉布进行包裹，防止散热；20分钟后取下，一日治疗1次。

（3）中药封包：采用由红花、生艾叶、五加皮、独活、防风、赤芍、秦艽、制川乌、制草乌、制白附子、白矾、黄丹、花椒、透骨草、伸筋草、桑枝组成的自制热敷药袋，浸入红醋5mL，持续热蒸20分钟，待温度降至50℃左右时在患处做局部热敷，每天两次，每次20～30分钟。

（4）中药熏蒸：具体药物：红花10g，当归20g，川牛膝15g，生地黄18g，熟地黄28g，桃仁15g，川芎15g，炙甘草6g等药物，将所有药物倒入1800～2000mL的水中，待煮沸后，加入适当凉水，同时让患者平卧与熏蒸床上，对其患处进行熏蒸，每天1次，每次20～30分钟。或用除痹汤（川乌、草乌、独活、桂枝等），药用布包，煎取药液加水，置于木桶中，嘱患者入木桶中浸浴40分钟左右，一日1次，10次为1个疗程。

（5）中药熏洗：使用海桐皮汤（海桐皮、透骨草、乳香、没药、川椒、川芎、威灵仙、当归、红花、防风、白芷、甘草组成）煎汤熏洗患处，具有舒经活络、行气止痛之效。每天两次，每次20～30分钟。

（6）药物涂擦疗法：用洋金花酒直接涂擦患处，洋金花酒组成：洋金花、川续断、淫羊藿、桂枝、红花、穿山甲（用猪蹄甲代替）、地龙、全蝎、白花蛇舌草、川草乌、制乳香、制没药、金银花藤、桑枝等，以上药物加白酒泡浸1个月而成。涂擦患处时，利用手部的来回擦涂动作令局部温度升高，促进所含药物透皮吸收，提高外涂药物的疗效，一日3～4次，并配合内服洋金花酒。

2. 针灸治疗

（1）针刺：取穴大椎、后溪、命门、昆仑、肾俞、华佗夹脊、阿是穴（以痛为腧）等穴治疗，用毫针直（斜）刺，提插捻转平补平泻，得气后留针外加电磁波谱治疗仪照射。每隔10分钟行针1次，留针20～30分钟。

（2）温针：患者俯卧位，针刺取患者第10胸椎上部的双侧夹脊穴，左右交叉选穴，用毫针直刺，行捻转补法，另取八髎穴、环跳、承扶、秩边、足三里、阴陵泉、阳陵泉针刺，行捻转补法，再于所有针尾部放1寸艾炷点燃，留针20～30分钟。

（3）火针：取穴为阿是穴、颈夹脊穴、背腰部的膀胱经穴和督脉经穴。选用中粗钨锰火针，局部消毒后，然后将火针在酒精灯上烧红至白亮，快速点刺选取穴位，疾进疾出，不留针，每穴点刺3～5针，点刺后速用消毒棉球按压3分钟（治疗后3天内局部不能沾水）。一日治疗1次，每周治疗5次。

3. 灸法　取适量大蒜捣烂成泥，取泥及艾绒适量以备用。患者俯卧，裸露背部，将脊柱及两侧皮肤常规消毒后，在督脉大椎穴至腰俞穴上涂上蒜汁，再铺敷蒜泥。然后在蒜泥上铺长蛇形艾绒条，点燃头、身、尾点，让其自行燃烧。燃烧过程中以患者有烧灼感为度，根据燃烧情况可适当添加艾绒。每次铺灸30分钟。灸毕，移去蒜泥，用湿毛巾轻轻将皮肤揩干。灸后局部皮肤上如起水疱，可用消毒针刺破水疱放出渗液，并用药棉揩干，涂以碘酒，覆盖消毒纱布，用纱布固定。隔日换药 1 次，直到结痂脱落。每周治疗 1 次。

4. 针刀治疗 嘱患者放松，取俯卧位，在腰背部棘突间隙、椎旁压痛处或骶髂关节压痛部位做标记，常规碘伏消毒，铺无菌孔巾，戴无菌手套，取 0.5% 利多卡因注射液 10mL 进行局部浸润麻醉，依不同部位取 I 型 3 号或 4 号针刀，在标记处垂直进针，透过皮肤、皮下组织达条索状物部位，进针深度 1 ~ 2cm，纵行疏通剥离 3 ~ 5 次，横行切割松解 4 ~ 5 次，拔出小针刀，以无菌纱布覆盖刀口，并按压 1 ~ 2 分钟，观察患者有无不良反应，嘱患者刀口处避免污染。小针刀闭合松解术每周治疗 2 次，4 周为 1 个疗程，2 个月后观察疗效。术后嘱患者避风寒潮湿、保持良好的姿势，进行适当的腰背部功能锻炼。

5. 推拿治疗 患者俯卧位，手法操作时尽量沿脊柱两侧肌肉走行的方向，来回反复揉拨，沿脊柱两侧膀胱经和督脉，由上至下，由内向外，揉拨中带有推按，使力量不仅均匀柔和，而且有一定渗透性，收放要自如，重点揉拨两侧的肾俞、关元俞、八髎及督脉上之腰阳关，频率保持在 40 次 / 分左右，每侧操作 5 ~ 8 分钟。

6. 穴位注射 患者取俯卧位，穴位多用督脉、足太阳经、足少阴经穴及夹脊穴和阿是穴，常规消毒，用 2mL 注射器抽取特定的中西药注射液，垂直刺入大椎穴，回抽无血待患者感到酸麻时，将药物缓慢推入，出针后按压针孔片刻即可。

7. 穴位埋线 患者俯卧位，选穴取阿是穴、相应的华佗夹脊、肝俞、肾俞、脾俞、腰阳关、命门。每次选取 6 ~ 8 个穴位，常规皮肤消毒，剪取长 1.5cm 羊肠线（使用前浸泡于 75% 乙醇中），选取一次性麻醉用针，从针尖逆行放入肠线，再将线注入穴位下肌层，随后出针，针孔用碘伏再次消毒，贴创可贴。每 10 日 1 次。

8. 刺络拔罐 在患者颈部、胸背部、腰骶部夹脊处走罐，直至皮肤潮红，用梅花针扣刺，直到看见皮肤出现细小出血点为度，扣刺阶段后用玻璃罐实行拔罐，留罐时间为 10 ~ 15 分钟，总计放血 2 ~ 5mL 为宜。

四、预防与调护

1. 合理的营养 包括富有蛋白质及维生素的饮食，针对贫血可补充铁剂、维生素 D 和钙剂。

2. 适当休息与功能锻炼 鼓励患者多晒太阳，适当休息，改善潮湿、阴冷的工作环境和生活环境，应避免过劳。设计科学合理的关节主动与被动活动操，并且进行适当的体疗，功能锻炼。

3. 心理调护 治疗期间还应注意心理治疗，对于心思细腻、多愁善感的患者，特别是病程较长及女性患者，应言语温柔，予以开导，防止患者产生自卑、焦虑等不良情绪。对于强直性脊柱炎导致的关节变形、功能障碍从而影响正常生活的患者，应在日常活动中多予以扶持，协助其树立战胜疾病的信心，对愈后有重要影响。

第十节 跟痛症

一、概述

跟痛症是指因多种慢性疾病所导致的以跟骨周围疼痛、功能障碍为主要临床表现的疾病，多见于中老年人、运动员和身体肥胖者，且男性多于女性。此病可一侧或两侧同时发病，症状多种多样，但均以跟部跖面疼痛为主症。跟痛症属中医"伤筋""痹证"等范畴，多以肝肾亏虚、阴血不足引起筋肉失荣而致。主要表现为跟骨跖内侧疼痛，晨起第一步活动疼痛，行走片刻可缓解；长时间负重活动后疼痛明显加重，休息后可缓解，严重时可引起足跟痛、足弓痛。跟痛症的病因病机繁多且较复杂，在临床方面主要由跖腱膜炎、跟骨脂肪垫病变、跟骨滑囊炎、跟骨高压症、跟骨刺、神经卡压等原因引起。而对于跟痛症的治疗，目前治疗方法颇多，有封闭、理疗、中药熏洗等保守治疗，严重者亦可采取手术治疗。

二、病因与病机

西医学认为人体由于长期站立行走、剧烈活动，致足跟部的脂肪垫、滑囊、腱膜、韧带受到牵拉损伤，引起局部充血水肿，产生无菌性炎症，日久产生瘢痕、挛缩，局部应力改变，引起跟骨附着点处不断钙化、骨化，形成骨刺。由于骨刺的存在，易造成对跟骨骨膜、滑囊、腱膜的损伤从而导致局部充血、水肿、增生和发生无菌性炎症形成跖腱膜炎，跖腱膜是足底的重要结构，对维持正常足弓有重要意义。跖腱膜也是生物力学负荷比较大的组织结构，跖筋膜起自跟骨结节内侧浅层，正常步态行走时，跖筋膜由于体重下压，纵弓下沉，跖筋膜被牵伸，跖筋膜附着点承受相当大的力量，此外跖趾关节在行走时的背伸动作会牵拉跖筋膜。长期积累性持续牵拉，特别是在肥胖、运动劳损等情况下，易产生无菌性慢性炎症损伤，轻微撕裂，致滑囊炎或纤维组织炎，造成疼痛。

跟痛症在中医学中属"痹证"范畴，多责之于肾虚瘀阻。盖足跟位于人体最下、负重最多的部位，加之易于触冒水湿寒冷，易为寒湿之邪所犯。中老年人，肾气渐亏，加之劳累负重，日久会致肾气亏虚，经络气血不足，筋脉失养；若复为寒湿侵袭，痹阻经络，壅阻气血，则发为本病。

三、辨证论治

（一）内治法

1.痹证型

临床表现：跟部肿胀、疼痛，皮肤色红，皮温稍高，跟骨部压痛，活动稍有跛行，跟部受力时疼痛加重，寒湿者舌淡胖、苔白滑，脉沉弦或滑；湿热者舌质红、苔黄腻、脉滑数。

治法：祛风除湿，通络止痛。

主方：独活寄生汤加减。若疼痛较重者，加制川乌、红花；寒邪偏胜者，加附子、干姜；湿邪偏重者，加防己、苍术。

2. 肾虚型

临床表现：年老体弱或久病卧床不起，足不能负重，两腿酸软无力，两足跟部酸痛，行走时间越长，酸痛越明显，舌淡苔白，脉细无力。

治法：补肾益气，强壮筋骨。

主方：六味地黄丸、金匮肾气丸加减。

除此之外，本病在治疗中还可以选用不同的中成药进行治疗，具体分类包括如下几种。

1. 六味地黄丸　口服，每次 1 丸，每日 2 次。

2. 金匮肾气丸　口服，每次 1 丸，每日 2 次。

3. 独一味胶囊　口服，每次 3 粒，每日 3 次。

（二）外治法

1. 中药外用

（1）中药贴敷：可采用具有祛风通络、除湿止痛的四生通络贴膏（生川乌、生南星、生半夏、生地黄、川芎、丁香、花椒、樟脑、冰片等中药组成）外敷患处，每次 1 贴，每 12 小时更换一次。或用消肿止痛膏（独活、芒硝、生天南星、生草乌头、皂荚、冰片、丁香、肉桂等共研末，用水杨酸甲酯软膏将药末渗入混合均匀备用）每次取 20g 敷于患处，弹性绷带固定，每日更换 1 次，10 天为 1 个疗程。

（2）中药蜡疗：将制好的中药封包煎煮后，冷却至 45 ～ 55℃，置于患处，将制作好的厚度为 3 ～ 4cm 的柔软石蜡敷于封包外侧，起到加压加热等作用。用保温棉布进行包裹，防止散热；20 分钟后取下，治疗每日一次。

（3）中药封包：采用由红花、生艾叶、五加皮、独活、防风、赤芍、秦艽、制川乌、制草乌、制白附子、白矾、黄丹、花椒、透骨草、伸筋草、桑枝组成的自制热敷药袋，浸入红醋 5mL，持续热蒸 20 分钟，待温度降至 50℃左右时在患处做局部热敷，每天两次，每次 20 ～ 30 分钟。

（4）中药熏洗：熏洗药物（透骨草、伸筋草、川牛膝、威灵仙、川断各 30g，延胡索、秦艽、没药、乳香、独活、木瓜、艾叶、五加皮各 20g，桃仁、川芎、川乌、草乌、红花各 15g）。加水 2000mL，浸泡 2 小时左右，水煎 30 分钟，将所得药汁加入适量陈醋。先用热气熏蒸患处，再将患足泡入药汁中，30 分钟 / 次，早晚各 1 次，1 剂 / 日。

（5）药物涂擦疗法：用洋金花酒直接涂擦患处，洋金花酒组成：洋金花、川续断、淫羊藿、桂枝、红花、穿山甲（用猪蹄甲代替）、地龙、全蝎、白花蛇舌草、川草乌、制乳香、制没药、金银花藤、桑枝等，以上药物加白酒泡浸 1 个月而成。涂擦患处时，利用手部的来回擦涂动作令局部温度升高，促进所含药物透皮吸收，提高外涂药物的疗效，一日 3 ～ 4 次，并配合内服洋金花酒。

2. 针灸

（1）常规针刺：患者取平卧位，取承山、太溪、三阴交、涌泉、然谷，选取一次性无菌针灸针垂直进针，得气后接电针仪，留针 30 分钟，一日 1 次，15 天为 1 个疗程。

（2）温针：取阿是穴。患者取仰卧位，使患足悬空，局部常规消毒后，取毫针，以阿是穴为腧穴垂直进针，针刺深度为 0.5 ～ 1 寸，然后再以阿是穴为中心斜刺 3 ～ 5 针，即在阿是穴四周向中央以 30°斜刺，施平补平泻法，针刺得气后将一段长 3 ～ 5cm 的艾炷插在针柄上，点燃艾炷进行温针灸治疗，留针 20 分钟，待艾火自然熄灭后拔针。每日治疗 1 次。

（3）灸法：艾灸取女膝、阿是穴。取纯净的细艾绒，搓捏成圆锥体的艾炷，高约 1cm，炷底直径约 0.8cm，先在穴位上涂一层薄薄的万花油，方便粘贴艾炷，然后将做好的艾炷放置于穴位上用线香点燃，每穴 5 ～ 7 壮，每壮艾炷灸至患者感觉到有明显灼痛感方可移除艾炷，若女膝穴或阿是穴皮肤比较厚重，而患者也不觉疼痛，则可燃尽艾炷。

3. 针刀治疗　患者取仰卧位，令其屈膝，并将患足平放于治疗巾上，足跟内侧面朝上。常规消毒，铺无菌巾单，对足跟内侧跖底内侧皮神经注射 1% 利多卡因进行局部麻醉。麻醉起效后，右手持针刀，在术前标记好的足底压力异常区域快速刺入针刀，刺入时针刀与足底的跖筋膜走行方向垂直，将附着于骨刺上的韧带与腱膜切割分离 3 ～ 5 次，但注意不可切断所有筋膜。针刀后，切口处用无菌纱布包扎即可。术后 48 小时内要保持局部清洁以防感染，术后 3 天换药。

4. 推拿疗法　患者取俯卧位，先点揉曲泉、阴陵泉及其周围组织，出现明显酸胀感时保持术者指端压力不变继续点揉约半分钟，待酸胀痛消失后术者指端继续加压点揉，复出现酸胀感时仍保持指端压力不变约半分钟，待酸胀痛消失后术毕；同法施术于足跟跖筋膜止点。点揉手法要求持久柔和，术者指端不能留指甲，以防损伤患者皮肤，一日 1 次，10 次为 1 个疗程。

5. 穴位注射　取大钟、阿是穴；嘱患者俯卧位，穴位常规消毒，用 1mL 注射器抽取复方当归注射液，从大钟穴针尖向足跟部斜刺，足底阿是穴直刺，进针后回抽，无出血后再缓慢推入药液，每穴 0.5 ～ 1mL，每次 2 ～ 6 穴，每 3 天进行 1 次。

6. 功能锻炼　手扶着扶手站于台阶边缘使足跟部悬空，使下肢尽力下压使足背伸，坚持 5 秒然后跖屈；足底与墙面保持 45°尽力背伸坚持 5 秒；床边双膝并拢，双下肢伸直，坚持 5 秒；以上三种锻炼方法，每天上午、下午、晚上各锻炼 200 次。

四、预防与调护

预防跟痛症的发生，首先要避免赤足行走，更换平底鞋，穿足弓支撑性鞋子，或垫足跟垫软垫；改变生活习惯，尽可能做非负重锻炼。锻炼要坚持，但要掌握科学的方法，这样才能使双足得到锻炼而不是加重损伤；每天用温水泡脚，保持足部卫生和良好的血液循环，有助于足的健康；穿鞋要宽松，鞋底要有弹性、柔软，也可以预防性地在鞋中放置使用足跟垫；鞋底过薄不能对足起到足够的保护作用，容易损伤足部；控制体重，适度减肥，以减轻足部的压力。

第十一节　股骨头坏死

一、概述

股骨头坏死是指因为各种因素所导致的股骨头骨细胞变形或者血液供应被破坏，让骨活力成分死亡，导致骨细胞及骨髓成分坏死，继而又自行修复，最终造成股骨头结构改变、塌陷、关节功能障碍的一种疾病。多发于 20 ～ 50 岁青壮年，其发病原因主要包括激素、酗酒、创伤等。中医将股骨头坏死归属于"骨蚀""骨痹"范畴，认为"肾气热，则腰脊不举，骨枯而髓减，发为骨痿"。西医学对股骨头坏死无特殊有效的治疗方法，且多以晚期手术治疗为主。而中医学对股骨头坏死的治疗方法多种多样，可通过内服、外敷、针灸、理疗等多种方法治疗股骨头坏死，且对早期股骨头坏死的治疗具有极大的优势。

二、病因与病机

西医学认为股骨头坏死的病机为在各种因素作用下，促使股骨头的血运发生改变，成骨细胞分化停滞，降低股骨头的坏死修复过程，逐渐使股骨头的软骨部分缺失，软骨色泽改变及软骨磨损，软骨下骨骨折，骨小梁结构破坏，最终引发股骨头缺血坏死、塌陷等。

股骨头坏死的发生是由于机体肝肾亏损、气血两虚，继而产生痰、湿、瘀等有形产物阻滞筋脉，最终导致气滞血瘀、气血亏虚股骨头失养而坏死。先天肾气不足，后天失于濡养，以及外伤、劳累、失治、误治等均可成为股骨头坏死发生的病因，而究其根本是人体阴阳失衡、气血运行不畅所致。经络不畅、瘀血不散，骨失于营血的滋润及肾虚精亏、髓腔空虚，骨失于肾精的濡养亦可成为本病发生的原因。

三、辨证论治

（一）内治法

1.气滞血瘀证
临床表现：髋关节胀痛，痛处固定不移，久坐或久卧后疼痛加重，舌质紫暗或有瘀斑，脉沉涩。

治法：行气活血，破积化瘀。

主方：桃红四物汤加减。若以胀痛为主，加用苏梗、厚朴、枳壳、木香等；若以刺痛为主者加穿山甲（用猪蹄甲代替）、地龙。

2.湿热内结证
临床表现：髋关节疼痛，时有灼痛，下肢沉重，烦躁，大便干结，小便黄赤，舌质红，苔黄厚，脉弦滑数。

治法：清热利湿，活血通络。

主方：桃红四物汤合白虎汤加减。若疼痛不减者加地龙；若下肢沉重，功能障碍严重者加牛膝。

3. 气血两虚证

临床表现：跛行或行走困难，髋部钝痛，活动加重，患侧肢体肌肉萎缩，面色㿠白，唇甲淡白无华，气短乏力，舌淡苔白，脉细弱。

治法：补气养血。

主方：归脾汤加减。

4. 肝肾两虚证

临床表现：髋部疼痛较轻，活动时加重，休息后减轻，患肢肌肉萎缩，自汗或盗汗，失眠健忘，五心烦热，舌红少苔，脉细数。

治法：滋补肝肾，强筋壮骨。

主方：六味地黄丸加减。若自汗、盗汗，加五味子、浮小麦；若五心烦热加地骨皮。

5. 寒湿阳虚证

临床表现：髋关节间隙变窄，功能障碍明显，疼痛时轻时重，面色淡白，头昏耳鸣，畏寒，汗出，腰膝酸软，小便清长，夜尿多，舌质淡，苔薄白，脉沉细弱。

治法：温阳养气，散寒祛湿。

主方：参附汤加减。

除此之外，本病在治疗中还可以选用不同的中成药进行治疗，具体分类包括如下几种。

1. 丹郁骨康丸　口服，每次 1 袋，每天 3 次。

2. 仙灵骨葆胶囊　口服，每次 3 粒，每天 2 次。

（二）外治法

1. 中药外用

（1）中药外敷：热敷散（红花、生艾叶、五加皮、独活、防风、赤芍、秦艽、制川乌、制草乌、制白附子、白矾、黄丹、花椒、透骨草、伸筋草、桑枝组成），搅拌后用纱布袋缝好，浇入食醋，放入锅中蒸 20 分钟，用温湿毛巾拧干置于患髋部，取药包放入患处，两包交替，热敷 30 分钟 / 次，2 次 / 日，连续使用 3 个月。

（2）中药蜡疗法：将制好的中药封包煎煮后，冷却至 45 ～ 55℃，置于患处，将制作好的厚度为 3 ～ 4cm 的柔软石蜡敷于封包外侧，起到加压加热等作用。用保温棉布进行包裹，防止散热；20 分钟后取下，治疗每日 1 次。

（3）中药封包：采用由红花、生艾叶、五加皮、独活、防风、赤芍、秦艽、制川乌、制草乌、制白附子、白矾、黄丹、花椒、透骨草、伸筋草、桑枝组成的自制热敷药袋，浸入红醋 5mL，持续热蒸 20 分钟，待温度降至 50℃左右时在患处做局部热敷，每天 2 次，每次 20 ～ 30 分钟。

（4）中药熏蒸：具体药物：红花 10g，当归 20g，川牛膝 15g，生地黄 18g，熟地黄 28g，桃仁 15g，川芎 15g，炙甘草 6g 等药物，将所有药物倒入 1800 ～ 2000mL 的水中，待煮沸后，加入适当凉水，同时让患者平卧与熏蒸床上，对其患处进行熏蒸，每天 1 次，每次 20 ～ 30 分钟。或用除痹汤（川乌、草乌、独活、桂枝等），药用布包，煎取药液加水，置于木桶中，嘱患者入木桶中浸浴 40 分钟左右，一日 1 次，10 次为 1 个疗程。

（5）中药熏洗：用疏经通络汤熏洗治疗，药物组成：丹参 30g，苍术 30g，独活 30g，透骨草 30g，伸筋草 30g，木瓜 30g，艾叶 20g，花椒 20g，桂枝 20g，防风 20g，红花 10g，川乌 10g，草乌 10g，细辛 6g。诸药加水 5 ～ 6 L 煎煮 1 小时后，以瓷盆作为煎药容器，文火煎煮至沸，加入白酒 100mL，陈醋 100mL。将患肢置于瓷盆上方约 10 cm 处，以布敷盖患肢及药液容器蒸熏患肢，待药液适当冷却不烫手后，以布巾溻渍患肢，溻洗 30 ～ 40 分钟后擦干患者，一日 2 次。

（6）药物涂擦疗法：用洋金花酒直接涂擦患处，洋金花酒组成：洋金花、川续断、淫羊藿、桂枝、红花、穿山甲（猪蹄甲代替）、地龙、全蝎、白花蛇舌草、川草乌、制乳香、制没药、金银花藤、桑枝等，以上药物加白酒泡浸 1 个月而成。涂擦患处时，利用手部的来回擦涂动作令局部温度升高，促进所含药物透皮吸收，提高外涂药物的疗效，一日 3 ～ 4 次，并配合内服洋金花酒。

2. 针灸治疗

（1）针刺：选取"股六针"（第一针为居髎穴，第二针为居髎穴左侧 1 寸，第三针为居髎穴右侧 1 寸，第四针为居髎穴与环跳穴连线的中点，第五针为第四针左侧 1 寸，第六针为第 4 针右侧 1 寸）、肾俞（双）、关元俞（双）、秩边、环跳、阳陵泉、足三里、三阴交、悬钟、太溪等穴位。肾俞穴向下斜刺，"股六针"及余穴均直刺。一日 1 次，1 个星期为 1 个疗程，连续治疗 4 个疗程。

（2）温针：患者取侧卧位，常规消毒穴位后，常规针刺，居髎、环跳、环中、阳陵泉、绝谷用平补平泻法，太溪用补法，随症加减，补虚泻实，主穴捻转行针得气后，针柄放置 1.5cm 艾炷，从下端点燃，针与皮肤接触处放自制硬纸片，防止落灰烫伤皮肤，艾炷燃尽后，再次捻转行针，出针。每天 1 次，治疗 5 天，休息 2 天，之后再进行治疗。

3. 针刀治疗 选取腹股沟韧带中点外下 2 ～ 4cm，股骨大转子直上 2 ～ 4cm，取股骨大转子顶点与髂前上棘连线中点、股骨头投影弧线中点、股骨大粗隆外侧突出部与髂后下棘连线中点外 1/3 交界处为进针点，逐层分离后直达关节腔，进入关节腔后继续沿关节间隙向两侧分离 2 ～ 3 次，以达到松解关节囊粘连，降低关节囊内压，改善局部血液循环的作用。患者可选择仰卧、侧卧、俯卧等不同位置，充分暴露手术部位。常规消毒，铺无菌巾，术者戴无菌手套，局部麻醉。按针刀四步进针法直刺，直达关节囊处，进行切割分离、铲拨松解挛缩的关节囊。术者针刀下的紧张感消失，患者有酸、胀、麻、痛感后出针，术后压迫止血 3 分钟，观察没有活动性出血后用无菌纱布敷盖。48

小时内保持术区干燥。术后指导患者进行髋关节功能锻炼，每周治疗1次，2次为1个疗程。

4.推拿疗法 患者俯卧位，沿督脉和膀胱经做㨰、揉法3～5分钟，㨰、拿双侧肾俞、八髎2～3分钟后，于髋关节后、前、外侧做㨰、揉、分筋法6～7分钟；接着在下肢沿膀胱经、胃经、胆经做㨰、拿、揉法3～4分钟；并揉阴陵泉、三阴交各1分钟。再次找准痛点，行㨰、揉、点、按法2分钟。被动做髋关节屈曲、内旋、外旋、内收、外展活动4分钟。最后，理腰背部督脉、膀胱经，理髋关节和下肢膀胱经、胆经、胃经，各3～5次。

5.艾灸治疗 取至阳、关元俞、委中、委阳、环跳、阳陵泉、昆仑、阿是穴等穴或皮下有硬结化，循经往返灸，激发经气，再施以温和灸开通经络，探查出所有热敏穴后，选择1～3个最敏感穴位，予以灸疗至感传消失、皮肤灼热为止，此为一次治疗。施灸时间、条索状物等反应物的部位施灸。先行回旋灸温热局部气血，后以雀啄灸加强敏化，因人而异。一日1次，10日为1个疗程。

6.穴位注射 注射选用丹参（冻干），用5mL生理盐水溶解，注射器抽取，选股骨头缺血性坏死侧的穴位，严格消毒后，每穴注射2.5mL，每周3次，连续治疗6个月。采用辨证取穴，以舒筋通络、活血化瘀、补肾壮骨为主。主穴：髀关、肾俞、足三里、关元、环跳；随症加减：①气滞血瘀：委中、太冲、膈俞、血海、阿是穴；②风寒湿痹：风市、悬钟、阳陵泉、阿是穴；③痰湿：丰隆、脾俞、公孙、阴陵泉；④气血虚弱：气海、血海、脾俞、肝俞、命门；⑤肝肾不足：肝俞、太溪、光明、三阴交、腰阳关。

7.功能锻炼 股骨头坏死患者进行功能锻炼的目的是防止组织粘连、肌肉萎缩、关节僵直，改善患病关节的功能状态，重塑坏死的股骨头。

（1）股四头肌等长收缩训练：患者仰卧，双下肢自然伸直，臀部、膝盖和脚踝三点处于一条直线上，腘窝处放置毛巾卷，膝关节绷紧，下压毛巾卷，保持膝伸直，勾脚尖，脚尖时应保持中立位。每次停留5秒，每组10次，每天8组。

（2）侧卧髋外展训练：患者侧卧，患侧肩膀、臀部和脚踝三点处于一条直线上，患腿在上，健侧屈膝在下，患肢自然伸直，外展上方的患腿，保持髋、膝伸直，勾脚尖维持，侧抬腿运动时，应注意臀部不得后移。每次停留5秒，每组10次，每天8组。

（3）仰卧髋外展训练：患者仰卧，双下肢自然伸直，外展双侧患腿，保持髋、膝伸直，勾脚尖，外展运动时，脚尖应朝外侧或保持中立位。每次停留5秒，每组10次，每天8组。

（4）蛙式分腿牵拉训练：患者仰卧，屈髋屈膝，双脚并拢。髋关节外展、外旋（双膝关节打开），双脚底保持并拢，并靠近臀部。双腿呈"蛙型"，全身放松，配合呼吸。每次停留6秒，每组5次，每天6组。

四、预防与调护

1.注意天气变化、风寒湿邪，一定要加强对髋部的自我保护意识，避免再次损伤。

2. 忌酒、激素类药物、消炎镇痛类药物，因为相关疾病必须应用激素时，要掌握短期适量的原则，并配合扩血管药、维生素 D、钙剂等，切勿不听医嘱自作主张，滥用激素类药物。

3. 少食水产品。饮水产品可引起体内代谢物质紊乱而引发痛风性关节炎和其他关节的无名肿痛。

4. 加强体育运动，补钙加服维生素 D，预防骨折。

5. 控制饮食，以免体重持续增加而加重髋关节负担。

6. 多吃含钙质和磷多的食物，少吃肥腻高糖高盐的食物，以免引起血脂增高和血黏度增加，故而影响血液循环。注意饮食清淡，如果肥甘厚味摄入过多，活动量又少，会使体内血脂增高，血液黏稠度增加，使得血流缓慢，反而不利于股骨头的修复。

下 篇

名医经验拾萃

第六章　名医验案及常用验方

第一节　名医验案

一、施杞验案（全国老中医药专家学术经验继承工作指导老师、上海市名中医）

医案1

姓名：刘某　性别：女　年龄：69岁

2010年4月28日，初诊

主诉：颈项疼痛伴步态不稳半年余，加重1周。

现病史：患者素有颈项不适，2009年11月份无明显诱因出现颈项疼痛，转侧不利，遂至外院就诊并行MRI检查，提示：$C_{4\sim5}$、$C_{5\sim6}$椎间盘变性并突出，硬膜囊受压。给予中西药治疗，具体药物和剂量不详。近1周以来再次出现上述症状，未见缓解，遂来我科就诊。

刻诊：颈项疼痛，转侧不利，下肢拘紧，多汗，头晕，畏冷，胃纳、二便及夜寐均正常。查体：颈压痛（＋），Hoffman（＋），四肢肌力V级，肌张力正常，膝腱反射（＋），跟腱反射（＋），Babinski征（－）、Oppenheim征（－）、Gordon征（－），双下肢皮肤感觉对称、正常。舌象：舌质紫，舌苔薄。

脉象：弦滑。

检查：外院行MRI检查，提示：$C_{4\sim5}$、$C_{5\sim6}$椎间盘变性并突出，硬膜受压。

西医诊断：颈椎病（脊髓型）。

中医诊断：痹证。

辨证：气虚血瘀，经脉不遂。

治则治法：益气化瘀，疏经通络。

处方：圣愈汤合身痛逐瘀汤化裁。

炙黄芪15g，潞党参12g，紫丹参12g，赤芍12g，杭白芍12g，大川芎12g，粉葛根12g，川牛膝12g，制香附12g，明天麻12g，全当归9g，炒羌活9g，大秦艽9g，川桂枝9g，软柴胡9g，姜半夏9g，石菖蒲18g，炙甘草6g。

14剂，每日1剂，水煎服，分早晚各服用1次。嘱药渣装入纱布袋中热敷颈项部，每日2次。

2010年7月11日，二诊

患者自诉颈项疼痛、转侧不利、头晕、两手麻木均较前明显好转，步履不稳的情况稍有缓解，苔薄质紫，脉弦细。

再拟前法调摄，原方加大蜈蚣3g，淫羊藿12g，续服28剂。

随访：两个月后随访，患者自诉诸恙大缓，已能正常生活和工作。

按语 本案为脊髓型颈椎病，主要是由于颈椎间盘在退变的基础上发生变性和突出，导致脊髓刺激和受压而引起的综合征，其临床表现主要是颈项疼痛，转侧不利，下肢拘紧。施杞老师根据中医学对本病的认识，提出从痹论治颈椎病，因证施治。痹者，闭也，乃气血闭塞不通之义，不通则痛，故而患者出现颈项疼痛。余景和曰："诸痛之症，当分气血、寒热、脏腑、经脉，断不可笼统而混治之。"王清任云："痹证有瘀血说，用身痛逐瘀汤，若虚弱，量加黄芪一二两。"本案正是如此，经脉气血痹阻不畅，气虚血瘀，不通则痛，故表现为颈项疼痛、下肢拘紧，治当益气化瘀、疏经通络、蠲痹止痛，以圣愈汤合身痛逐瘀汤化裁主之。脊髓型颈椎病病程迁延，正气受损，营卫失和，故而多汗，方中芍药配桂枝以调和营卫，并能散寒通经。肝主筋，肝经失畅，则可出现下肢拘紧，故方中取柴胡、芍药以疏肝解郁、缓急止痛。气血不和，痰湿内蕴，则阳气不能上蒸和外达，故患者表现出头晕、畏冷、舌质紫和脉弦滑。因瘀久亦可滋生痰湿，导致痰瘀互结，病情缠绵难愈，治当活血化瘀与祛痰化湿并用，使瘀血得通，痰湿得化，经脉得以畅达，气血始能流通，此之所谓"久痹剔痰瘀"也。因此，方中佐加石菖蒲以祛痰通络，配伍半夏、天麻以化痰止眩。此外，方中取葛根以解肌止痛，并为舟楫之药，可率诸药上行于颈，直达病所。二诊时患者症状逐渐缓解，可见治法得当，方药对证，再加蜈蚣、淫羊藿以增强搜剔活络、温阳通经之功。全方补养温行，通达内外，气血流畅，则诸恙渐消。全方充分体现了施老师的"以气为主，以血为先，筋骨并重，肝脾肾同调"的学术思想。

医案2

姓名：卜某 性别：女 年龄：56岁

2010年4月23日，初诊

主诉：双手关节肿痛十年余，加重一个月。

现病史：患者自诉十年前无任何诱因渐感双手关节肿痛，遇冷症状加重，在外院诊断为类风湿关节炎，曾服用多种中西药物，效果欠佳，具体药物和剂量不详。近一月来患者自感症状再次出现并加重，全身乏力，手指僵硬，不能屈伸，两手指呈梭形，指甲灰暗，夜寐欠安，胃纳尚可。

刻诊：双手掌指关节和近节指间关节僵硬，肿胀不明显，不能伸屈。查体：双手轻度尺偏畸形，双手食、中指掌指和近节指间关节呈"鹅颈"畸形，屈伸活动障碍，面色无华。舌象：舌质淡胖，少津，边有齿印，舌苔薄白。

脉象：细。

辅助检查：心电图：$V_1 \sim V_3$的ST段下移，T波低平。

实验室检查：血沉：4mm/h；类风湿因子：阳性；免疫复合物：0.108，C4：

101.6mg/dL，C3：118.5mg/dL；IgG：275mg/dL，IgA：352mg/dL，IgM：110mg/dL。

西医诊断：类风湿关节炎。

中医诊断：痹证。

辨证证型：正虚邪实，气血两伤。

治疗原则：扶正祛邪，益气通络。

处方：黄芪桂枝五物汤加减。

炙黄芪 15g，潞党参 12g，川桂枝 6g，鸡血藤 12g，全当归 12g，制川乌 9g，制草乌 9g，寻骨风 12g，炙地鳖虫 12g，广地龙 9g，何首乌 9g，首乌藤 9g，炙全蝎 9g，露蜂房 9g，香谷芽 12g，片姜黄 9g，大枣 10 枚，炙甘草 5g。

14 剂，水煎服，1 日 1 剂，分两次服用。嘱药渣装入布袋热敷患部，每日 2 次。

2010 年 5 月 10 日，二诊

双手关节疼痛较前减轻，手指僵硬感较前好转，夜寐可，脉细，苔薄白。治法同前，原方继服 28 剂。

随访：2010 年 6 月 9 日，双手关节疼痛已明显好转，双手可持物。

检查：复查类风湿因子弱阳性，C4：90mg/dL，IgG：1700mg/dL，IgA：250mg/dL，IgM：170mg/dL，均在正常范围，双手关节屈伸活动尚可，脉细，苔薄白。给予中成药独活寄生丸收功，每日 3 次，每次 6g。

按语 此案为临床难治性疾病——类风湿关节炎，中医辨证为痹证的虚实夹杂型，正虚多因久病而致，正虚无力逐邪，使病邪留恋不去，但补恐有留寇之弊；急攻当有伤正之害。唯有选择气血双补，邪正兼顾，攻补兼施，方可收祛邪之功，兼得扶正补虚之效。此方选炙黄芪、潞党参、全当归、鸡血藤益气补血以扶正；制川乌、制草乌、寻骨风以搜涤蓄邪；桂枝、姜黄以通络祛邪，《本草纲目》认为虫类之品，能透骨剔风，内走脏腑，外彻皮毛，无处不利。叶天士认为络瘀则痛，主以虫类之品搜剔经隧之瘀，全蝎善于走窜，逐湿除风，蠲痹通络；地龙主治关节病，且根据现代药理学临床研究报道，此二者具有部分激素样作用。至三诊，患者主症已解，参考西医学实验室检查结果亦已好转，考虑患者邪滞已尽，但久病体虚，故于独活寄生丸口服，以扶正强体。全方充分体现了老师的"扶正为本，攻补兼施，内外同治"的辨治思路。

医案 3

姓名：李某 性别：女 年龄：55 岁

2011 年 11 月 25 日，初诊

现病史：素有颈腰疼痛，四肢畏冷，足跗肿胀。曾下乡劳作，70 年代末即有畏冷，诸恙不适的情况，胃纳、二便正常，近期实验室检查肝肾功能正常。外院 MRI 示：$L_4 \sim S_1$ 椎间隙变窄，椎间盘变性并向后突出（$L_{4\sim5}$ 水平明显），椎管狭窄。苔薄，质紫，脉沉细。

诊断：痹证，颈腰综合征（颈椎病、腰椎间盘突出症）。证属寒凝经脉，气滞血瘀。治拟益气温阳，活血通经。

处方：圣愈汤合阳和汤加减。

生黄芪 15g，党参 12g，当归 9g，白芍 12g，熟地黄 30g，大川芎 12g，柴胡 9g，鹿角片 9g，肉桂 3g，炮姜 6g，白芥子 9g，炙甘草 6g，炙麻黄 9g，制川乌 9g，生薏苡仁 18g。

14 剂，每日 1 剂，水煎服，分早晚各服用 1 次。嘱药渣装入布袋热敷患部，每日 2 次。

2011 年 12 月 9 日，二诊

药后颈腰疼痛渐缓，时有反复，畏寒恶风，二便尚可。苔薄，质紫，脉细滑。治疗再前法。

处方：圣愈汤合阳和汤加减。

生黄芪 15g，党参 12g，当归 9g，白芍 12g，熟地黄 30g，大川芎 12g，柴胡 9g，鹿角片 9g，肉桂 3g，炮姜 6g，白芥子 9g，炙甘草 6g，炙麻黄 9g，生麻黄 3g，蓬莪术 12g，大蜈蚣 3g，14 剂，水煎服。

2011 年 12 月 23 日，三诊

药后颈腰疼痛已缓，近期外感，身热多汗，咳嗽痰少。苔薄腻，脉细滑。证属气血失和，风寒入络，肺失宣肃。治拟疏风宣肺，益气和血。

处方：藿香、佩叶各 12g，苏子梗 12g，金银花 18g，北细辛 9g，炙紫菀 12g，款冬花 12g，炙麻黄 9g，姜半夏 9g，炙甘草 6g，伸筋草 15g，粉葛根 12g，左秦艽 15g，蔓荆子 12g，广陈皮 9g。14 剂，水煎服。

2012 年 1 月 6 日，四诊

外感已愈，腰痛已缓，左下肢牵掣尚有麻木、酸楚，二便正常，不耐久立、久坐，汗出较多。苔薄，脉沉细。再拟补气活血通络。

处方：补阳还五汤加减。

生黄芪 30g，当归 9g，赤芍 12g，白芍 12g，川芎 12g，地龙 9g，红花 9g，桃仁 9g，炒白术 12g，炒防风 12g，糯稻根 18g，地骨皮 12g，左秦艽 12g，川牛膝 12g，山楂曲 12g，大红枣 9g，生姜 3 片。14 剂，水煎服。

随访：一月后患者诸恙渐缓，独自行走自如。嘱避免劳累，避风寒。

按语 《三因极一病证方论·叙痹论》曰："夫风寒湿三气杂至，合而为痹……三气袭人经络，入于筋脉，皮肉，肌肤，久而不已，则入五脏……大抵痹之为病，寒多则痛，风多则行，湿多则着。在骨则重而不举，在脉则血凝不流，在筋则屈而不伸，在肉则不仁，在皮则寒。"患者寒凝经脉，经久不愈，多由素体阳虚，营血不足，寒凝湿滞闭阻于肌肉、筋骨、血脉所致，故局部及全身见一系列虚寒表现。以圣愈汤合阳和汤温阳补血，散寒通滞。阳和汤方中重用熟地黄，滋补阴血，填精益髓；配以鹿角胶，补肾助阳，强壮筋骨，两者合用，养血助阳，以治其本，共为君药。寒凝湿滞，非温通而不足以化，故方用姜炭、肉桂温热之品为臣。脾主肌肉，姜炭温中，破阴通阳；寒在营血，肉桂入营，温通血脉。佐以麻黄，辛温达卫，宣通经络，引阳气，开寒结；白芥子祛寒痰湿滞，可达皮里膜外，两味合用，既能使血气宣通，又可令熟地黄、鹿胶补而不滞。甘草生用为使，解毒而调诸药。综观全方，其配伍特点是补血药与温阳药合用，辛

散与滋腻之品相伍，宣化寒凝而通经络，补养精血而扶阳气，用于寒凝经脉，犹如离照当空，阴霾自散，化阴凝而布阳气，使筋骨、肌肉、血脉、皮里膜外凝聚之阴邪，皆得尽去，故以阳和名之。待风寒湿邪已缓，以补阳还五汤补气活血通络。

二、王拥军验案（岐黄学者、教育部"长江学者"）

医案1

姓名：刘某　性别：女　年龄：69岁

2010年4月28日，初诊

主诉：颈项疼痛伴步履牵掣1年余。

现病史：患者素有颈项不适5年余，曾至外院行MRI检查，提示：$C_{4～5}$脊髓受压变性，颈椎间盘变性。现症见：颈项疼痛，转侧不利，下肢拘紧，头晕，两手麻木，多汗，畏冷，胃纳、二便及夜寐均正常。查体：颈压痛（+++），咽充血（+++），Hoffman征（+），四肢肌张力V级，肌张力正常，膝、跟腱反射（+++），下肢病理征（-），双下肢皮肤感觉对称、正常。舌象：舌质紫，舌苔薄。

脉象：弦滑。

辅助检查：外院行MRI检查，提示：$C_{4～5}$脊髓受压变性，颈椎间盘变性。

中医诊断：颈椎病（气滞血瘀）。

辨证分析：气血瘀滞，经脉不遂。

西医诊断：颈椎病（脊髓型）。

治疗原则：调和气血，疏经通络。

处方：身痛逐瘀汤加减治疗。

炙黄芪15g，党参12g，丹参12g，赤芍12g，白芍12g，大川芎12g，粉葛根12g，川牛膝12g，制香附12g，明天麻12g，全当归9g，炒羌活9g，左秦艽9g，川桂枝9g，软柴胡9g，姜半夏9g，石菖蒲18g，炙甘草6g。

14剂，每日1剂，水煎服，分早晚各服用1次。嘱药渣装入毛巾袋中湿热敷患部，每日1～2次，每次待药渣凉后即可。

2010年5月12日，二诊

患者诉颈项疼痛，转侧不利，头晕，两手麻木，较前明显好转，步履牵掣稍有缓解，苔薄质紫，脉弦细。再拟前法调摄，原方加大蜈蚣3g，淫羊藿12g，续服28剂。

随访：两个月后随访，患者自诉诸恙皆愈，已能生活自理。

按语　颈椎病是临床常见疾病之一，可分为颈型、神经根型、脊髓型、椎动脉型、交感神经型和混合型。本案为脊髓型颈椎病，主要是由于颈椎间盘在损伤或退变基础上发生的突出和膨胀，后纵韧带的钙化，颈椎椎体的不稳和后缘的增生，以及各关节的松动和移位等因素，导致脊髓受压或刺激而引起的综合征，其临床表现主要是以感觉、运动和反射障碍为主，如疼痛、麻木、步履拘紧或瘫痪、腱反射亢进或减弱、锥体束征、肌力和肌张力异常等。根据中医学理论的认识，并结合几十年的临床经验，导师提出从痹论治颈椎病，因证施治，疗效显著。痹者，闭也，乃气血闭塞不通之义。不通则痛，故而颈椎病患者常常出现颈项、肩臂或胸背部的疼痛。余景和曰："诸痛之症，当分气血、寒热、脏腑、经脉，断不可笼统而混治之。"王清任云："痹证有瘀血说，用身痛逐瘀汤，若虚弱，量加黄芪一二两。"本案正是如此，经脉气血痹阻不畅，不通则痛，故表现为颈项疼痛剧烈，治当活血化瘀、蠲痹止痛，以身痛逐瘀汤主之。脊髓型颈椎病病程较长，正气受损，营卫失和，故而多汗，方中芍药配桂枝以强卫调营，并能散寒通经。肝主筋，肝经失畅，则可出现下肢拘紧，故方中取柴胡、芍药以疏肝解郁、柔肝止痛。气血不和，痰湿内蕴，则阳气不能上蒸或外达，故而患者表现出头晕、畏冷、舌质紫和脉弦滑的症状。因瘀久可化湿生痰，导致痰瘀互结，病情缠绵难愈，治当活血与祛痰并用，使瘀血得通，痰湿得化，如此经脉得以畅达，气血始能流通，此之所谓"久痹剔痰瘀"也。因此，方中佐加石菖蒲以祛痰通络，配伍半夏、天麻以化痰止眩。此外，方中取葛根以解肌止痛，并为引经药，可率诸药上达于颈，使之药到病所。二诊时患者症状见缓解，可见治法得当，方药对证，因此加用蜈蚣、淫羊藿以增强搜剔活络、温阳通经之功。全方补养温行，通达内外，气血流畅，则诸恙消逝。

医案 2

姓名：范某　性别：男　年龄：48 岁

2010 年 4 月 6 日，初诊

主诉：双侧髋关节疼痛、活动困难五年。

现病史：双髋关节疼痛多年，屈伸不利，活动受限，步履牵制，行走乏力。曾有右膝疼痛，胃纳、二便均可。

体格检查：双侧腹股沟韧带中点下方压痛，双髋外展外旋受限，"4"字征阳性，屈髋屈膝试验阳性，双下肢股四头肌肌力Ⅳ级。

舌象：舌质红，苔薄黄。

脉象：弦细。

辅助检查：X 线提示，两侧扁平髋表现为髋关节间隙狭窄，股骨头囊性变。

中医诊断：骨蚀（气滞血瘀证）。

辨证分析：气血瘀滞，经脉不遂。

西医诊断：两侧股骨头无菌性坏死。

治疗原则：益气化瘀，行气止痛。

处方：生黄芪 12g，苍术、白术各 9g，汉防己 15g，青风藤 12g，软柴胡 9g，炒枳壳 12g，伸筋草 12g，川牛膝 12g，全当归 9g，赤芍、白芍各 12g，蓬莪术 12g，炙乳香 9g，制香附 12g，鸡内金 9g，嫩钩藤 12g，炙甘草 6g。

本方连服 21 剂，水煎温分，早晚各 1 次，1 日 1 剂，药渣煎水泡脚。

2010 年 4 月 28 日，二诊

诸恙如前，药后疼痛已缓，活动较前改善，胃纳。二便尚可，胃脘稍有作胀，苔薄质紫脉细，再前法。原方（4 月 6 日方）去炙乳香、炒枳壳，加淫羊藿 12g，旋覆梗 12g，九香虫 9g。

上药 21 剂，服法同前。

2010 年 5 月 20 日，三诊

腰脊酸痛，两髋酸楚，药后已缓，胃纳、二便均可，苔薄，脉细。再拟调和气血，补养肝肾。

处方：炙黄芪 12g，党参 12g，丹参 12g，苍术 9g，白术 9g，全当归 9g，茯苓 15g，茯神 15g，炒白芍 12g，蓬莪术 12g，大熟地黄 12g，淫羊藿 12g，巴戟天 12g，肥知母 9g，鸡血藤 12g，老鹳草 12g，厚杜仲 12g，大秦艽 9g，川活、独活各 9g，制香附 9g，炒枳壳 12g，炙甘草 6g。

上药 48 剂，服法同前。

2010 年 7 月 8 日，四诊

药后疼痛已缓，步履牵掣较前明显改善，苔薄，脉细。再前法。

处方：前去茯苓神，加川牛膝 12g，肉苁蓉 18g，台乌药 12g。服药 28 剂，服法同前。

2010 年 8 月 6 日，五诊

生活自理，髋部牵掣轻。

按语 中医学认为本病属"骨蚀""骨痿""骨痹""髋骨痹"等相关范畴。常因意外创伤、慢性劳损、六淫之邪侵袭等所致。《灵枢·刺节真邪》曰："虚邪之入于身也深，寒与热相搏，久留而内着，寒胜其热，则骨疼内枯；热胜其寒，则烂肉腐肌为脓，内伤骨，内伤骨为骨蚀。"可见本病病因不外正虚邪凑。本病的辨证分型为寒凝经脉、气滞血瘀、痰湿阻络、肝肾亏虚。所谓治病求本，本在阴阳，而气血为阴阳之物质基础，故导师论治骨伤科疾病多从气血论治，并提出气血辨证的观点。本例患者年事已高，脏腑不足，功能衰退，加之双侧髋关节病痛多年，耗伤正气，气虚推动无力，气机凝滞，瘀血阻络，故本病治疗早期益气化瘀，行气止痛，但患者素体脾虚，且因乳香等药物有碍脾之运化，待瘀血渐去，则调补脾胃，使其运化有力。待脾运已复则兼顾滋补肝肾，强健筋骨。总体体现了"标本兼顾，急则治其标，缓则治其本"的原则，方用圣愈汤（清代吴谦《医宗金鉴》）为基础方，"此六味皆醇厚和平而滋润，服之则气血疏通，内外调和，合于圣度矣"（清代柯琴）。柴胡苦平，能升能降，达上、中、下三部，疏解瘀滞，化瘀散结。该方很好地体现了"以气为主，以血为先，肝脾肾同治"的治疗思想。

医案 3

姓名：沈某　性别：男　年龄：64 岁

2011 年 11 月 11 日，初诊

现病史：腰脊疼痛，间歇性跛行，经治后已有 1 年余未发作。10 日前长途驾车 5 个小时，次日腰痛复作，胃纳二便尚可，晨起每有烘热盗汗。

检查：腰椎叩击痛（++），腰椎生理弧度消失。外院 CT 示：$L_5 \sim S_1$ 椎间盘突出。

舌象：舌淡苔薄。

脉象：脉细滑。

诊断：痹证（腰椎间盘突出症）。证属气滞血瘀，经脉痹阻。治拟活血祛瘀，通痹

止痛。

处方：圣愈汤合身痛逐瘀汤加减。

炙黄芪 9g，党参 12g，当归 9g，白芍 12g，生地黄 9g，大川芎 12g，柴胡 9g，桃仁 9g，红花 9g，乳香 9g，五灵脂 12g，羌活 9g，秦艽 9g，制香附 12g，川牛膝 12g，广地龙 6g，炙甘草 6g，大蜈蚣 3g，香谷芽 12g。

14 剂，水煎服。每日 1 剂，分两次服，每次加麝香保心丸 2 粒吞服。

2011 年 11 月 25 日，二诊

药后诸恙均缓，二便正常，近期稍有胃脘作胀，苔薄，脉细。再拟益气养血，滋阴补肾。

处方：圣愈汤合左归丸加减。

炙黄芪 9g，党参 12g，当归 9g，白芍 12g，熟地黄 12g，大川芎 12g，柴胡 9g，山茱萸 12g，怀山药 18g，枸杞子 12g，川牛膝 12g，炙龟甲 9g，鹿角片 12g，菟丝子 12g，鸡血藤 12g，香谷芽 12g，炙甘草 6g，佛手片 12g，老鹳草 12g，生薏苡仁、熟薏苡仁各 15g。14 剂，水煎服。

随访：一个月后患者诸症已除，行走自如。嘱做十二字养身功，避免弯腰劳累。

按语　腰椎间盘突出症，又称腰椎纤维环破裂症或腰椎髓核脱出症。它是腰椎间盘发生退行性变以后，在外力的作用下，纤维环破裂，髓核突出刺激或压迫神经根、血管或脊髓等组织所引起的腰痛，并且伴有坐骨神经放射性疼痛等症状。若存在闪挫坠堕等外伤，会导致血脉凝涩、经络壅滞，令人卒痛不能转侧，而经络阻塞，气血凝结是其主要病机。劳损及大病可致肾气亏损，也可发为腰腿痛。患者年过六旬，反复劳损，疼痛剧烈，证属气滞血瘀，经脉痹阻，不通则痛。以圣愈汤合身痛逐瘀汤配合麝香保心丸行气活血，疏通经络。待疼痛渐缓后仍以滋阴补肾，填精益髓为法。用圣愈汤合左归丸调理之。左归丸中熟地黄、山药、山茱萸补益肝肾阴血；龟甲胶、鹿角胶均为血肉有情之品，二味合用，峻补精血，调和阴阳；之后再配菟丝子、枸杞子、牛膝补肝肾，强腰膝，健筋骨。合用具有滋阴补肾，益精养血之功。纯补无泻、阳中求阴是本方的配伍特点。

三、李堪印验案（全国老中医药专家学术经验继承工作指导老师、陕西省名老中医）

医案

姓名：许某　性别：男　年龄：65 岁

2010 年 3 月 12 日，初诊

现病史：患者于 7 年前开始反复发作双膝部酸痛。3 年前开始双膝疼痛加重，活动时疼痛厉害，并伴有腿软欲跌的现象，休息后症状减轻。3 个月前开始出现双膝持续性疼痛、肿胀，以右膝为甚，右膝关节屈伸受限，走路跛行。曾就诊于外院，治疗未见效，症状反而加重，还出现乏力、自汗、失眠等。

检查：面色苍白，痛苦面容，舌淡、苔白滑，脉浮缓。右膝肿胀，外膝眼及髌周压痛明显，浮髌试验（＋），右膝关节伸直活动受限。左膝部轻微肿胀，内、外膝眼处压痛，浮髌试验（－）。X 线片显示双膝关节髌骨及胫骨平台边缘、股骨髁边缘均见骨质增

生，关节间隙正常。实验室检查：血沉 14mm／h。

诊断：双膝骨性关节炎。

治疗：入院后即给予蠲痹汤内服，服 4 剂。外用消肿膏，患者感双膝肿痛减轻，然后继用蠲痹汤 5 剂，患者双膝肿胀、疼痛基本好转，但右膝关节屈伸仍有轻度受限。继续给蠲痹汤 5 剂，配合热敷散外敷，患者双膝关节肿痛消去，行走正常。

按语　骨性关节炎，又称为退行性关节炎或增生性关节炎。中医学认为膝骨关节炎，属中医学"痹证""骨痹"范畴，《景岳全书》云："盖痹者闭也，以气血为邪所闭，不得通行而病也。"指明了膝骨关节炎发病病机，多因邪致气血不通，不通而病。《素问·长刺节论》"病在骨，骨重不可举，骨髓酸痛，寒气至，名曰骨痹。"点明了骨痹的发病部位在骨，其临床表现以关节沉重、疼痛为主要特点。《张氏医通》云："膝为筋之府，膝痛无有不因肝肾虚者，虚则风寒湿气袭之。"指出肝肾亏虚是膝骨关节炎病变的内在因素及发病基础，是根本原因。肝主筋藏血，肝阴不足则血不荣筋，筋脉失养，"膝为筋之府"，故而出现膝关节筋脉拘挛，活动不利。肾主骨生髓，肾阴不足则气血不能化精生髓而充骨养骨，致使骨质疏松、骨骼发生变形。肾阳不足则温化无源，气血运行无力，经脉滞涩，血气运行不畅形成瘀血，瘀血痹阻，不通则痛，故关节肿痛。所以认为治疗膝骨关节炎的"本"就是补益肝肾。而瘀血痹阻是导致膝骨关节炎疾病发生疼痛的主要因素，是贯穿始终的特征性病机，风寒湿侵袭为诱发因素。故而给予滋补肝肾、活血通络止痛兼祛风湿的蠲痹汤治疗，方中熟地黄滋阴补血、益精填髓；骨碎补苦温入肾，温补肾阳，强筋健骨；牛膝补益肝肾、强壮筋骨；生黄芪补气固表、利尿托毒、排脓敛疮生肌，四者共为臣药，以助补肝肾、强筋骨之功，并发挥益气血的效果；牛膝又有活血通经、引血下行之效，用治下部腰膝关节酸痛，为其专长，故亦为使药；白芍养血敛阴，柔肝止痛，平抑肝阳，常配甘草缓急止痛，治疗阴血虚筋脉失养而致手足挛急作痛，即芍药甘草汤（《伤寒论》）。白芍因其性微寒，能制君药温燥，防止温补太过而伤阴，故为佐药；当归甘温质润，长于补血，为补血之圣药，有补血调经、活血止痛，润肠通便之功，亦为佐药。甘草补脾益气，缓急止痛，调和诸药为使药。综观全方，既着眼于滋补肝肾以治其本，又不忘化瘀止痛以治其标，并兼顾祛风湿、除痹痛的作用。标本同治，补通结合，补而不滞，温而不燥，补益肝肾而益精髓，活血化瘀而通血脉，使精血旺盛而筋骨强健，瘀滞得去而新血得生，共奏补益肝肾、活血逐瘀、通络止痛之功。配合消肿膏外敷，疗效确切，复发率低，且标本兼治，用药安全。

四、朱长庚验案

医案

姓名：霍某　性别：男　年龄：75 岁

2016 年 10 月 13 日，初诊

主诉：右侧髋部疼痛不适半年余。

现病史：患者自诉半年前无明显诱因的情况下出现行走时右侧髋部疼痛不适，活动受限，休息后缓解的症状。

查体：右侧髋关节活动受限，右下肢外展、内收活动受限，"4"字试验（＋），托马氏征（＋），右下肢轴向叩击痛（－），右下肢肌力及肌张力正常。双足背动脉搏动可，右下肢皮肤浅感觉及末梢血运未见异常。

髋关节 CT 显示：右侧股骨头形态异常，股骨头、髋臼关节面下囊变，考虑股骨头坏死可能，请结合病史诊断。

舌象：舌暗红，苔薄白。

脉象：脉沉细。

诊断：右股骨头坏死。

治疗如下。

处方：熟地黄 12g，桂枝 12g，川芎 10g，醋元胡 10g，淫羊藿 10g，炒莱菔子 10g，苏木 10g，牛膝 10g，木瓜 15g，路路通 15g，鹿角霜 10g，菟丝子 10g。14 剂，每天 1 剂，水煎 400mL 分早晚温服。

中成药：骨复生胶囊（陕西中医药大学附属医院制剂，0.4g*36 片），口服，1.6g/ 次，每天 3 次。

2016 年 10 月 27 日，二诊

患者自诉下地行走时右髋部疼痛较前稍有好转。舌红，苔白，脉沉弦。

查体：右侧髋关节活动受限，右下肢外展、内收活动受限，"4"字试验（＋），托马氏征（＋），右下肢轴向叩击痛（－），右下肢肌力及肌张力正常。双足背动脉搏动可，右下肢皮肤浅感觉及末梢血运未见异常。

治疗：上方继续服用，14 剂。

2016 年 11 月 10 日，三诊

患者自述右髋部行走时疼痛较前减轻。舌淡，苔黄，脉弦细。查体：右侧髋关节活动受限，右下肢外展、内收活动受限，"4"字试验（＋），托马氏征（＋），右下肢轴向叩击痛（－），右下肢肌力及肌张力正常。双足背动脉搏动可，右下肢皮肤浅感觉及末梢血运未见异常。

治疗：上方加红花 10g，桑寄生 10g，杜仲 10g，14 剂。

2016 年 11 月 24 日，四诊

患者自述右髋部疼痛较前缓解，纳呆，脘腹稍有胀满不舒，舌淡白，苔黄腻，脉弦细。查体：右侧髋关节活动受限，右下肢外展、内收活动略受限，"4"字试验（＋），托马氏征（±），右下肢轴向叩击痛（－），右下肢肌力及肌张力正常。双足背动脉搏动可，右下肢皮肤浅感觉及末梢血运未见异常。

治疗：上方取苏木、桑寄生，加炒山楂 12g，山药 15g，炒神曲 12g。

2016 年 12 月 8 日，五诊

患者自诉现起坐活动较前明显好转，微痛，能拄拐独立行走且稳健。舌淡，苔薄黄，脉弦。查体：右侧髋关节活动受限，右下肢外展、内收活动受限，"4"字试验（＋），托马氏征（±），右下肢轴向叩击痛（－），右下肢肌力及肌张力正常。双足背动脉搏动可，右下肢皮肤浅感觉及末梢血运未见异常。

按语 股骨头坏死为世界性疑难骨病，给患者的身心带来了极大的痛苦，中医古医籍虽未有此病的专门论述，但在"骨痹""骨蚀"等疾病的描述中与股骨头坏死的表现有很多相似之处。该病多因创伤劳损、药食内伤，或肝肾亏虚、气血不足导致。肾为先天之本，主髓主骨；肝主筋藏血，与肾同源，若肝肾亏虚，则骨髓会失去再生能力。气血不足，易引发股骨头坏死。本例患者年老体衰，肝肾亏虚，气血不足，复感瘀、痰、湿等有形实邪，导致气滞血瘀，股骨头失养发为此病。故以熟地黄、桑寄生、杜仲、牛膝、菟丝子、淫羊藿等滋补肝肾、强壮筋骨为本，兼用川芎、红花、桂枝、苏木、路路通等活血化瘀、调理气血之药。方中攻补兼施，药性较为中和，适合于体质较为虚弱的患者，此药可以长期服用。此种治法为我们临床积累用药经验提供了参考。

五、李彦民验案（全国老中医药专家学术经验继承工作指导老师、陕西省名中医）

医案

姓名：白某　性别：女　年龄：66 岁

2018 年 4 月 3 日，初诊

主诉：双手多关节晨僵 4 年，加重 1 个月。

现病史：患者自诉 4 年前左手指关节无明显诱因出现肿痛，之后逐渐发展至双手、双腕、双肘、双足、双肩诸关节。外院诊断为类风湿关节炎。给予抗炎止痛等治疗 5 个月，病情缓解。近年来病情时轻时重，一直行抗风湿治疗。1 个月前因感冒关节肿痛加重，活动困难，疲乏，胃纳差。查体见：双肩活动时疼痛，右肘屈曲畸形、压痛，双腕部 Ⅱ 度肿胀、压痛，双手第 2、3、5 掌指关节肿胀，压痛（+）；左手第 2 指及右手第 2、5 指近端指间关节肿胀、压痛，右足第 2、4 跖趾关节肿胀，压痛（+）。

辅助检查示：类风湿因子（+），抗"O"（+），抗核抗体 1∶320，血沉 87mm／h。

X 线显示：双腕关节软组织肿胀，关节间隙变窄，骨质疏松。

舌象：舌淡，苔白。

脉象：脉细。

西医诊断：类风湿关节炎。

中医诊断：痹证。

辨证：寒湿阻络证。

治法：祛风除湿，温经散寒，益气养阴，通络止痛。

内服方：仙龙汤加减。

威灵仙 15g，秦艽 15g，穿山龙 12g，乌梢蛇 12g，枳实 15g，槟榔 15g，陈皮 15g，厚朴 12g，太子参 15g，沙参 15g，生地黄 20g，白术 15g，鹿衔草 15g，路路通 15g，砂仁 12g（后下）。

6 剂，每日 1 剂，水煎至 400mL，分两次，早、晚温服。

外用方：舒筋活络洗剂。

桑枝 15g，桂枝 15g，透骨草 30g，伸筋草 30g，艾叶 30g，红花 30g，花椒 15g，制川乌 9g，制草乌 9g，刘寄奴 15g，木瓜 15g，川牛膝 15g，鹿衔草 15g，当归 15g。

3 剂，隔日服 1 剂，外用，禁内服，防烫伤。

2018 年 4 月 10 日，二诊

双手晨僵较前减轻，舌脉同前，继续服用上方，疼痛较前明显减轻，但手指畸形仍存在，嘱患者适当加大四肢功能锻炼。

2018 年 4 月 17 日，三诊

诉连服 14 剂后，双手晨僵较前明显减轻，手指各关节活动范围较前增大，舌脉同前，疼痛较前明显减轻，但手指畸形仍存在。效不更方，继服原方。嘱患者适当加大四肢功能锻炼。

2018 年 7 月 10 日，四诊

服药 60 剂，关节晨僵消失，疼痛消失，病情缓解。实验室检查：血沉无明显异常，类风湿因子（+），抗 "O"（+）。继续用舒筋活络洗剂外洗，同时口服六味地黄丸。

按语 类风湿关节炎属于中医痹病范畴。《内经》提出风、寒、湿三气杂至合而为痹。久病多虚，久病多瘀，久病入络，久必及肾。痹病病变在骨，肾主骨，为精血之本。患病日久，气血损伤严重，必然损及脏腑，特别是肝肾功能受到明显影响。李老认为痹病发病的基本原因是全身正气内虚，痹证的治疗不能仅仅从关节肿痛这一表面现象分析，从而片面采用祛风、散寒、燥湿之法，导致效果不理想，尤其对顽痹的治疗效果更差。患者阳气虚弱，致使病邪乘虚袭踞经络，气血为邪所阻，壅滞经脉，留滞于内，深入骨骼，痰瘀交阻，凝滞不通，邪正混淆，肿痛反复发作。因此，本病既有正虚的一面，又有邪实的一面，人体正气亏虚，脏腑功能失调，风、寒、湿三邪乘虚侵袭是类风湿关节炎发病的病因，治疗上采用扶正祛邪之法。仙龙汤中威灵仙，性温，味辛咸，祛风除湿，通络止痛，为君药；制川乌，性热，味辛苦，祛风除湿，温经止痛；秦艽，祛风湿，止痹痛；细辛，祛风散寒；穿山龙，活血舒筋，共为臣药，助君药祛风除湿，通络止痛之力；乌梢蛇祛风通络，归肝经为使药。痹证均夹有湿邪，祛湿必先实脾，故方中用制川乌、制草乌祛风逐寒湿；由于肝肾亏虚，导致下肢关节疼痛，故加入牛膝，滋补肝肾；以风邪重者，加木瓜；白术补气健脾，方中配伍标本同治，故取得较好疗效。另外，局部熏洗、热敷不仅具有疏通关节经络，疏导腠理，温经祛寒，流通气血，行气活血止痛的作用，而且可使药物直达病所发挥作用。由于本病每与情志有关，所以应注意疏导患者保持乐观情绪，树立战胜疾病的信心。

六、刘德玉验案（全国老中医药专家学术经验继承工作指导老师、陕西省名中医）

医案

姓名：张某　性别：男　年龄：18 岁

2010 年 12 月 20 日，初诊

主诉：腰骶部疼痛 3 年，加重两个月。

现病史：患者 3 年前无明显原因出现腰骶部疼痛及右膝关节疼痛，自服止痛片缓解。1 年前腰骶部疼痛加重，伴腰部僵硬，阴雨天尤甚，不能久坐久立，在某医院按"类风湿关节炎"治疗，疼痛暂时缓解，后时轻时得，呈进行性加重。检查见：腰部活

动明显受限，HLA-B27（+），血沉：68mm/h，C反应蛋白（+），类风湿因子和抗"O"（−），X线片示骶髂关节间隙模糊，轻度变窄。

舌象：舌淡苔薄，脉络青紫。

脉象：弦滑。

西医诊断：强直性脊柱炎。

中医诊断：痹证。

辨证：肾虚血瘀，寒湿痹阻。

治法：补肾强骨，散寒祛湿，活血通络。

处方：黄芪30g，白芍24g，狗脊15g，杜仲15g，牛膝15g，熟地黄12g，淫羊藿15g，骨碎补15g，威灵仙30g，秦艽15g，当归12g，茯苓15g，生地黄15g，陈皮15g，僵蚕12g，蜈蚣2条。

上方水煎400mL，早晚各200mL温服，每日1剂。药渣纱布包裹局部外敷，配合积极功能锻炼。

2011年1月22日，二诊

自诉以上方案治疗1周后疼痛明显减轻。原内服方去蜈蚣继用。柳氮磺吡啶增至0.5g/次，每日2次。

2011年1月29日，三诊

疼痛基本消失，腰椎活动范围增大。柳氮磺吡啶增至0.75g/次，每日2次，余药继用。

2011年2月8日，四诊

腰骶部已基本无疼痛，腰椎各方向活动正常，实验室检查：血沉：14mm/h，C反应蛋白（−）。肝肾功指标正常。柳氮磺吡啶增至1.0g/次，每日2次，余药停用，继续功能锻炼，注意保暖。

2011年5月随访无复发，X线片示骶髂关节病变未再发展。

按语 强直性脊柱炎是一种主要侵犯中轴关节的全身性、慢性炎症性疾病，属中医"痹证"范畴，属顽证，治疗起来比较棘手，缺乏特异的治疗方法。中医学认为肾虚督空是强直性脊柱炎发病的内在基础，风、寒、湿邪是发病的条件，肾虚邪阻是最基本的病理变化，气血瘀阻贯穿病程始终，补肾祛邪是治疗原则。治疗本病常用中西医结合的方法，西医缓解症状，中医强体调理，标本兼治。本病属于本虚标实证，治疗应以扶正为本，扶正应以补肾健脾益气为先，方中黄芪、陈皮、茯苓益气健脾；狗脊、杜仲、牛膝补肝肾，强筋骨，壮腰膝；熟地黄补肾益精；淫羊藿温补肾阳；骨碎补补肾强肾活血；白芍养血敛阴，柔肝止痛，平抑肝阳，常配甘草缓急止痛，以治疗阴血虚，筋脉失养而致手足挛急作痛等症，即芍药甘草汤（《伤寒论》）。白芍因其性微寒，能制君药温燥，防止温补太过而伤阴；威灵仙、秦艽祛风散寒除湿，通络止痛，善治腰膝疼痛；当归养血活血通络；蜈蚣、僵蚕活血通络止痛；生地黄清热滋阴补肾；陈皮行气健脾以助消化。据现代药理研究显示，狗脊、淫羊藿、熟地黄、杜仲能提高机体免疫功能，当归、骨碎补、牛膝、僵蚕、蜈蚣具有调节免疫和加速免疫复合物消除的作用，威灵仙有明显的消肿、止痛作用，全方具有较强的免疫调节及抗炎、消肿、止痛等作用。药渣局部热敷，温经散寒，通络止痛，利于局部治疗，药物通过皮肤直接渗透到病变部位而发挥作用，收效也快。此治疗方案充分发挥中医药优势，具有不良反应少，复发率低等优点。同时强调强脊炎难以根治，除了药物治疗外，还要坚持功能锻炼，以保持脊柱的生理曲度和胸廓的活动度，防止肢体失用性萎缩。

七、杨利学验案（陕西省名中医）

医案

姓名：张某　性别：男　年龄：56 岁

2018 年 11 月 13 日，初诊

主诉：头晕伴颈项僵痛两月余。

现病史：患者两个月前因劳累后自觉头目眩晕，周身物体旋转动摇不定，且伴有颈部疼痛、僵硬、恶心欲呕、头晕等不适。转头、低头，颈部屈伸活动时均可导致上述症状加重。发病以来，患者于就近于诊所按摩、理疗后僵硬稍减轻，余未见好转。既往有高血压病史，平素间断性口服降压药（硝苯地平缓释片），血压控制尚可。

查体：血压 150/80mmHg，颈部活动稍受限，$C_{4\sim6}$ 棘突及椎旁有压痛，屈颈试验阳性，双侧椎动脉扭曲试验阳性。X 线正侧位片：$C_{4\sim6}$ 钩突变尖，轻度增生，颈椎生理曲度变直。椎动脉彩超示：双侧椎动脉稍狭窄，搏动性血流速度减慢。

舌象：舌淡紫，胖大，有齿痕，苔白。

脉象：脉弦滑。

中医诊断：项痹病。

西医诊断：颈性眩晕。

辨证：痰瘀互阻。

治法：化痰祛瘀，通络止痛。方用定眩汤加减。

处方：天麻 9g，半夏 9g，全蝎 9g，僵蚕 9g，白芍 24g，夜交藤 24g，钩藤 20g（另包后下），当归 30g，葛根 12g，桂枝 9g，白芍 9g，茯苓 15g，白术 10g，丹参 30g，陈皮 10g，甘草 6g。7 剂，水煎服，每日 1 剂，早晚分服。并嘱患者减少俯首，夜休低枕，做颈椎操等康复锻炼。

2018 年 11 月 20 日，二诊

患者自述头晕缓解，已不恶心，但颈部仍有不适，舌体齿痕稍减退，苔白、脉弦滑。上方去陈皮、白术，加葛根加至 20g。继服 7 剂，用法同上。嘱患者锻炼如前。

2018 年 11 月 27 日，三诊

头晕、颈部僵硬、疼痛均减轻，颈部旋转屈伸时偶有不适，余无特殊不适。效不更方，嘱患者继续服用上方治疗一个月余，诸症悉愈。嘱患者停药后以自身调节和功能锻炼为主。随访 3 个月无复发。

按语　颈椎病为临床常见病，多发于中老年人，常可引起顽固性眩晕，颈项部疼痛、僵硬等不适。眩晕型颈椎病作为常见证型之一，临床病因病机复杂，易与内科（眩晕）、五官科（美尼尔氏症）等疾病相混淆，因此，应明确病因、病机及诊断标准。根据本例患者的症状，并结合舌、脉象，证属痰湿瘀血互阻，故施以定眩汤化痰通络止痛。杨老师认为其病机特点为本虚标实，内有正气不足，颈部长期劳累致气血运行不畅，气滞血瘀，外有邪乘虚入侵，阻滞肌肤、经络、肌肉、筋骨，继而引起髓海失养，出现头疼、头晕、神志昏蒙等症状。以痰瘀为主，颈部慢性软组织劳损，随着年龄增长致机体衰老，肝肾精血亏虚，筋、脉、骨及关节失濡而发生退行性改变。经络阻滞，血脉不通，髓海失充，肝风内动，风火上扰神明所致。定眩汤以天麻钩藤饮和半夏白术天麻汤为基础方化裁而来。切合眩晕型颈椎病病机拟用定眩汤常获良效，对于藤类药的灵活运用，尤其是夜交藤的非常规用法更是精妙。颈椎病预防胜于治疗，故注重患者的自我康复、保健，此亦为其治疗该病之特色。方中重用当归，盖因当归活血养血，无伤正之弊，杨老师谓其"活血化瘀第一药，年老者多虚弱，更为适宜"；因患者同时伴有颈部不适，合仲景"项背强几几……桂枝加葛根汤主之"，故入桂枝、葛根、白芍，共奏良效。值得一提的是，在颈性眩晕的治疗中，常加入夜交藤以获良效。夜交藤有类似于苯二氮唑类药物的作用，如地西泮等，可使局部肌肉松弛并消除组织的炎性水肿，且无副作用，故在颈椎病的治疗中常随症使用，特别是伴有颈部僵硬不适者，用量常在30g左右，最大可至45g。本例验案中，杨老师使用夜交藤用量逐渐加大而最终获效，未见明显副作用，佐证了夜交藤在颈椎病治疗中的积极作用。联合鸡血藤养血活血通络，共除久病之疾。

八、昝强验案（陕西省名中医）

医案1

姓名：邱某　性别：女　年龄：59岁

2008年6月15日，初诊

主诉：肩部疼痛，活动受限两周。

现病史：患者两周前无明显诱因出现肩部酸痛，遇风寒加重，肩部活动受限。

体格检查：肩前、后、外侧压痛，肩外展试验（＋），纳可，寐欠安，二便调。

检查：X线显示肩关节退行性改变。

实验室检查：无。

舌象：舌淡苔薄，舌底脉络青紫。

脉象：细涩。

中医诊断：痹证。

西医诊断：肩关节周围炎。

辨证分析：肝肾不足，瘀血阻络。

治疗原则：补益肝肾，活血通络。

处方：炙黄芪15g，党参、丹参各12g，全当归9g，赤芍、白芍各12g，生地黄、熟地黄各12g，大川芎9g，炒牛蒡12g，北细辛9g，炒羌活9g，生大黄6g（后下），土鳖虫12g，川桂枝9g，忍冬藤30g，炙甘草5g。

7 剂，1 日 1 剂，水煎服。

2008 年 6 月 22 日，二诊

服上药七剂，肩疼痛大减，夜间睡眠已安，肩关节活动范围大增，患者诉稍有腰膝酸楚。原方加巴戟天 12g，继进 14 剂，嘱加强肩关节活动。

随访：服药 21 剂，患者肩关节疼痛消失，肩关节无活动受限，诸症痊愈。

按语　本病属本虚标实之证。患者人到中年，肝肾渐亏，气血不足，筋骨失去濡养，再兼风、寒、湿邪入络，稽留关节，阻碍气血运行，筋脉失和，导致关节疼痛加重，酸楚、麻木以及活动障碍。以四物汤为基本方调和气血，黄芪、党参补益气血，羌活、桂枝、细辛温经散寒，土鳖虫逐瘀破积，通络理伤，与理气活血药川芎、当归合用，一化痰瘀，二通络脉，善治瘀血阻滞经络。人体气血不和，运行不畅，易导致气血瘀滞、津液凝积，进而聚积成痰，入于经络则麻痹疼痛，入于筋骨则头项胸背腰骶挛痛。牛蒡子，性凉、味辛苦，祛痰消肿，通于十二经络、开破痰结、导其结滞、宣达气血、滑利关节。因此，老师在伤科杂病中经常运用，且多奏效。

医案 2

姓名：王某　性别：男　年龄：74 岁

2012 年 4 月 2 日，初诊

主诉：腰背部及双膝关节酸痛 8 年，加重半年。

现病史：8 年前无明显诱因出现腰背部疼痛，双膝关节活动后酸痛，休息后缓解，未予重视。近半年来，疼痛明显加重，弯腰、咳嗽、用力排便时疼痛明显，尤以夜间为甚，且身高明显减低，伴有手足发凉，怕冷，纳差，二便无力等症状。口服钙尔奇 D、肌注鲑降钙素注射液等药物治疗，无明显疗效。

体格检查：体温 36.6℃，脉搏 82 次 / 分，呼吸 20 次 / 分，血压 130/80mmHg。老年男性，神志清楚，精神尚可，发育正常，形体消瘦，头发花白，面色无华，口唇色淡。双肺呼吸音清，未闻及干、湿啰音；脉搏 82 次 / 分，律齐，心音可，各瓣膜听诊区未闻及病理性杂音；腹软，肝脾未触及；脊柱明显驼背样畸形，各棘突均有压痛，腰椎活动明显受限。双膝关节活动受限，双膝眼处压痛（＋），麦氏征（＋），具有关节摩擦音。

X 线片示：各椎体骨皮质明显变薄，骨小梁稀疏，呈鱼椎样改变。

舌象：舌质淡，苔薄白。

脉象：脉细数。

西医诊断：骨质疏松症。

中医诊断：骨痿。

辨证：肝肾亏虚，气血亏少。

治法：温补气血，补益肝肾。

处方：十全大补汤加减合仙鹿散冲服。

用药：

①黄芪 40g，肉桂 3g，党参 15g，白术 15g，茯苓 15g，熟地黄 10g，白芍 15g，川

芎 10g，当归 15g，麻黄 3g，陈皮 10g，焦三仙（焦麦芽、焦神曲、焦内金）各 15g。

12 剂，每日 1 剂，水煎至 400mL，早晚温服。

②仙鹿散：鹿茸 50g，淫羊藿 100g，海马 50g，西洋参 50g，方海 30g。

共为细末，每次 1g 冲服，每日 2～3 次。

2012 年 4 月 14 日，二诊

服药后，纳食、精神、腰背疼痛较前好转。但大便秘结，口唇发干，有少量水疱。舌淡，薄白，脉细。虚不受补，上方加黄柏 6g，知母 10g，白术量增至 40g，继用 30 剂，仙鹿散继用两个月。

2012 年 6 月 16 日，三诊

服药后自感腰腿较前有力，能做弯腰动作，口唇水疱消失，大便通畅。继用上方，隔日服 1 剂，仙鹿散继用。间断用药共 6 个月，复查见面色较前红润，腰、膝有力，可适当进行家务劳动。嘱坚持继续补肝肾、健筋骨、益气血治疗。

按语 老年男性，年近八旬，头发花白，面色无华，口唇色淡，腰腿疼痛、无力，驼背样畸形，多次骨折，骨密度明显降低，腰椎呈鱼椎样改变，骨痿明确。证属脾肾两虚、气亏血少，治宜温补气血，补益肝肾，方用十全大补汤。方中四君子汤健脾益气，四物汤活血补血，更加黄芪、肉桂益气温阳，麻黄温经散寒，透达肾经之寒气。《景岳全书·痿证》云："肾者水脏也，今水不胜火，则骨枯而髓虚，故足不任身，发为骨。"骨痿治疗，补肾强骨为亘古之大法。《医经精义》云："肾藏精，精生髓，髓养骨，故骨者，肾之合也，髓者，精之所生也，精足则随足，髓在骨内，髓足则骨强。"仙鹿散中鹿茸补肾阳、益精血、强筋骨为君；淫羊藿补肾壮阳、祛风除湿，海马补肾壮阳、调气活血，共为臣；西洋参补气养阴、清热生津为佐；方海散血、续筋接骨为使。全方共奏补益肝肾，益气活血，强筋生骨之功。《素问·痿论》曰："肾气热则腰脊不举，骨枯而髓减，发为骨痿。"素体阴虚火旺者，用药后会出现咽痛、牙龈肿痛、口角生疮等虚火上炎症状，除加用黄柏、知母以外，轻者亦可生食白萝卜，或用栀子泡水当茶饮。二诊时，患者腰背疼痛好转，出现大便秘结，口唇发干，有少量水疱之症，此为虚不受补、虚火上炎之症，加黄柏 6g，知母 10g，以补肾清热，直折虚火；白术 10～15g 为燥湿健脾止泻之功，30～50g 为生津润燥通便之功，此为用药之心悟，30～50g 的剂量对于治疗老年便秘的疗效确切。

第二节　慢性筋骨病常用验方

（以下为陕西中医药大学经验方）

一、舒筋活络洗剂

组成：透骨草 15g，伸筋草 15g，桂枝 15g，桑枝 15g，艾叶 9g，红花 15g，花椒 9g，制川乌 10g，制草乌 10g，川牛膝 15g，木瓜 15g，刘寄奴 10g。

用法：水煎 800mL，分早、中、晚熏洗湿敷患处。

功效：活血化瘀，舒筋通络。

主治：慢性筋骨痛症。

二、热敷散

组成：苍术 10g，防风 15g，桑枝 20g，麻黄 10g，红花 10g，薏苡仁 10g，伸筋草 15g，桑枝 10g，当归 10g，红花 10g，黄丹 10g，牛膝 10g，木瓜 10g，威灵仙 15g，川乌 10g，草乌 10g，刘寄奴 10g，艾叶 10g，花椒 10g，桂枝 10g，干姜 10g，透骨草 10g。

用法：蒸热敷患处。

功效：温经散寒，舒经通络，消肿止痛。

主治：慢性筋骨劳损及风湿痹证。

三、膝乌汤

组成：牛膝 12g，狗脊 9g，骨碎补 9g，制川乌 9g，穿山龙 9g，乌梢蛇 9g。

功效：补益肝肾，强膝壮骨，活血止痛。

主治：骨关节炎、类风湿关节炎等。

四、仙龙蠲痹颗粒

组成：威灵仙 15g，秦艽 15g，穿山龙 12g，乌梢蛇 12g，细辛 3g，制川乌 9g。

功效：祛风除湿，温经散寒，通络止痛。

主治：类风湿关节炎、骨关节炎、强直性脊柱炎、肩周炎等痹证。

五、骨复生胶囊

组成：三七、鹿角胶、土鳖虫、丹参、当归、元胡、川牛膝、黄芪、骨碎补。

功效：活血通络，补肾生髓。

主治：股骨头缺血坏死，骨折延迟愈合、不愈合等。

六、蠲痹胶囊

组成：鹿角胶 12g（烊化），淫羊藿 15g，肉苁蓉 12g，骨碎补 15g，熟地黄 12g，当归 12g，牛膝 10g，黄芪 15g，白芍 12g，枸杞子 12g，甘草 6g。

功效：补益肝肾，强健筋骨，通络止痛。

主治：骨性关节炎。

七、定眩汤

组成：天麻 9g，半夏 9g，全蝎 9g，僵蚕 9g，白芍 24g，夜交藤 24g，钩藤 20g（另包后下），当归 30g，葛根 12g，桂枝 9g，白芍 9g，茯苓 15g，白术 10g，丹参 30g，陈皮 10g，甘草 6g。

功效：化痰通络，平肝息风，安神定志。

主治：颈性眩晕。

八、清热除痹方

组成：川牛膝 10g，黄柏 12g，苍术 10g，土茯苓 12g，大腹皮 9g，萆薢 9g，地龙 9g，当归 12g，车前子 9g，黄芪 15g，甘草 6g。

功效：清热祛湿，消肿止痛。

主治：滑膜炎等湿热痹证。

九、太白通络膏

组成：铁牛七 30g，制南星 10g，细辛 10g，川牛膝 10g。

功效：散寒除痹，通络止痛。

主治：膝骨关节炎、颈椎病、肩周炎、腰椎间盘突出症等。

第七章　手法拾萃——平衡整脊法

（操作者为陕西中医药大学附属医院陈坤、李彦民）

本法是在学习总结施杞、孙绍良等名医名师经验的基础上和筋骨平衡理论指导下，在早期"五步手法"的基础上总结出的恢复脊柱动静力系统平衡的平衡整脊法。

第一节　平衡整脊法（颈椎）

一、平衡理筋

患者取坐位，术者先用揉法分别沿项正中线，颈项夹脊，胸锁乳突肌后缘，操作 3 遍；然后用拿法分别于颈项部，拿捏弹拨 5 ～ 7 遍；最后用擦法沿上背部膀胱经区域，操作 5 ～ 7 遍。（图 7-1）

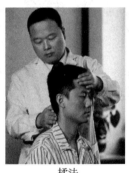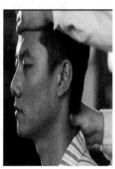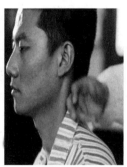

揉法　　　　　　　　　拿法　　　　　　　　　擦法

图 7-1　平衡理筋（颈椎）

二、平衡整骨

先用提颈法，医者左手掌托下颌，右手掌托后枕部，向上提颈 9 秒，放松 3 秒，重复三次；然后在拔伸的情况下，使患者头部前屈、后伸 45°；再左转 45°，右转 45°，重复三次；最后依据检查和 X 线表现，病变部位分别在 $C_{1\sim3}$、$C_{4\sim6}$、$C_7 \sim T_1$，分别将头颈屈曲 15°、中立位、颈椎屈曲 30°～ 45°，并在相应位置行扳法操作，患者自行旋转 40° 左右，持续牵引，同时使患者的头部先后转向左右两侧，旋转至极限角度（约 80°），

达到有固定感时，略低头，迅速准确的向斜上方扳动，操作成功可以听到一声或多声弹响。（图 7-2）

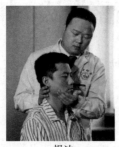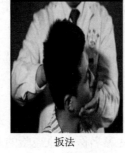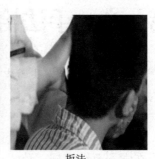

提法　　　　　　　　　扳法　　　　　　　　　扳法

图 7-2　平衡整骨（颈椎）

三、平衡通络

先握住患者手掌部，采用抖法轻轻地用力做连续的小幅度地上下快速抖动上肢，重复三次；提耳：用食指及拇指指腹捻压、牵拉对耳轮的上、中、下三部，每次按压 30秒，以患者感觉疼痛但能忍受为度；最后采用摩法，分别以命门、大椎、脑户、百会为中心沿督脉经重复操作 5～7 遍。以上操作每次 20 分钟，隔天 1 次，5 次为 1 个疗程。（图 7-3）

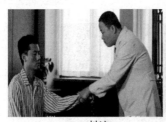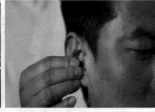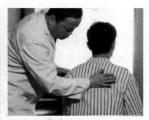

抖法　　　　　　　　　提耳　　　　　　　　　摩法

图 7-3　平衡通络（颈椎）

第二节　平衡整脊法（腰椎）

一、平衡理筋

患者俯卧位医者站于患侧，在患处及腰椎两侧肌肉自上而下施摖法、揉法，做轻柔的放松。若有下肢牵扯痛时，再用摖揉法沿患下肢后面或者侧面自上而下往返施术，同时配合下肢后抬腿活动。共需时间4～5 分钟；医生站于卧者左侧，沿患者脊柱两侧自上

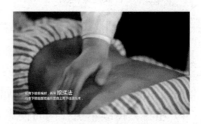

图 7-4　平衡理筋（腰椎）

而下按摩至承山穴，共3～5次，并找出压痛点，在所经过的肾俞、环跳、承扶、殷门、委中、承山及压痛点处（阿是穴）以指重按3～5次。（图7-4）

二、平衡整骨

患者俯卧位，屈肘，两手放于颌下或头前，双下肢自然伸直。医生用一只手紧压腰部患处并向下按，另一只手将其下肢（膝关节稍上方）缓缓托起，使腰部后伸至最大限度并维持0.5分钟左右，之后双手同时用力，做相反方向的扳动，再轻轻放下，扳另一侧下肢，使双下肢交替进行，以使得腰部后伸。注意手法宜柔和，切忌粗暴，共3～5分钟。（图7-5）

然后令患者背向医生侧卧，取左侧卧位，左下肢伸直，右下肢屈曲置于左下肢之上，医生左手拿患者左肩，右手拿定患者左髂前上棘部，左右手前后相对用力扭扳，连续3～5次，有时会听到清脆响声。随后患者改换体位为右侧卧位，同法侧扳3～5次。（图7-6）

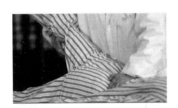

图7-5 平衡整骨（腰椎）（1）

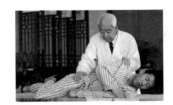

图7-6 平衡整骨（腰椎）（2）

三、平衡通络

患者仍取俯卧位，双手抓床头，胸部垫枕，一位助手双手分别固定患者双腋部，另一位助手立于患者脚侧，双手紧握患者双踝上部做拔伸，并抬起双下肢及腰部，使患者腰部离床，与床面呈25°～40°。术者双手重叠置于患者腰部（一般是痛点），一压一松，使患者腰部弹闪3～5次（图7-7）；最后医者用小鱼际擦法在患者腰部做直线来回摩擦，使其腰椎两侧透热为度，共

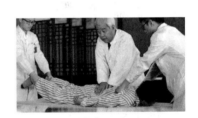

图7-7 平衡通络（腰椎）

3～5分钟。采用摩法，对阿是穴、肾俞、气海俞、大肠俞、关元俞、十七椎、环跳、殷门、腰痛点、委中按揉点压，每穴0.5～1分钟，共5～10分钟。

以上治疗每周3次，隔日1次，每次25～30分钟，每治疗6次为1个疗程，可连续治疗1～3个疗程。

主要参考文献

1. 丁继华，单文钵.中医骨伤荟萃［M］.北京：中医古籍出版社，1986.

2. 施杞.中医骨内科学［M］.北京：人民卫生出版社，2018.

3. 施杞工作室.龙华名医临证录：施杞学术经验撷英［M］.上海：上海中医药大学出版社，2010.

4. 李灿东.中医健康管理学［M］.北京：中国中医药出版社，2019.

5. 孙材江，彭力平.实用骨内科学［M］.北京：人民军医出版社，2008.

6. 王拥军."肾藏精"藏象理论与实践［M］.北京：人民卫生出版社，2016.

7. 陶惠宁，曾一林，赖镭成.骨伤科文献学［M］.北京：北京科学技术出版社，2010.

8. 李引刚.李彦民骨伤临床经验拾粹［M］.西安：西安交通大学出版社，2017.

9. 刘德玉，袁普卫.李堪印骨伤科临证经验集［M］.北京：人民卫生出版社，2015.

10. 石学敏.针灸学［M］.北京：中国中医药出版社，2002.

11. 严隽陶.推拿学［M］.北京：中国中医药出版社，2009.

12. 洪杰，洪嘉婧.常见病艾灸疗法［M］.长春：吉林科学技术出版社，2013.

13. 谢华，黄洁.拔罐疗法［M］.北京：中国医药科技出版社，2012.

14. 王富春，王之虹.热敷熨法治百病［M］.北京：人民卫生出版社，1997.

15. 梅全喜，何庭华.中药熏蒸疗法［M］.北京：中国中医药出版社，2017.

16. 程爵棠，程功文.熏洗疗法治百病［M］.北京：人民军医出版社，2004.

17. 何天有.实用中医蜡疗学［M］.北京：中国中医药出版社，2012.

18. 朱汉章.针刀医学原理［M］.北京：人民卫生出版社，2002.

19. 张天民.针刀医学基础理论［M］.北京：中国中医药出版社，2012.

20. 吴汉卿，吴军瑞.水针刀微创疗法［M］.北京：人民卫生出版社，2014.

21. 王永渝.中国骨伤练功术［M］.北京：人民卫生出版社，2010.

21. 韦以宗.中国骨科技术史［M］.北京：科学技术文献出版社，2009.

22. 李晓锋，叶秀兰，王拥军.施杞教授运用膏方治疗慢性筋骨病的学术思想［J］.中医杂志，2012，53（18）：1543-1545.

23. 何伟.中医学肾主骨理论在骨伤科的应用［J］.现代医药卫生，2005，21（12）：1567.

24. 陈博，詹红生，石印玉，等."骨错缝、筋出槽"病机学说及其动物模型的建立［J］.上海中医药大学学报，2010，24（5）：68-72.

25. 孙贵香，郭艳幸，何清湖，等.平乐正骨筋骨互用平衡论——平乐正骨理论体系之平衡理论研究（二）［J］.中医正骨，2012，24（10）：73-77.

26.李彦民，陈建中.孙绍良主任医师治疗腰腿痛五步手法介绍［J］.陕西中医，1989，10（6）：241-242.

27.叶秀兰，唐占英，钱雪华，等.整颈三步九法治疗神经根型颈椎病临床研究［J］.上海中医药杂志，2008，42（5）：51-53.

28.冯奇，李文雄，杨锋.中医整脊法治疗腰椎间盘突出症进展［J］.中国中医急症，2017，26（7）：1224-1228.